AF360797

L'APPLICATION
DE L'ÉLECTRICITÉ
A LA PHYSIQUE
ET
A LA MÉDECINE,

PAR A. PAETS van TROOSTWYK,
Membre des Sociétés de Haarlem, de Rotterdam & d'Utrecht;

ET C. R. T. KRAYENHOFF,
Maître ès Arts, Doct. en Phil. & en Méd. Membre de la Société d'Utrecht.

Ouvrage Couronné par la Société Royale & Patriotique de Valence
en Dauphiné.

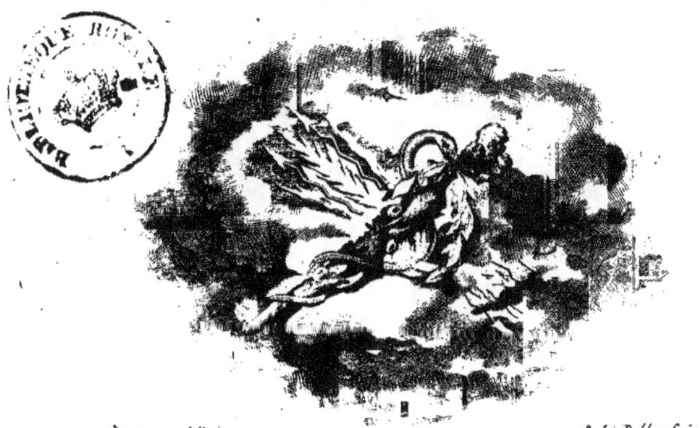

A AMSTERDAM;
Chez D. J. CHANGUION.
MDCCLXXXVIII.

PRÉFACE.

C'est à la Demande de la Société royale & patriotique de Valence en Dauphiné, que nous publions cet Ouvrage, auquel elle a adjugé le Prix sur cette Question : *L'Electricité artificielle, depuis sa découverte jusqu'à présent, a-t-elle contribué réellement aux progrès de la Physique ? & considerée comme reméde a-t-elle été dans son administration plus avantageuse que nuisible au genre humain ?* Mais la Société ayant désiré que cet ouvrage, qui lui avoit été présenté en Latin, fût imprimé en François, la publication en a été retardée par le tems qu'il a fallu pour en faire la traduction. Nous la devons aux soins de notre intime ami M. le Professeur VAN SWINDEN, qui en a traduit lui-même la plus grande partie, & revu ce qui avoit été traduit par M. son Fils: nous le prions de vouloir agréer nos remercimens.

Cet ouvrage paroît à peu près tel qu'il a été présenté au concours: mais la Société nous ayant permis d'y faire quelques changemens, nous avons profité de la liberté qu'elle nous a laissée à cet égard. Nous avons changé l'ordre des Chapitres dans la Partie Physique de notre travail, afin de mettre plus de clarté dans la Traduction: nous avons donné un peu plus de détail à quelques articles qui nous ont paru avoir besoin de quelques éclaircissemens. Ces changemens ont surtout eu lieu dans la partie médicale de notre travail, & particuliérement dans ce qui concerne les sentimens de l'Abbé BERTHOLON: la célébrité dont cet Auteur jouit, exigeoit un redoublement d'attention & d'exactitude de notre part.

Nous avons tâché d'éviter autant qu'il nous a été possible toutes sortes d'hypothêses : ou si la nature du sujet nous obligeoit d'en faire usage, nous avons uniquement proposé celles qu'une analogie éxacte nous permettoit de déduire de faits bien prouvés: & nous avouons être d'opinion, que c'est la seule méthode capable de faire des progrès en Phyſique : les hypothêſes gratuïtes ſont , au contraire, extrêmement nuiſibles aux Sciences : elles les rempliſſent des choſes , qui n'ont que l'autorité pour preuve , dont l'examen éxige par la ſuite un travail d'autant plus pénible , qu'il eſt alors ſouvent difficile de diſtinguer ce qui n'eſt que ſimple hypothêſe d'avec les faits les plus avérés , parce qu'on préſente les premiéres du même ton & avec la même confiance , que s'il s'agiſſoit des faits les plus inconteſtables.

C'eſt à cette maniére de traiter des ſujets phyſiques qu'il faut attribuer , que nous n'avons pas à beaucoup près donné autant d'univerſalité que le font d'autres Phyſiciens , à l'influence de l'électricité , ni ſur la formation des météores , ni ſur les maladies du corps humain , ou leur guériſon.

Nous prions le Lecteur de vouloir faire attention à la date de cet Ouvrage , qui a été préſenté au Concours en 1786 ſans cela il lui paroîtroit étonnant que nous n'y ayons pas fait mention en traitant de l'Électricité Atmoſphérique & de ſa formation , des beaux Electromêtres de M. DE SAUSSURE , ou de celui de M. BENNET. Ce dernier eſt parvenu trop tard à notre connoiſſance , & après que la partie phyſique de ce Mémoire étoit imprimée : ſans cela nous y aurions inféré quelques expériences nouvelles que nous avons faites avec ces inſtrumens ; & nous avons cru devoir en faire un Appendice , parce qu'elles nous ont paru fournir une confirmation de ce que nous avions avancé , · & donner la ſolution de quelques expériences du même genre qu'on auroit pu nous oppoſer , ſi nous n'étions parvenus à faire voir par une analyſe éxacte quelle eſt la vraie explication des unes & des autres.

TABLE

ES

MATIÉRES.

SE-

CHAPITRE III.

De la nature du fluide électrique considéré comme reméde; & des cas généraux, dans lesquels il convient d'en faire usage.

SECTION II.

APPLICATION DE L'ELECTRICITÉ MÉ-
DICALE.

CHAPITRE I.

*Des différentes maladies, dans leſquel-
les on a employé avec ſuccès le fluide
électrique comme reméde.*

DE L'APPLICATION

DE

L'ÉLECTRICITÉ

À LA PHYSIQUE ET À LA MÉDECINE.

INTRODUCTION.

Il eſt rare qu'on porte des ſciences un jugement impartial & proportionné à leur vrai mérite. — Les hommes, qui tiennent ſi rarement un juſte milieu entre les écueils qui les environnent, jugent ſouvent qu'une ſcience eſt de l'utilité la plus étendue, ou qu'elle mérite à peine leurs regards, plus ſelon qu'ils s'y appliquent eux-mêmes, ou que leur goût les porte vers d'autres objets, que d'après un examen réfléchi de la ſcience même & des avantages qui peuvent en réſulter: leur jugement n'eſt pour l'ordinaire qu'un effet de leur amour-propre.

Mais ſi tel eſt le ſort des ſciences en général, il l'eſt plus particuliérement encore de celles, qui ne font que d'être aſſez perfectionnées pour mériter d'être élevées à ce rang. —— Le prix qu'on a coutume d'attacher à la nouveauté, & les découvertes encore récentes qu'elles nous offrent, nous font croire que leur objet eſt plus intéreſſant, ou plus important, que celui des autres ſciences connues & cultivées depuis longtems; eſpèce de mépris dont celles-ci ne manquent pas de ſe venger à leur tour.

A

Mais pour que les fciences foient vraiment utiles, il faut non-feulement. les confidérer en elles-mêmes, mais encore apprécier leur liaifon réciproque, & les avantages qui réfultent de leur réunion. Il eft telle fcience, qu'on voit parvenue à un degré étonnant d'étendue & de perfection, & qui néanmoins mériteroit à peine nos regards, fi l'on en féparoit ce qu'elle a emprunté d'autres fciences, qui à leur tour ne fauroient manquer de retirer de celle-là. les plus grands avantages, & de s'enrichir d'un grand nombre de découvertes, dès qu'on viendra à les appliquer l'une à l'autre. Les fecours qu'elles fe préfent mutuellement, forment l'objet le plus digne des méditations d'un efprit vraiment philofophique.

Il femble que c'eft dans ce but, que la Societé Royale & Patriotique de Valence en Dauphiné a propofé pour fujet d'un Prix la Queftion fuivante : 1°. *L'Electricité Artificielle , depuis fa découverte jufqu'à préfent, a-t'elle contribué réellement aux progrès de la Phyfique.* —— 2°. *Confidérée comme remède, a-t-elle été dans fon adminiftration plus avantageufe que nuifible au Genre humain ?* Queftion qu'il eft plus à propos de faire pour l'Electricité, que pour toute autre fcience ; parce qu'il en eft peu, qui ont préfenté plus de découvertes, & de découvertes plus importantes en fi peu de tems ; mais auffi, dont les chimères & les écarts d'une imagination exaltée ont d'avantage terni l'éclat : écarts qui ont été caufe, qu'on n'a pas toujours attaché. à l'Electricité le prix & l'eftime qu'elle mérite , foit par elle-même, foit. par rapport aux avantages qui en font réfultés..

PREMIERE PARTIE.

DES AVANTAGES QUE L'ELECTRICITÉ A PROCURÉS DEPUIS SA DÉCOUVERTE À LA PHYSIQUE.

§. I.

QUOIQUE les diverses parties de chaque science aient un certain rapport entre elles; il en est cependant, entre lesquelles ce rapport est plus intime; il en est d'autres, dont la liaison est moins sensible; & elle l'est d'autant moins, que ces parties croissent en nombre & en étendue.

LA Physique nous en fournit un éxemple frappant. —— Cette science comprend dans l'origine, tout ce qui a quelque rapport à la connoissance de la Nature: mais à mesure que les recherches se font étendues, il a fallu la subdiviser en différentes branches, dont les unes forment ce qu'on nomme la Physique générale, & ont principalement pour objet les parties de la Physique qui font fondées sur les Mathématiques, comme la Mécanique, la Phoronomie, l'Hydostratique, l'Hydraulique, &c. & dont les autres, en nous faisant connoître de plus près ce qui appartient à tels ou tels phénomenes, à tels ou tels corps particuliers, forment la Physique particuliére.

IL est évident, que ce n'est que par rapport à celle-ci qu'on peut rechercher quels font les avantages que l'Electricité a procurés à la Physique; puisque ces avantages, quelqu'importants qu'ils puiffent être, se réduiroient à peu près à rien, si l'on vouloit considérer l'Electricité rélativement aux différentes branches de la Physique abstraite & générale.

L'ELECTRICITÉ a procuré deux sortes d'avantages à la Physique; car outre qu'elle l'a enrichie d'une branche entiérement nouvelle & importante, elle lui a été souverainement utile, en nous donnant une connoissance parfaite des Météores; ou du moins en nous éclairant d'avantage sur cette matiére, qui étoit à peu près entiérement inconnue, quoiqu'elle soit une partie essentielle de la Physique.

IL est quelques-uns de ces Météores, comme la foudre, l'éclair & le feu St. Elme, dont l'Electricité nous a fait connoître la nature avec une entiére certitude; il en est d'autres, comme l'Aurore Boréale, qu'il est plus ou moins probable, qui dépendent de l'Electricité, & sur la nature desquels cette science a répandu plus ou moins de jour. —— C'est sous ce double point de vue que nous considérerons cet objet dans la Partie Physique de ce Mémoire.

S E C T I O N I.

DES MÉTÉORES QU'ON SAIT CERTAINEMENT ÊTRE PRODUITS PAR L'ACTION DU FLUIDE ELECTRIQUE.

C H A P I T R E I,

Des Découvertes électriques, qui ont principalement fait connoître, que la foudre, l'éclair & le feu St. Elme sont des phénomènes électriques. (a)

§. II.

S'IL est vrai que les différentes découvertes & les progrès successifs qu'on fait dans une science, contribuent réellement plus ou moins à son établissement, quelque peu considérables qu'elles soient d'ailleurs en elles-même ; à plus forte raison peut-on affirmer, que les découvertes qu'on fait au commencement de la carriére, sont de la plus grande utilité. — Ainsi quelque peu important qu'il puisse paroître, que THALES de Milet, Philosophe Grec, qui vivoit 600 ans avant J. C. ait observé, que l'Ambre ou le Succin acquiérent, par la friction, la vertu d'attirer des corps légers ; que THEOPHRASTE ait découvert 300 ans après, la même chose à l'égard de la Tourmaline ; & quelqu'éloignées que semblent être ces découvertes de nous faire jamais connoître la nature de l'éclair & d'autres météores aëriens ; il est pourtant certain, qu'on ne seroit jamais parvenu sans ces découvertes préliminaires à acquerir des connoissances plus profondes sur l'Electricité.

§. III.

C'EST donc pour n'avoir point continué ces expériences, que la Théorie de l'Electricité est restée si longtems inconnue. Aussi dès que GUILLAUME

(a) Quoique cette matiere ait déjà été traitée par d'autres auteurs, & particuliairement par M. M. DALIBARD & PRIESTLEY, la Question , *l'Electricité artificielle, depuis sa découverte „ jusqu'à présent, a-t-elle réellement contribué aux progrès de la Physique?"* demandoit néanmoins qu'on en traçat une légere esquisse historique

GILBERT, Médecin Anglois du 17ᵉ siecle, eût repris ces expériences & trouvé que d'autres corps, comme le verre, le soufre, le maſtic, la gomme-laque, la réſine & pluſieurs pierres précieuſes acquiérent la même propriété, on ne tarda pas à découvrir, que ſi l'on frotte ces corps dans l'obſcurité, ils produiſent une lumiére, accompagnée d'un bruit craquant à l'attouchement du doigt ou de la main : Découverte que fit le célébre OTTO DE GUERICKE en 1670, en voulant éprouver ſi l'attraction ſeroit plus forte dans des corps plus grands & frottés avec plus de viteſſe. Il ſe ſervit pour cet effet d'un globe de ſoufre, monté ſur un axe & tourné en rond par le moyen d'une manivelle: ce qui fournit trente-neuf ans après à HAWKSBEE l'idée de ſubſtituer un ballon de verre au globe de ſoufre; & il fut ainſi le premier qui donna occaſion de conſtruire des machines électriques, qui conſiſtoient encore longtems après, en un globe ou cylindre de verre; pour paſſer ſous ſilence que HAWKSBEE, en ſe ſervant d'un ballon de verre, imagina d'en raréfier l'air, & qu'il parvint par-là à obſerver la lumiére électrique d'une maniére auſſi frappante, que l'eſt celle qui ſe préſente dans le vuide.

§. IV.

MAIS quelqu'obligation que l'on ait à ces Phyſiciens de nous avoir donné les premiéres idées d'une doctrine, qui s'eſt ſi fort étendue depuis, il eſt ſûr que ſans ETIENNE GREY, qui découvrit par hazard la différence entre les corps électriques & les corps conducteurs, l'Electricité ſeroit reſtée au berceau, ou retombée peut-être dans l'oubli.

COMME cette découverte a été, rélativement à ſes ſuites, d'une ſi grande importance pour l'Electricité, nous allons la décrire plus en détail.

AVANT GREY, qui commença ſes recherches en 1727 ou 1728, l'on s'étoit borné à remarquer, comme en paſſant, que quelques corps deviennent électriques par frottement, c'eſt à dire (ſelon l'idée qu'on attachoit alors au mot *devenir électrique*) acquièrent la propriété d'attirer d'autres corps légers. — GREY ayant augmenté la liſte des-corps électriques, ſoupçonna que peut-être ces corps pourroient communiquer leur vertu électrique à d'autres corps, qui ne s'électriſoient pas par frottement.

POUR cet effet il ficha un morceau de liége dans l'extrémité d'un tube de verre qu'il frotta, & il trouva en effet que le liége attiroit des corps légers, auffi bien que le tube. — Encouragé par les fuccès de cette expérience, il voulut favoir fi cette force auroit lieu à quelque diftance du tube, & s'avifa de mettre dans le liége qu'il laiffa au bout du tube, une petite baguette de faule, à laquelle étoit attachée une boule d'ivoire : voyant encore que la boule étoit électrifée pendant qu'il frottoit le tube, & voulant éprouver jufqu'à quelle diftance ceci auroit lieu, il fufpendit la boule à l'extrêmité du tube par un fil de lin, parce que le mouvement occafionné au tube en le frottant, l'empêcha de donner plus de longueur à la baguette qui portoit la boule. — Il pouffa cette recherche jufqu'à ce qu'il lui fût impoffible de donner plus de longueur au fil placé perpendiculairement : & comme la boule donna toujours des fignes d'électricité, il n'eut d'autre moyen de continuer cette expérience, que de fufpendre le fil horizontalement par le moyen d'autres fils attachés au plafond de la chambre ; mais ayant employé pour cet effet des cordons de chanvre, il ne vit pas le moindre figne d'électricité dans la boule.

Trompé dans fon attente il confulta M. Wheeler, qui l'aida fouvent dans fes expériences, & ils imaginérent que les cordons avoient peut-être par leur groffeur abforbé trop de l'électricité du tube, pour en laiffer paffer quelque chofe à la boule, & que peut être ils feroient mieux de fe fervir de cordons plus minces. — Heureufement pour eux & pour la Phyfique, les cordons les plus minces qu'on trouva fous la main, étoient des cordons de foie : ayant donc fufpendu à des fils de foie le cordon de chanvre, qui étoit actuellement en contact avec le tube, ils trouvérent, qu'au moment même où l'on commençoit à frotter le tube, la boule d'ivoire, qui étoit à une grande diftance, donnoit des fignes palpables d'électricité : l'on ne douta plus qu'on n'eût trouvé la véritable caufe pourquoi la boule n'avoit pas été rendue électrique dans l'expérience précédente ; cependant l'un des cordons de foie s'étant rompu, tant par le poids du cordon, que par le mouvement qu'il acquerroit pendant le frottement, on réfolut de fe fervir dorénavant de cordes de claveffin, comme ayant plus de force & moins de groffeur : — mais dès ce moment il ne fut plus poffible de remarquer la moindre électricité dans la boule ; on s'avifa donc de fe fervir de nouveau de cordons de foie, qui fuffent affez forts pour foutenir celui, auquel la boule étoit attachée : & d'abord on vit que l'électricité fe communiquoit parfaitement bien à la boule, malgré la groffeur des cordons.

En réfléchiffant à cette circonftance, que l'électricité n'éprouvoit point de perte fenfible par des cordons plus gros, & qu'au contraire elle fe perdoit tout-à-fait par des fils d'archal très minces, & se rappellant que la soie est un corps électrique, c'est-à-dire, qu'on peut rendre tel par frottement, & que les métaux sont dans le cas contraire, l'ingénieux GREY comprit, que les corps, qu'on ne peut pas électriser par frottement, sont propres à conduire l'électricité; & qu'au contraire ceux qui sont électriques, sont incapables de la recevoir, ou de la transmettre à d'autres corps; & c'est ainsi qu'il a découvert la différence entre les corps électriques & les corps conducteurs.

§. V.

CETTE découverte procura des avantages considérables à l'Electrologie. On apprit à se servir de corps électriques pour soutenir ceux auxquels on vouloit communiquer l'électricité. On apprit à isoler la matiére électrique, & par-là même on parvint à accumuler ce fluide, & à l'observer en plus grande abondance qu'on ne l'avoit pu faire jusqu'alors.

CETTE découverte donna encore lieu d'éprouver d'autres corps, de rechercher à laquelle des deux especes ils appartiennent, & de connoître quels sont ceux qui conduisent le mieux le fluide électrique : on vit par-là, que les métaux sont d'excellens conducteurs. — GREY ayant appris par les expériences de M. DU FAY en France, qu'on peut tirer des étincelles du corps humain, en le suspendant par des cordons de soie devant le tube qu'on frotte, suspendit de la même maniére des fils de métal, & observa qu'en y portant la main, ils donnent une étincelle très vive, & que cette étincelle est plus forte, quand le bout du fil est émoussé, que quand il se termine en pointe ; il observa que dans ce cas-ci l'extrêmité du fil produit une espéce de vent & présente une aigrette ou un pinceau de lumiére dans l'obscurité. — Cette dernière découverte de GREY, que les métaux sont d'éxcellents conducteurs de l'électricité, le mit non seulement en état d'observer, sous la forme d'une étincelle brillante, la lumiére électrique qu'on n'avoit pu voir auparavant ; mais elle fournit encore les moyens de perfectionner considérablement les machines électriques, & ouvrit le chemin à plusieurs autres recherches. — Ces machines étoient jusqu'alors très imparfaites. Le ballon de verre de HAWKSBEE n'étant plus en usage depuis quelque tems, elles ne consistoient qu'en un tube ou cylindre de verre, qu'on tournoit par le moyen d'une manivelle & qu'on frottoit avec la main. — En 1741, M. BOZE, Professeur de Physique à Wittenberg, imagina le premier de suspendre un cylindre de fer-blanc à des cordons de foie devant le globe de verre, qu'il remit en ufage, & il enrichit ainfi les machines électriques de cette partie fi effentielle, que nous nommons encore aujourd'hui *le premier Conducteur.*

Peu après ce Phyficien laborieux fit une nouvelle correction aux machines électriques, en faifant pendre des fils de métal à l'extrêmité du tube de fer-blanc, de manière que les fils touchent à peu près à l'équateur du globe. — Cette méthode fe pratique encore quelquefois, quoiqu'on lui ait fubftitué les pointes. — C'étoit vers le même tems, que le Profeffeur Winkler à Leipzig s'avifa de frotter le globe avec un couffin, au lieu de la main ; manière dont on a reconnu la fupériorité par la fuite, quoiqu'au premier abord on parût peu porté à l'employer.

§. VI.

La découverte de la différence entre les corps électriques & conducteurs ayant fourni aux Phyficiens le moyen de perfectionner confidérablement leurs appareils, & les ayant mis en état d'obferver une électricité plus forte, il n'y a pas lieu de s'étonner qu'en pouffant plus loin les découvertes, on parvint à celles qui pouvoient faire foupçonner du rapport entre la foudre & l'électricité. — Le Docteur Walles eut cette penfée, en appercevant les étincelles & le bruit, qui fe manifeftérent lorfqu'il préfenta la main à un gros morceau d'Ambre, qu'il frottoit avec une étoffe de laine. L'ingénieux Grey trouva ce rapport probable, après avoir inventé la manière d'ifoler les corps & de les électrifer par communication — Mais combien cette idée, qui avoit déja acquis quelque vraifemblance, ne devoit-elle pas acquérir de poids, à mefure qu'on perfectionna les machines, & qu'on fit des expériences, qui fembloient indiquer ce rapport plus directement ?

Telles étoient entr'autres les expériences faites en 1744 par le P. Gordon, Bénédictin Ecoffois, qui parvint à produire des étincelles, qu'on fentoit des pieds jufqu'à la tête, & qui étoient en état de tuer de petits oifeaux; celles du Docteur Ludolff de Berlin, & du Profeffeur Winkler de Leipzig; le premier de ces Phyficiens parvint à allumer par une étincelle de l'Ether; le fecond de l'eau de vie, de l'efprit de corne de cerf & d'autres matières fpiritueufes; phénomènes, qui ont plus ou moins de rapport avec la foudre, en paroiffant imiter deux de fés effets; favoir, de tuer des animaux, & d'enflammer des corps combuftibles.

§. VII.

§. VII.

Mais de quelque importance que la découverte de Grey foit pour l'électricité e égard à fes fuites, elle ne fait pourtant pas la principale époque
dans l'hiftoire de cette fcience. Il en falloit une autre, pas moins importante, pour pouvoir faire de folides progrès dans l'électrologie & pour parvenir
à la connoiffance de fon rapport avec la foudre.

C'est la découverte de la Bouteille de Leide ; découverte qui rendra
l'année 1746, dans laquelle elle fe fit, à jamais mémorable dans les annales
de cette branche de la Phyfique.

Il eft étonnant qu'on fe foit difputé une découverte dûe uniquement au
hazard, & qui par conféquent ne fait pas le moindre honneur à fon auteur:
mais comme on l'attribue généralement au Profeffeur Musschenbroek &
à M. Cunéus de Leide, il fuffira d'en donner un Expofé fuccint.

M. Musschenbroek ayant remarqué que des corps électrifés, expofés à l'air, perdent leur électricité en peu de tems, quoiqu'ils foyent fufpendus à des corps électriques, & que par conféquent il y a dans l'air des
particules, qui conduifent l'electricité, & qui lui font très nuifibles; il crut
que peut-être on pourroit augmenter la force électrique, en confinant le
corps électrifé par un autre corps électrique : l'eau & le verre lui parurent
propres à cet effet; la première comme corps anélectrique, & l'autre comme
un corps idioélectrique. — Il fit donc l'expérience fuivante en préfence de
M. Cunéus. Il verfa dans un récipient de verre de l'eau jufqu'à une certaine hauteur ; il électrifa l'eau par le moyen d'un fil d'archal, qu'il fit communiquer au premier Conducteur. — Après quelque tems il voulut éprouver
par le moyen de quelques corpufcules légers, qu'il en approchoit, la force
que l'eau avoit acquife ; mais le fil d'archal empêchant l'exécution de ce des-
fein, un des Phyficiens voulut le tirer de l'eau ; mais tenant encore de l'autre
main la bouteille qu'il avoit ôtée de fa place, il fut frappé d'un choc inattendu
& fit par-là une découverte, qu'on a nommée du lieu où elle s'eft faite. — On
fait qu'en voulant ôter ce fil d'archal, il fe mit juftement dans les circonftances néceffaires pour éprouver la commotion ; c'eft-à-dire, qu'il fit une communication entre les furfaces intérieure & extérieure de la bouteille ; l'eau étoit
l'armure intérieure, tandis que la main & quelque humidité, qui fe trouvoit
par hazard au ventre de la bouteille, formoient l'armure extérieure. — Au

refte, le fuccès de cette expérience fut totalement différent de celui que fe
propofoient ces Phyficiens.

Nous paffons actuellement fous filence les rélations pompeufes, que firent
de cette commotion, tant M. Musschenbroek lui-même, que d'autres
Phyficiens, qui répétérent d'abord l'expérience : commotion, qui n'a pu
être que très modérée vu l'imperfection de l'appareil & la grandeur médiocre
de la bouteille. Ceci trouvera fa place dans l'hiftoire de l'électricité appliquée à la médecine; nous aimons mieux remarquer en paffant que peu après
l'expérience de Musschenbroek, les Docteurs Watson & Bevis en
Angleterre virent que la décharge, ou le rétabliffement de l'équilibre dans le
fluide électrique de la bouteille, fe fait plus parfaitement, quand on couvre la
furface extérieure de la bouteille de feuilles d'étain, par quoi il fe trouve un
plus grand nombre de parties du verre en contact avec un corps conducteur : que
deux ans après (favoir en 1748) M. Bevis imagina de couvrir la furface inté
rieure de la bouteille, comme l'extérieure ; circonftance qui fut de beaucoup
d'utilité pour cette expérience, vu que, lorfque la bouteille eft remplie d'eau,
la partie qui doit refter dénuée de tout corps conducteur, peut facilement devenir humide & faire échouer le fuccès de l'expérience. — Enfin,
que d'autres Phyficiens, ne confidérant pas qu'il fuffit pour charger la bouteille, que les furfaces du verre foient en contact avec des conducteurs, &
qu'ainfi il eft inutile de la remplir en outre de quelque corps anélectrique, ont
imaginé de remplir la bouteille de limaille de métal ; mais outre que cette
maniére eft moins bonne, que celle du Docteur Bevis, quoiqu'on s'en ferve
encore dans le cas, où le gulot de la bouteille eft trop étroit pour qu'on
puiffe garnir celle-ci intérieurement, elle ne fauroit fervir pour faire l'expérience de Leide avec des carreaux de verre, comme le fait ce Docteur,,
en couvrant les deux côtés d'une furface égale de feuilles d'étain..

§. VIII.

Il paroît donc par ce que nous venons de dire, que s'il y eût jamais une
découverte capable dès fon origine de rendre vraifemblable l'analogie de l'é-
lectricité avec la foudre, c'eft celle de la bouteille de Leide.

Premiérement, le choc feul eft une fenfation fort étrange, qu'on ne
pouvoit comparer à rien de connu, & qui paroiffoit avoir de l'analogie avec la.

Foudre, par rapport à fon effet vif & momentané & à la lumiére qui l'accompagne.

EN fecond lieu, on ne tarda pas à remarquer que fi la décharge de la
bouteille, ou le rétabliffement d'équilibre, fe fait au moyen d'un fil de métal
& conféquemment au moyen d'un meilleur conducteur que le corps humain,
la lumiére eft plus vive & accompagnée d'un bruit affez remarquable. C'eft ce
que le Docteur WATSON obferva peu après la découverte de la bouteille, en
employant un fil de métal fort mince, appliqué à fa furface extérieure; mais
l'effet fut plus frappant, dès qu'on eût commencé à armer les bouteilles à la maniére du Docteur BEVIS & à les décharger au moyen d'un gros fil de métal,
pourvu à fes deux extrêmités de deux boules de même matiére, & courbé
en arc pour pouvoir toucher à la fois l'armure extérieure & le crochet de la
bouteille. — LE coup affez violent qu'on éprouve, la lumiére vive & momentanée qu'on obferve, particuliérement en employant des flacons d'une certaine
grandeur, font des phénomènes, qui devoient paroître aux yeux des Phyficiens de ce tems-là, avoir beaucoup de rapport avec ceux que la foudre
nous préfente.

UNE troifiéme circonftance qu'on découvrit bientôt, & qui pouvoit
augmenter les grandes idées, qu'on s'étoit faites de l'électricité, c'eft la
grandeur & l'étendue de la commotion. C'étoit dans le cours de la même
année, que le Docteur WATSON éprouva que plufieurs perfonnes rangées
en file, éprouvent toutes la fecouffe au même inftant, pourvu que ceux qui
font aux extrêmités, touchent en même tems les furfaces extérieure & intérieure de la bouteille. — Expérience, que plufieurs Phyficiens répétèrent
depuis en grand, & entre autres M. l'Abbé NOLLET, lequel en 1747
fit paffer en préfence du Roi de France la fecouffe par 180 foldats des gardes
qui la fentirent tous à la fois. — Le Docteur WATSON obferva, que la
décharge de la bouteille eft en état d'allumer au même inftant une rangée de
fubftances facilement inflammables: — M. NOLLET éprouva qu'une charge
trop forte perce & caffe les bouteilles & que par conféquent une décharge
fpontanée eft en état de fe frayer un chemin à travers le verre. — Ce Phyficien infatigable éprouva vers le même tems l'effet de la commotion fur les
animaux & particuliérement fur une linotte & un moineau: la première
tomba en défaillance à deux reprifes, & l'autre fut tué au fecond coup, &

il fe répandit fur tout le corps une couleur bleuâtre, comme s'il avoit été tué de la foudre.

To u t e s ces circonflances, qu'on obferva d'abord après la découverte de la commotion électrique, devoient naturellement, ou faire foupçonner aux Phyficiens l'analogie entre l'électricité & la foudre, ou la confirmer à ceux qui avoient déja adopté ce fentiment; d'autant plus que des expériences célébres faites en Angleterre firent voir dans le même tems, que la matiére électrique n'employe, pour parcourir un très long efpace, qu'un inflant, un tems fi court qu'on ne fauroit le mefurer, & que par conféquent elle femble égaler la foudre en vîteffe. — Nous ne parlerons pas de l'expérience du Doêteur W a t s o n, qui avoit obfervé que, quoiqu'on touche deux perfonnes placées l'une à côté de l'autre, & qui font partie du circuit par lequel la fecouffe paffe, on n'éprouve pas celle‑ci; ce qui a encore du rapport avec la foudre, qu'on avoit vu quelquefois ne frapper qu'une feule perfonne entre deux ou trois, qui fe trouvent l'une à côté de l'autre.

§. IX.

M a i s fi l'on s'apperçu d'une fi grande analogie entre le coup foudroyant électrique & la foudre, fi peu de tems après avoir découvert la bouteille de Leide; cette analogie fe fit remarquer bien plus clairement, lorsqu'on trouva moyen d'augmenter la force de ce coup, & qu'on s'appliqua à comparer les effets de la foudre avec ceux de l'électricité, en produifant par celle‑ci quelques‑uns des effets, qui font propres à celle‑là. C'eft la découverte fi importante pour la théorie de l'électricité, & fi ingénieufement imaginée par le Doêteur F r a n k l i n ; favoir, qu'en chargeant la bouteille de Leide, il fort de fa furface extérieure par les conducteurs qui la touchent, autant de fluide qu'il s'en accumule dans la furface intérieure; qui a fait naître à ce grand Phyficien l'idée qu'on pourroit peut‑être charger une feconde bouteille par le fluide, qui s'écoule de la furface extérieure de celle qu'on charge; & qu'en faifant paffer toujours le fluide de la furface extérieure d'une bouteille à une autre bouteille, & de celle‑ci à une troifiéme; ce qui fe feroit en faifant toucher le bouton d'une bouteille (c'eft‑à‑dire, fon côté intérieur) au ventre d'une précédente; on pourroit peut‑être charger en même tems une fuite de bouteilles. — En fecond lieu, qu'en faifant une communi‑

cation entre la furface extérieure de la derniére bouteille & le bouton de la première, c'eft à-dire, qu'en faifant paffer le fluide accumulé dans la furface intérieure de la première bouteille, à la furface extérieure de la derniére, on pourroit décharger toute cette file de bouteilles au même inftant; puisqu'alors le fluide électrique peut fe remettre en équilibre dans chacune d'elles.

L'EXPÉRIENCE répondit au raifonnement, & faifant voir que plufieurs bouteilles peuvent fe charger & fe décharger à la fois, elle donna lieu à la première batterie électrique. — Le Doêteur FRANKLIN fe fervit pour cet effet de onze carreaux de verre, couverts des deux côtés d'une furface égale de feuilles d'étain, & placés de maniére qu'en chargeant l'un d'eux, on chargeoit auffi les autres: — Pour les décharger, il avoit établi par un fil de métal communication entre toutes les furfaces qui perdent leur fluide; & par un autre fil entre toutes celles qui en reçoivent; de forte que toutes ces différentes furfaces n'en faifoient, pour ainfi dire, qu'une feule intérieure & une feule extérieure: après quoi il ne s'agiffoit plus que d'établir une communication entre ces deux fils. — On a changé depuis cet appareil, en fubftituant aux carreaux de verre des bouteilles, dont les furfaces intérieures & les extérieures ont, chacune féparément, communication entr'elles; de forte qu'en déchargeant une feule bouteille, les autres, comme fi elles joignoient leurs forces à celles de la première, font déchargées en même tems.

CETTE invention du Doêteur FRANKLIN, de joindre les forces de plufieurs bouteilles & de les décharger, au même inftant, le mit en état, de même que d'autres Phyficiens de ce tems-là, de faire plufieurs expériences beaucoup plus importantes, auxquelles on n'avoit pu penfer jufqu'alors, & qui pouvoient fervir à découvrir encore mieux l'analogie entre l'électricité & la foudre.

DE ce genre étoit entre autres, la fufion des métaux; expérience que le Doêteur FRANKLIN fit au moyen de petits morceaux de métal fort minces, qu'il mit entre deux lames de verre, fortement liées l'une fur l'autre. — Il obferva qu'en plufieurs endroits le coup foudroyant avoit attaqué le métal, & qu'il y avoit fur le verre, aux endroits où le métal manquoit, une tache métallique: tache qu'aucun diffolvant ne pouvoit en ôter, quand le coup avoit été affez fort. — C'étoit donc une fufion, qui avoit lieu au plus haut dégré; même au point de convertir le métal en verre.

LE célébre FRANKLIN découvrit un autre trait de conformité entre l'électricité & la foudre ; favoir, la propriété de brifer & de déchirer quelques corps. — Il obferva non-feulement, qu'en chargeant très fort la batterie, les lames de verre étoient réduites en poudre ; mais auffi que le coup étoit en état de percer un cahier de papier & de le déchirer à l'endroit de fon paffage.

Outre que Franklin imita ces effets connus de la foudre, favoir de fondre les métaux, de brifer des corps, outre qu'il parvint à tuer une poule & un coq-d'Inde ; il réuffit encore à imiter quelques-uns de ces effets, qu'on n'avoit remarqué que dans quelques cas: tels font la deftruction des forces de l'aimant, & le changement des poles de l'aiguille aimantée, qu'il opéra également par une décharge électrique ; de forte que des aiguilles à coudre ordinaires & minces, acquéroient la force magnétique, & qu'elles la perdoient, ou que leurs poles étoient changés, par une feconde décharge plus forte. — Un autre effet fort rare de la foudre, qu'il imita, eft ce que le Docteur Meles avoit obfervé à Streetham ; favoir, que la foudre avoit enlevé toute la dorure d'un morceau de fculpture de bois, fans y avoir produit aucun dommage ultérieur; ce que le Docteur Franklin imita, en faifant paffer la décharge fur les lignes dorées de la relieure d'un livre, dont l'or fut enlevé en plufieurs endroits. — Enfin il obferva encore dans la décharge électrique un autre effet très peu commun de la foudre, favoir, de priver de la vue un pigeon, qu'il avoit voulu tuer, mais qu'il ne fit que rendre aveugle, parce que la charge n'étoit pas affez forte.

§. X.

Si les expériences que nous venons de citer, donnoient un fi grand degré de probabilité à l'analogie entre l'électricité & la foudre; cette probabilité ne pouvoit manquer d'augmenter, lorfqu'on commença à voir ce qu'on n'avoit pas remarqué jufqu'alors, que ces deux phénomènes femblent fuivre les mêmes loix.

On vit donc pourquoi le mouvement de l'éclair ne fe fait pas en ligne droite dans l'air, mais toujours en zigzag: puifque le mouvement de la matiére électrique fous la forme d'étincelle fe fait de la même maniére, lorfqu'elle s'élance vers un corps irrégulier ; placé à quelque diftance du premier conducteur.

La propriété qu'a la foudre de frapper les objets les plus élevés & les plus

pointus, comme les montagnes, les arbres, les tours, les mâts de vaiſſeaux
&c. eſt un autre point de conformité, qu'on obſerva entre l'électricité &
la foudre, dès qu'on eut découvert que la matiére électrique eſt plus facile‑
ment attirée par des conducteurs pointus, que par ceux qui ont une ſur‑
face polie ou ronde.

Si les métaux ſont de toutes les ſubſtances, celles que la foudre frappe
le plus, toutes choſes égales d'ailleurs; & en conſéquence que ce ſont celles
que la foudre employe de préférence pour paſſer d'un endroit à un autre ;
on s'apperçut aiſément qu'il en doit être ainſi, puiſque les métaux ſont
les meilleurs conducteurs du fluide électrique, qui par conſéquent paſſe plus
parfaitement par ceux‑ci, que par d'autres conducteurs.

Tout ceci, joint aux effets analogues de l'électricité & de la foudre ,
devoit néceſſairement donner un grand degré de vraiſemblance à une idée ,
qu'on n'avoit propoſée d'abord, que comme une légére conjecture; de ſorte
que même des Phyſiciens, qui dans d'autres cas ne ſe montroient pas fort
prévenus pour les nouveautés, penchérent beaucoup en faveur de cette opi‑
nion. — Il ſuffira pour confirmer ceci de rapporter ce que dit M. l'Abbé.
Nollet, un des plus ſavans Electriciens de ce tems‑là :

„ Si quelqu'un entreprenoit de prouver, par une comparaiſon bien ſuivie
„ des phénomènes, que le tonnerre eſt entre les mains de la Nature, ce que
„ l'électricité eſt entre les nôtres ; que ces merveilles, dont nous diſpoſons
„ maintenant à notre gré, ſont de petites imitations de ces grands effets
„ qui nous effrayent, & que tout dépend du même méchaniſme: Si l'on
„ faiſoit voir qu'une nuée, préparée par l'action des vents, par la chaleur,
„ par le mélange des exhalaiſons, &c. eſt vis‑à‑vis d'un objet terreſtre ,
„ ce qu'eſt le corps électriſé en préſence & à une certaine proximité de
„ celui qui ne l'eſt pas, j'avoue que cette idée, ſi elle étoit bien ſou‑
„ tenue, me plaîroit beaucoup, & pour la ſoutenir, combien de raiſons ſpé‑
„ cieuſes ne ſe préſentent pas à un homme qui eſt au fait de l'électricité ?
„ L'univerſalité de la matiére électrique, la promptitude de ſon action, ſon
„ inflammabilité & ſon activité à enflammer d'autres matiéres; la propriété
„ qu'elle a de frapper les corps extérieurement & intérieurement, juſques
„ dans leurs moindres parties; l'exemple ſingulier que nous avons de cet ef‑
„ fet dans l'expérience de Leide, l'idée qu'on peut légitimément s'en faire, en
„ ſuppoſant un plus grand dégré de vertu électrique, &c. — Tous ces

„ points d'analogie, que je médite depuis quelque tems, commencent à
„ me faire croire, qu'on pourroit, en prenant l'électricité pour modéle, se
„ former, touchant le tonnerre & les éclairs, des idées plus faines & plus
„ vraifemblables, que ce qu'on a imaginé jufqu'à préfent".

§. XI.

IL ne paroiffoit donc refter qu'un feul pas, important il eft vrai, mais néceffaire pour établir irréfragablement l'analogie entre la foudre & l'électricité; c'eft de pouvoir produire par la foudre les effets de l'électricité, comme
on avoit réuffi à imiter par l'électricité quelques effets de la foudre.

DÈS 1746 l'Abbé NOLLET avoit obfervé, que des corps pointus placés
à quelque diftance d'un corps électrifé, produifent de la lumiére; & que cela
a lieu à des diftances d'autant plus grandes, que ces pointes font plus fines &
plus dégagées. — L'obfervation de Mr. JALLABERT revient à peu près au
même; favoir, que les phénomènes d'un corps électrifé font différens, felon
qu'on lui préfente l'extrémité pointue ou émouffée d'un autre corps. — De
même, M. HOPKINSON ayant électrifé une boule de trois ou quatre pouces de diamêtre, à laquelle il avoit attaché une aiguille, & croyant tirer de
cette pointe, comme d'une efpéce de foyer, une forte étincelle, il fut fort
étonné de voir que l'aiguille n'en donna prefque point. — Néanmoins
on n'avoit fait aucune attention ultérieure à cette propriété, jufqu'à ce que
le Doéteur FRANKLIN prenant l'inverfe de l'expérience de HOPKINSON,
vit fort clairement que les pointes ont la propriété d'attirer le fluide électrique plus fortement & à une plus grande diftance que les autres
corps; expérience, qu'il fit en tenant une aiguille bien fine à une telle distance de la boule électrique, qu'un corps rond ne lui faifoit rien perdre
de fon électricité: l'effet de cette expérience fut, que la boule électrique
perdit d'abord fon électricité, de maniére à n'être plus en état d'attirer un fil de
lin, qu'on lui préfentoit à une certaine diftance. — Le Doéteur obferva de plus,
qu'il faut néceffairement que la pointe foit en communication avec d'autres
corps conducteurs, puifque, fi on la plaçoit fur de la cire à cacheter, &
qu'on la préfentoit alors à la boule, celle-ci ne fubiffoit pas le moindre changement; quoiqu'au moindre attouchement du doigt, cette pointe lui faifoit
perdre d'abord fon électricité.

CETTE propriété tout à fait finguliére des pointes, fut le premier pas vers une des découvertes les plus importantes qu'on fit jamais en Phyfique. Elle donna au Docteur FRANKLIN l'idée, qu'on pourroit peut-être fe fervir de ce moyen pour favoir avec certitude, fi les nuages orageux doivent leur force au fluide électrique, ou non. — Cet illuftre Savant communiqua cette idée aux Phyficiens par une lettre écrite en 1750, & leur indiqua en même tems la maniére de s'y prendre dans cette recherche ; maniére que fuivirent en partie les Phyficiens, qui furent affez courageux & entreprenans pour ofer mettre en œuvre une idée fi hardie.

§. XII.

C E furent des Phyficiens François, qui entreprirent les premiers d'examiner la conformité de cette opinion avec l'expérience. — M. DALIBARD, Savant qui, dès qu'il eut connoiffance des expériences & du fyftème de M. FRANKLIN, s'y montra fort attaché, fit le premier une expérience auffi décifive, que celle par laquelle on pourroit favoir fi les nuages orageux font réellement électriques. — Pour cet effet il fit élever à Marly-la-ville un appareil conforme à l'inftruction de FRANKLIN, à cela près, qu'il n'étoit pas placé fur le faîte d'un bâtiment ou d'une tour. — Il confiftoit en trois perches de bois, de 28 à 29 pieds, entre lesquelles étoit fufpendu, par le moyen de cordons de foie, une barre de fer d'un pouce d'épaiffeur, & longue de 40 pieds, & qui par conféquent dépaffoit de 12 pieds au-deffus des perches. — Cette barre fe terminoit en haut par une pointe très fine, & étoit repliée en bas en angle droit à deux pieds de terre ; le bout en étoit fiché dans une planche, qui, faute d'autres corps électriques, étoit placée fur trois bouteilles ; une guerite capable de contenir un homme couvroit ce banc ifolé, afin que la pluie ne changeât pas ces bouteilles en conducteurs. — Cet appareil achevé, M. DALIBARD avoit donné ordre qu'à l'approche de l'orage on éprouveroit, fi on pourroit tirer des étincelles de la barre, par le moyen d'un fil d'archal, qui communiquoit au plancher, & qui étoit attaché à une longue fiole, afin que celui qui feroit l'experience, tenant cette fiole à la main, pût approcher le fil d'archal à la barre fans danger. — Ce fut le 10 Mai 1752, jour à jamais mémorable pour l'électricité, qu'il fe préfenta une occafion favorable, & qu'on s'apperçut de l'approche d'un orage, par les coups de tonnerre qu'on entendoit au loin. — M. DALIBARD étant abfent, on approcha felon fes ordres le fil d'archal de la barre,

Tome I. C

& on vit réellement une petite étincelle fort brillante, accompagnée d'un pe-
tillement, comme on l'obferve dans les expériences électriques.. — Dés
qu'on en eût obfervé une feconde plus forte encore, on appella pour voir ce
phénomène, les voifins & le Prieur du lieu, qui en furent pendant longtems les témoins oculaires, jufqu'à ce que l'orage fut paffé.

On ne tarda pas à communiquer cette importante expérience à M. Dalibard, qui lut trois jours après un Mémoire fur ce fujet à l'Académie
Royale des Sciences à Paris. — Plufieurs Phyficiens la répéterent depuis
avec le même fuccès, & la confirmerent par-là de la maniére la plus parfaite. — Déja le 18 Mai, & conféquemment huit jours après l'expérience
de Marly-la-ville, elle fut répétée par M. Delor, & peu après par
M. M. Le Monnier & le R. P. Berthier de l'Oratoire, en France,
& par M. M. Canton, Bevis & Wilson, en Angleterre.

. Vers le même tems qu'on étoit occupé en France à conftater fi déci-
fivement l'opinion du Docteur Franklin, ce grand homme voulut éprouver lui-même la vérité de fon fyftéme. — Après avoir publié fa comparaifon de l'électricité & de la foudre, & la maniére d'être convaincu
de leur conformité, il attendit en vain qu'on eût élevé une tour à Philadelphie, & ne foupçonnant pas qu'une barre de fer pointue de peu
de hauteur fuffiroit à fon deffein, il imagina de faire cette expérience au moyen d'un cerf-volant, par lequel il pourroit élever
un conducteur bien avant dans l'atmosphere. —— Au premier
orage il exécuta fon idée, n'étant accompagné que de fon fils, jeune
encore, qu'il prit avec lui, de crainte qu'on fe moquât d'un homme, qui
éleveroit un cerf-volant. — C'étoit un cerf-volant ordinaire, muni de
quelques pointes métalliques,. & retenu par le moyen d'un cordon de
chanvre; ayant filé la corde, il en attacha le bout à une clef,. à laquelle il lia un cordon de foie, qui fervit à retenir le cerf-volant.. ——
D'abord il ne parut pas que la corde fût électrique, même après qu'un
nuage, qui fembloit promettre beaucoup, eût paffé par deffus la machine. Il crut qu'il feroit fruftré dans fon attente. Mais enfin au
moment qu'il commençoit à défefpérer, quelques filamens de la corde
vinrent à fe foulever, & à fe repouffer, comme s'ils étoient électriques. — Animé par ce bon augure, le Docteur fe hazarda à approcher
de la clef le nœud du doigt, & une étincelle éclatante, fuivie de plu-

fieurs autres , le convainquit , que ce qu'il avoit donné comme une conjecture probable , étoit une vérité certaine.

Mais Franklin ne fut pas le feul , qui forma le projet hardi de chercher & de fuivre la foudre jufques dans fes retraites , jufques dans les nuages même. — Peu avant que Franklin fit fon expérience en Amérique , favoir en Juin 1752 , M. Romas la fit en France avec un fuccès également heureux. — Ces deux Phyficiens, qui eurent la même idée , fans qu'ils fe foyent rien communiqué, ont conféquemment le même droit à la gloire de l'invention , & par-là à notre reconnoiffance ; quoiqu'on ait fouvent négligé de rendre juftice au mérite de M. Romas , parce que c'eft Franklin qui a donné la premiere idée de cette découverte.

§. XIII.

Y eût-il donc jamais des expériences propres a montrer l'analogie entre l'électricité & la foudre , ce furent , fans doute , celles-ci. — Non-feulement on étoit convaincu, par l'expérience de M. Dalibard , que la matiére de la foudre raffemblée dans un conducteur, préfente les mêmes phénomenes que l'électricité artificielle ; mais les expériences qu'on a fait peu après , favoir , l'attraction des corps légers , l'inflammation de fubftances fort inflammables , l'expérience de charger la bouteille de Leide , qui produifoit , en fe déchargeant, le même bruit, la même lumiére & la même fenfation , que par l'électricité artificielle ; & beaucoup d'autres phénomenes, qu'on étoit accoutumé de faire avec l'appareil ordinaire : toutes ces expériences , difons-nous, qu'onfit , en établifant une communication entre un conducteur ifolé & la barre de fer, ou le cordon du cerf-volant, démontrérent évidemment, que le fluide qu'on éxcite par art & qu'on nomme fluide électrique , eft le même fluide , qui produit la foudre & tous les terribles effets qui l'accompagnent.

§. XIV.

Dès qu'on fut convaincu , que la foudre eft un phénomene électrique , on devoit néceffairément penfer de même au fujet de l'éclair & du feu St. Elme. — L'éclair éft un phénoméné , qui a beaucoup de rapport avec la foudre, à caufe de fa lumiére & de fon éclat, & qui en eft fouvent l'avant-coureur. Pour le feu St. Elme, c'est un phénomene, que de tout tems on n'a observé que dans un air orageux. — Comme il y avoit déjà longtems, qu'on avoit su imiter le phénomene de l'éclair, par un mouvement du fluide électrique dans l'air raréfié; Comme les expériences de l'Abbé NOLLET avoient démontré qu'une pointe placée dans le voisinage d'un corps électrique, est illuminée & ornée quelquefois d'un pinceau, ou d'un panache de feu; & conséquemment que le fluide électrique se peut présenter sous la forme du feu St. Elme d'un côté, & sous celle de l'éclair de l'autre, on ne pouvoit non-feulement plus douter que ces deux météores ne soient produits par l'action de la matiére électrique'; mais on avoit en outre tout lieu de soupçonner, comme le remarque fort bien M. NOLLET, que pour peu qu'on eût fait plutôt attention à ces phénomenes, & particuliérement au feu St. Elme, & que ces observations fussent venues plutôt à la connoissance des Physiciens, on auroit trouvé aussi bien plutôt l'analogie entre l'électricité & la foudre.

§. XV.

L'HISTOIRE de l'électricité, par rapport aux météores, dont nous venons de parler, nous montre par un exemple frappant combien peu il nous faut pour arriver à la connoissance des choses les plus importantes, & qui, considé-rées superficiellement, ont l'air, des myftéres les plus insolubles. — Car il est certain, qu'en faisant abstraction de cette premiére découverte, que quelques corps frottés acquiérent la propriété d'en attirer d'autres, toutes celles, qu'on a faites sur cette matiére & qui nous ont enfin montré la conformité entre l'électricité & la foudre, l'éclair & le feu St. Elme, ne font fondées que sur ces trois découvertes principales: la différence entre les corps électriques & conducteurs, la bouteille de Leide, & la force attractive des pointes.

MAIS autant que nous devons nous étonner du génie humain, qui fait se rendre utiles ces découvertes, & par une application heureuse les étendre à d'autres circonstances; autant nous devons être convaincus des bornes de ce même génie; puisqu'il est certain, qu'outre ces trois découvertes principales, dont nous en devons deux au hazard, & dont la troifième ne nous étoit pas même néceffaire (*b*) , nous ferions probablement encore dans la même ignorance à l'égard de ces météores, qu'auparavant.

(*b*) IL eft certain , qu'on auroit réuffi également à attirer le fluide électrique , quoi‑qu'on ne fe fût pas fervi de pointes ; du moins cela n'auroit pas caufé de différence dans les expériences du Docteur FRANKLIN & de M. ROMAS , puifque des expériences ulté‑rieures ont appris, que non‑feulement la force électrique d'un cerf‑volant eft la même, qu'il foit muni de pointes ou non ; mais auffi que l'attraction des pointes doit toujours être confidérée relativement à la grandeur & à la force électrique du corps, dans le voifi‑nage duquel elles fe trouvent: de forte, qu'un corps pourvu d'une furface ronde fera fouvent l'effet d'une pointe auprès d'une grande furface remplie de beaucoup de fluide : puis donc que des barres de fer, quoique parfaitement arrondies, ne peuvent être confidérées que comme des pointes rélativement à la furface & à la quantité du fluide électrique des nuages , on voit qu'on auroit réuffi également bien, quand on n'auroit élevé que des barres arrondies, ou des cerf‑volans fans pointes.

CHAPITRE II.

Du rapport entre la foudre, l'éclair, le feu St. Elme, & l'électricité.

I.

LA FOUDRE.

§. XVI.

DE tous les météores, la foudre est celui qui effraye le plus le genre humain, dont on craint le plus les effets, & dont on se croyoit le plus éloigné de découvrir les causes : & néanmoins c'est de la plupart des météores celui que nous connoissons le mieux, & dont nous sommes le plus en état de rendre raison, parce que nous observons les rapports les plus frappans entre ce phénomene& l'électricité.

ON peut en indiquer un grand nombre : — Pour observer de l'ordre dans ce que nous avons à dire, nous considérérons la foudre & l'électricité sous ces trois points de vue.

A. COMME se présentant aux sens sous les mêmes circonstances.

B. COMME suivant les mêmes loix dans leur mouvement.

C. ET comme offrant les mêmes phénomenes.

§. XVII.

A.

a) UNE des premiéres circonstances, par laquelle la foudre se présente à nos sens, est sa lumiére vive & perçante, fort distincte de toute autre lumiére, qui rend tous les objets plus ou moins pâles, nonobstant son apparition subite, qui éclaire considérablement, & affecte très fort les nerfs de la vue. — On observe une lumiére pareille, quand on tient la main, ou quelqu'autre corps conducteur, principalement quelque métal, à une certaine distance du premier conducteur de la machine électrique. — On comprend aisément que cette lumiére est plus vive à proportion, qu'on excite le fluide électrique plus fortement & en plus grande quantité, & qu'on met le corps conducteur à une plus éxacte distance

C 3

dù premier conducteur. — La lumière électrique, qu'on fait paroître de cette manière, se présente avec le même éclat, que celle de la foudre ; elle rend pâles les objets qui se trouvent près de son passage ; elle affecte plus ou moins les nerfs de la vue, & elle est assez forte pour rendre visibles les objets placés dans une chambre obscure d'une certaine grandeur, quoique ce ne soit que par intervalles qu'elle passe d'un conducteur à l'autre, & que par conséquent elle ne soit que momentanée.

§. XVIII.

b) La Seconde circonstance qu'on observe dans l'apparition de la foudre, est qu'elle se présente sous la forme d'un rayon serpentant, dont les angles sont plus ou moins aigus : en un mot qu'elle va, comme on dit, en zigzag. — Le passage de la lumière électrique artificielle se fait ordinairement de la même manière, particuliérement, quand la surface du corps conducteur, est plus grande, que celle du conducteur qui lui est opposé. — Mais la manière la plus frappante de montrer ce rapport de la foudre & de l'électricité, est de faire passer l'étincelle du premier conducteur à un autre corps, dont les parties anélectriques ne se touchent pas exactement ; c'est à quoi une planche couverte de poudre d'avanturine est fort propre ; & de cette manière on peut augmenter beaucoup la longueur de l'étincelle ordinaire.

Il est pourtant rare, de voir les zigzages s'étendre jusques sur la Terre, puisqu'ordinairement ils sont d'autant moins visibles, qu'ils sont plus éloignés du nuage dont ils sont lancés : & c'est ici qu'on peut encore observer un rapport entre l'électricité & la foudre. — Quand on a amassé la matière électrique dans le premier conducteur, & qu'on en met un autre à une trop grande distance, pour qu'elle puisse passer en forme d'étincelle, on la voit s'élancer du conducteur sous la forme d'un rayon serpentant, qui est plus mince à mesure qu'il s'éloigne, & qui se perd dans une grande quantité de petits rameaux très fins. — Circonstance, qu'il faut attribuer, tant pour la foudre, que pour l'électricité, au grand chemin, que le fluide doit parcourir pour parvenir jusqu'aux conducteurs, & à la résistance que lui oppose l'air, étant corps électrique ; ce qui fait qu'il se communique à chaque particule anélectrique qui se trouve dans l'air, qu'il se divise, & qu'insensiblement il se retrouve en équilibre.

§. XIX.

c). UNE TROISIÉME circonſtance qui accompagne l'apparition de la foudre , eſt le bruit , que nous appellons *Tonnerre*.   Tout paſſage du fluide
électrique d'un corps conducteur à un autre , eſt toujours accompagné d'un
certain bruit , pourvu qu'il y ait quelque diſtance entre ces deux corps , &
que le paſſage ne ſe faſſe pas par le vuide.   On peut augmenter conſidéra-
blement ce bruit , en condenſant le fluide électrique dans quelque corps; ce
qui augmente de beaucoup la célérité de ce paſſage.   C'eſt de cette maniére
qu'on peut produire un coup égal à celui d'un petit piſtolet de poche , en employant une bouteille , dont la ſurface armée eſt d'un pied quarré.   La décharge ſi multanée de pluſieurs bouteilles réunies , c'eſt-à-dire , d'une batterie électrique , produit un coup beaucoup plus fort ; & il l'eſt d'autant
plus , que le nombre des bouteilles eſt plus grand , & que leur charge , c'eſt-à-
dire , la quantité de fluide qu'on y a condenſée , eſt plus abondante.

MAIS , quelle que ſoit la force du coup que l'on produit par le moyen de
l'électricité , il eſt certain qu'il eſt différent du bruit de la foudre , non-ſeulement par la foibleſſe du ſon , mais encore parcequ' il n'a rien de ce bruit
roulant & continu , qu'on obſerve dans preſque tous les coups de tonnerre. — On ne ſauroit douter que la cauſe du bruit qu'on obſerve dans l'é-
lectricité , ne ſoit le déplacement ſubit de l'air par le mouvement du fluide
électrique : mouvement qui étant beaucoup plus prompt que celui de l'air ,
déplace les parties de ce dernier fluide avec trop de vîteſſe , pour qu'elles
puiſſent ſe remettre d'abord en équilibre , & occaſionner entre elles un choc
mutuel.   L'air , par lequel le coup foudroyant de l'électricité paſſe , communique donc à l'air ambiant un mouvement , qui produit à ſon tour le bruit qu'on
éprouve.   En aſſignant cette cauſe au bruit qui accompagne l'électricité , il
eſt très probable , comme le remarque le R. P. BECCARIA , qu'il faut expliquer la longue durée des coups de tonnerre après la foudre , par le mouvement
rapide du fluide électrique , & par le tems dont le ſon a beſoin pour parvenir juſqu'à nous: car , s'il eſt certain , d'un côté , comme nous le verrons
bientôt , que la viteſſe du fluide électrique eſt preſque momentanée , &
de l'autre , que le ſon ne parcourt qu'un eſpace de 172 toiſes à peu près
dans le tems d'une ſeconde , il faut non-ſeulement que nous obſervions l'éclair
bien avant le tonnerre , ou le ſon que l'éclair a produit ; mais nous devons

en

en outre parmi tous les mouvemens que la foudre a produits dans l'air, obferver premiérement ceux qui font le plus près de nous ; conféquemment tous les mouvemens que l'éclair a produits dans tout le cours de fon paffage à travers de l'atmofphere, doivent fe préfenter à nous fucceffivement ; & quoiqu'ils aient eu lieu prefque au même moment, ils doivent fe faire entendre, comme s'ils étoient arrivés l'un après l'autre.

La vérité de ce raifonnement eft confirmée par l'obfervation de M. M. Bou-GUER & DE LA CONDAMINE, qui, lorfqu'ils étoient fur le *Pichinca*, une fort haute montagne du Pérou, furent affaillis d'un terrible orage, accompagné de grêle & de tonnerre, & qui, fe trouvant par la hauteur où ils étoient, plus près du nuage dont fortoit la foudre, n'entendirent que des coups fimples, parce que le fon avoit peu de chemin à faire avant que d'arriver jufqu'à eux. (*a*)

§. XX.

d.) QUATRIÉME circonftance qui caractérife la foudre, eft fa *vîteffe* étonnante, vîteffe qui eft fi grande qu'on ne fauroit y fixer la vue : & c'eft encore ici qu'on peut montrer l'analogie de la foudre & de l'électricité. La premiére idée qu'eurent les Phyficiens d'éprouver fi la matiére électrique emploie quelque tems dans fon paffage, leur fut fournie par l'expérience de l'Abbé NOLLET, qui, peu après la découverte de la bouteille de *Leïde*, fit paffer, en préfence de Sa Majefté Très Chrétienne, le choc électrique par 180 gardes du corps, qui en fe tenant l'un l'autre par des fils d'archal, rempliffoient un efpace de 900 toifes, & le fentirent tous au même moment. M. LE MONNIER fut le premier qui examina cette idée, & obferva qu'un fil d'archal de 120 toifes ceffa de donner des marques d'électricité à une de fes extrêmités, au même inftant qu'on ceffoit d'électrifer l'autre — Peu après les Phyficiens Anglois firent cette expérience d'une maniére bien plus décifive. Afin de

---

(*a*) Nous n'excluons pas la réflexion & les redoublemens qu'éprouvent les coups de tonnerre par les montagnes, les bâtimens, les bois, &c. caufe qu'on allégue ordinairement pour expliquer le roulement du tonnerre ; mais nous ne croyons pas qu'ils en foient la caufe principale ; nous penfons, au contraire, que, quand même ces caufes n'auroient pas lieu, le roulement des coups de tonnerre s'obferveroit également pendant quelque tems. Ceci fe confirme par l'exemple des plaines, dans lefquelles on entend le bruit roulant & traînant du tonnerre, quoique plus foiblement que fur les montagnes.

favoir avec certitude fi le fluide électrique emploie quelque tems fenfible à
fe mouvoir, il étoit néceffaire de lui faire parcourir un efpace confidérable:
pour cet effet on plaça dans un champ deux perfonnes à 2000 pieds l'une de
l'autre : la premiére tenoit par la main le bout d'un fil d'archal de la longueur
de 6732 pieds, & l'autre bout étoit attaché à l'excitateur, dont on avoit
deffein de fe fervir pour décharger la bouteille. Entre la feconde perfonne &
le ventre de la bouteille il y avoit un fil long de 3860 pieds. Chacune avoit
à la main une montre, afin d'obferver le moment auquel ils fentiroient le
choc: celui de la décharge de la bouteille leur étoit indiqué par un coup
de fufil: mais les deux perfonnes reffentirent le choc au même inftant & l'on
ne fut pas en état d'obferver le moindre intervalle dans le mouvement du
fluide électrique, quoiqu'il eût à parcourir un fi long efpace pour parvenir
de l'excitateur par le fil d'archal à la premiére perfonne, de celle-ci par la
terre, ou le long du terrein, à la feconde.

Q u e l q u e décifive que pût paroître cette expérience, les Phyficiens fe
crurent obligés de la répéter d'une maniére plus éxacte: & afin d'être affurés
que le choc fe fait fentir au premier moment que fe fait la décharge,
ils imaginérent de placer l'obfervateur dans l'appartement même où l'on
déchargeoit la bouteille ; & afin de faire parcourir un long circuit au
fluide électrique, on fe fervit d'un fil d'archal de la longueur d'une mille d'Angleterre, dont l'obfervateur tenoit un bout dans la main, dont l'autre bout
étoit attaché à l'excitateur, & faifoit un circuit circulaire fur le fol du champ
où il étoit étendu : de l'autre main l'obfervateur tenoit un fecond fil d'archal
de même longueur, dont l'autre bout étoit attaché au ventre de la bouteille:
de forte que le fluide électrique, pour parvenir du côté intérieur au côté
extérieur, étoit obligé de parcourir un efpace de deux milles, au milieu duquel fe trouvoit l'obfervateur. On déchargea plufieurs fois la bouteille de cette
maniére, mais l'effet en fut toujours que l'obfervateur fentoit le choc au
moment qu'il voyoit décharger la bouteille. —— Preuve bien convainquante
que le fluide électrique parcouroit dans un inftant cet efpace de 12266
pieds, & par conféquent que l'électricité a la même vîteffe que celle que
nous remarquons dans la foudre.

§. XXI.

e) U n e cinquiéme circonftance qu'on a fouvent remarquée de la fou-

dre , particuliérement dans les cas où elle a caufé quelque dégât, eft certaine *odeur* , qui reffemble beaucoup à celle de foufre ou de phofphore. —
Cette odeur fe fait fentir déja en excitant l'électricité par une machine affez
grande ; mais elle fe fait connoître plus diftinctement , quand on a fait paffer
pendant quelque tems le fluide électrique fous la forme d'étincelles , du premier conducteur à la main : elle eft même encore plus forte , quand on a fait
paffer la décharge par des corps qui ne conduifent l'électricité que difficile-
m.nt , comme du verre, de l'ivoire, du bois &c.

§. XXII.

f) Enfin nous pourrions alléguer comme un rapport entre l'électricité
& la foudre , la difperfion qu'elles fubiffent toutes deux au moment de leur
apparition , pourvu qu'elles trouvent des conducteurs. C'eft ce que tout
le monde fait par rapport à la foudre , & ce qu'on obferve tout auffi clairement dans l'électricité : car , quelle que foit la quantité de fluide amaffée
dans un conducteur , une bouteille , ou une batterie , dès qu'on le fait paffer
à un corps conducteur qui communique au plancher , il fe difperfe au même
moment , c'eft-à-dire au moment de fon apparition , tellement qu'on n'en
retrouve plus la moindre trace.

§. XXIII.

B.

Quelque fondé que l'on foit à établir la conformité de deux chofes , par
l'égalité des phénomenes qu'elles préfentent , ou qui les accompagnent , la
certitude en fera plus grande , fi l'on fait voir qu'elles font foumifes aux mêmes
loix. Nous allons donc , pour mieux conftater la conformité que nous établis-
fons entre la foudre & l'électricité , montrer qu'elles fuivent les mêmes loix
dans leur mouvement.

a) La foudre frappe ordinairement les corps qui conduifent le mieux la
matiére électrique , comme les métaux. On fait depuis longtems par expérience , que fouvent une partie élevée d'un bâtiment refte intacte , pendant
qu'une autre qui eft pourvue de métaux , comme d'une gouttiére de plomb,
d'ancres , ou d'autres piéces de fer , en eft frappée. On a même divers
exemples que la foudre après avoir parcouru le métal , par lequel elle eft
tombée , a fuivi le plus court chemin pour parvenir au métal qui fe

trouve être le plus voisin du premier. On observe la même chose par rapport au
fluide électrique artificiel. Tenez deux boules de grandeur égale, & également
polies, l'une de bois, l'autre de cuivre, à quelque distance du premier conducteur ; vous verrez le feu s'élancer vers le cuivre, quoique beaucoup plus
éloigné que le bois : de même une bouteille de Leide ne se déchargera qu'imparfaitement par un excitateur de bois ; parfaitement, au contraire, par un
autre de cuivre, quoiqu'ils soient tous les deux de la même figure & de la
même épaisseur.

Non-seulement la foudre choisit pour son passage les corps conducteurs,
comme tels, mais l'on voit aussi que les corps en sont plus ou moins souvent
frappés, à mesure qu'ils sont des conducteurs plus parfaits, ou de moins bons.
Il est connu qu'après les métaux, les corps animaux conduisent le mieux l'é-
lectricité, & après eux l'eau ; que toutes les substances huileuses & résineu-
ses empêchent le passage du fluide électrique. Or il y a plusieurs exemples, que des moissonneurs, ou des voyageurs ont été frappés de la foudre,
pendant qu'un tas de foin dont ils n'étoient pas éloignés, n'en a pas été endommagé : que des chevaux attellés à une voiture ont été tués par la foudre, sans
que celle-ci en ait été frappée. C'est une tradition constante que le lau-
rier ne l'est jamais ; sans doute, ce n'est pas comme l'imaginent les poëtes,
pour avoir été dédié à Apollon : mais la foudre l'épargne, parce qu'elle n'y
trouve point de passage, à cause de la quantité de particules huileuses que
cet arbre contient. Le pin, qui croît beaucoup sur les montagnes, & qui à
cause de son élévation devroit être fort exposé aux injures du tonnerre,
reste intact à cause de sa substance résineuse, pendant que le saule peu élevé,
mais humide, & le tilleul rempli de suc & planté dans les plaines, sont déchi-
rés par la foudre.

Cette propriété de la foudre de chercher les meilleurs conducteurs, se
confirme par les avantages qu'on trouve à munir les bâtimens & les vaisseaux
de *Conducteurs* ou *Paratonnerres*. Ces conducteurs consistent ordinairement en une
barre métallique d'une certaine grosseur, qu'on éleve un peu au dessus du bâtiment
qu'on veut munir & qui communique avec la terre par le moyen d'une autre
barre, d'une chaîne, ou d'une bande de métal. Il y a plusieurs exemples que la
foudre a parcouru ces conducteurs sans faire le moindre tort aux bâtimens : nous
n'en rapporterons qu'un seul. Le 12 Juillet 1750, la foudre frappa trois
maisons l'une à côté de l'autre à Philadelphie ; celle qui étoit munie d'un

conducteur, ne fouffrit rien; les deux autres éprouvérent les effets les plus violens du tonnerre.

§. XXIV.

b) Outre que la foudre choifit les meilleurs conducteurs pour fon paffage, elle fe jette, toutes chofes égales d'ailleurs, fur ceux qui font les plus aigus & les plus élevés. Ainfi dans les villes ce font toujours les tours & les grands édifices qu'elle frappe. A la campagne ce font les arbres les plus hauts & les bois qui éprouvent fa fureur. Pour cette raifon les pays où il y a le plus de montagnes, font auffi les plus expofés aux orages: l'Italie & la Suiffe font les pays de l'Europe, où les tonnerres font les plus fréquens; parce que celle-là renferme beaucoup de montagnes, & que celle-ci, étant fituée au milieu des Alpes & s'en trouvant entourée, en eft pour ainfi dire parfemée. Au contraire, ce météore eft rare dans les pays plats, comme la Hollande. Les contrées qui ont de hautes montagnes dans leur voifinage, font par cette raifon fort peu fujettes à la foudre. On n'a pas d'exemple que la foudre foit jamais tombée à Spa, qui eft fitué au pied d'une affez haute montagne & entouré de collines. Le Pérou offre un exemple de la même efpéce Ce pays, fitué au Sud des Cordeliéres, chaîne de montagnes fort hautes, n'éprouve jamais de tonnerre, quoique le vent y foit prefque toujours Sud ou Sud-Ouest, & qu'il chaffe les nuages orageux par-deffus le pays. Au contraire, il regne des orages perpétuels au fommet des Cordeliéres, que font toujours couvertes de nuages.

De la même maniére que la foudre attaque les corps les plus aigus & les plus élevés, les pointes attirent le fluide électrique beaucoup plus promptement que les furfaces planes. On verra toujours qu'une pointe metallique eft deja pourvue d'une étoile lumineufe à une diftance du conducteur, à laquelle une boule ne reçoit ni lumiére ni étincelle. Déchargez une bouteille au moyen d'un excitateur terminé en pointe, & enfuite par un excitateur furmonté d'une boule, vous verrez que dans le premier cas la bouteille fera deja déchargée, lorfque la pointe en fera encore à une grande diftance; pendant qu'il faut en approcher une boule de bien près pour obtenir le même effet.

§. XXV.

c) Si la foudre & l'électricité se ressemblent en ce qu'un même genre de corps leur sert de conducteurs, on trouve encore un autre chef d'analogie, en ce qu'elles sont arrêtées ou retardées dans leur marche par des corps semblables.

On sait comment on peut confiner dans des corps anélectriques l'électricité qu'on leur a communiquée, en les posant sur des corps idioélectriques, comme du verre, de la cire, de la soie, &c. Il est connu qu'on appliquant des corps idioélectriques au premier conducteur d'une machine, on ne lui fait rien perdre de sa force, & qu'on en tire à égale distance des étincelles aussi denses, que si le conducteur se trouvoit seul. De la même manière on peut arrêter le passage de la foudre par des corps électriques. Il y a quelques exemples de *paratonnerres* placés sur des pieds de verre ou de cire, afin de leur faire conserver leur force & d'être en état d'examiner celle-ci: ce qui se fait en plaçant à quelque distance du *paratonnerre*, & près de son extrémité, un fil de métal qui communique avec le sol, afin que le *paratonnerre* recevant trop de fluide électrique puisse s'en décharger. Il y a, dis-je, quelques exemples que de pareils *paratonnerres* ont été frappés de la foudre, lorsque celle-ci, au lieu de passer par le verre ou par la cire, s'élance tout d'un coup du *paratonnerre* sur le fil dont nous avons parlé.

Cette circonstance se trouve malheureusement confirmée par la mort du Professeur Richmann, qui s'étant approché de trop près d'un pareil *paratonnerre* isolé, qu'on avoit oublié de munir de l'appareil nécessaire pour pouvoir se décharger, fut tué d'une étincelle qui s'élança du *paratonnerre* sur sa tête, au moment que la foudre se jetta sur la barre qui servoit de conducteur.

Mais, quoique les corps idioélectriques soient en état d'arrêter le passage dela foudre & du fluide électrique, & de les faire changer de direction; la foudre & l'électricité font voir cependant, (& c'est encore ici que nous observons leur analogie) que quand la distance entre les conducteurs est trop grande, pour que la matiére de la foudre ou de l'électricité puisse passer de l'un à l'autre, & que par conséquent elle s'amasse trop, les corps idioélectriques qui séparent ces conducteurs sont brisés. Mais, comme ceci rentre davan-

tage daus les effets qui font communs à la foudre & à l'électricité, nous
confirmerons ce point ci-deſſous par d'autres exemples.

§. XXVI.

C.

Quoiqu'on eût déja pu conclure à juſte titre de ce que nous venons d'établir; ſavoir, que la foudre & l'électricité ſe préſentent ſous les
mêmes circonſtances & qu'elles ſuivent les mêmes loix dans leur mouvement ; que ces deux phénomenes ne forment réellement qu'un phénomene unique & ne différent qu'en force, leur conformité paroîtra encore
plus parfaitement, quand nous aurons montré que les effets qu'on a
obſervés dans la foudre, peuvent auſſi être produits par l'électricité, &
que par conſéquent les effets de ces deux phénomenes ſont éxactement les
mêmes.

a) Nous établirons comme un premier effet de la foudre, le pouvoir
d'allumer des corps inflammables. On fait la même choſe par le moyen de
l'électricité, de ſorte qu'on peut allumer par une étincelle électrique de la
poudre à canon, de l'eſprit de vin, de la réſine, de l'amadou, même du
bois, comme M. Franklin dit l'avoir éprouvé. Ceci pourtant n'eſt
rien moins qu'un effet conſtant, ſoit de la foudre, ſoit de l'électricité, puiſqu'il y a plus d'exemples de maiſons & de vaiſſeaux frappés de la foudre ſans
incendie, que du contraire. Ce qu'il faut vraiſemblablement attribuer à la
denſité prodigieuſe que le fluide électrique doit avoir, pour produire de la flamme: opinion qui ſe confirme, parce qu'on ne ſauroit allumer un corps ſans ſe
ſervir d'un premier conducteur qui ait beaucoup de ſurface, ou d'une bouteille de Leide, afin de faire prendre dans ces deux cas à l'étincelle un certain
degré de condenſation, avant que de paſſer dans le corps qu'elle doit enflammer.
Or, comme la foudre qui frappe une maiſon, un vaiſſeau, ou quelqu'autre corps que ce ſoit, eſt attiré par un grand nombre de pointes & de
conducteurs qui s'y trouvent, & éprouve par-là une certaine diſperſion ;
que d'ailleurs ces corps poſſédent rarement le degré de ſéchereſſe qui paroît leur être néceſſaire pour être mis en feu par la foudre, & que la moindre
humidité qui s'y trouve, favoriſe cette diſperſion, l'eau étant un corps con-

ducteur; il nous paroît que c'est à ces circonstances qu'il faut attribuer que nous voyons si rarement la foudre ajouter encore l'incendie aux autres ravages qu'elle fait ordinairement.

§. XXVII.

b) Un autre effet de la foudrè, est la fusion des métaux, quand ils font trop minces pour pouvoir la conduire fans dommage. — On en a vu plufieurs exemples dans des maifons ou des vaiffeaux frappés de la foudre. Ces exemples font plus fréquens depuis qu'on a commencé à munir les bâtimens de *paratonnerres*, pour lefquels on a quelquefois employé par inadvertence des fils de métal trop minces. C'est ce qu'on obferva entr'autres dans le *paratonn rre* élevé à Philadelphie, où de trois maifons frappées de la foudre, celle qui étoit armée d'un *paratonnerre*, ne fut pas endommagée, il est vrai, mais le *paratonnerre*, fut fondu à la pointe. On trouve dans le Voyage de M. Burnaby dans l'Amérique Septentrionale plufieurs exemples de *paratonnerres* fondus.

On peut imiter ce phénomene d'une maniére frappante par le moyen de l'électricité. Depuis qu'on a réuffi à opérer la fufion de fils d'archal, on a tâché d'augmenter de plus en plus la longueur & l'épaiffeur du fil qu'on defiroit de fondre. Même on est parvenu enfin à fondre un fil d'archal du diamétre de $\frac{1}{151}$ de pouce & de 15 pieds de long, & un autre épais de $\frac{1}{145}$ de pouce & long de 25 pieds, & jufqu'à 6 pouces d'un fil du diamétre de $\frac{1}{48}$ de pouce; (*a*) pendant que jufqu'ici on n'avoit pas fondu au-delà de 3 pieds 9 pouces d'un fil épais de $\frac{1}{151}$, & qu'on n'avoit pu fondre des fils de plus de $\frac{1}{94}$ de pouce d'épaiffeur. (*b*)

On ne s'est pas borné dans ces recherches au fil d'archal, mais on s'est fervi auffi d'autres métaux. Ainfi par la décharge d'une batterie électrique on fait difparoître fous la forme d'une fumée bleue, un fil de plomb de 7 pouces de long, & épais de $\frac{1}{48}$. Un autre de la même épaiffeur, mais de 8 pieds de long, est tombé en morceaux & en filamens. On a été en état de faire changer un fil d'étain de la même épaiffeur & de 27 pouces de long en petits morceaux & en petites particules calcinées. Enfin l'on a éprouvé
encore

(*a*) Defcription d'une très grande machine électrique, par Mr. van Marum.
(*b*) Philofophical Tranfactions: Vol. LXIV, Part. 1. p. 80.

encore qu'en faifant paffer la décharge de la batterie par un fil d'archal, dont la longueur eft la moitié de celle qu'on peut fondre par la même force, ce fil difparoîtra en fumée & en filamens calcinés, qui s'éleveront dans l'air. (a) Effets qui font voir d'une manière évidente la grande force qu'on peut produire par l'électricité artificielle, & qui démontrent par conféquent fon rapport avec la foudre.

§. XXVIII.

c) Le pouvoir d'enlever la dorure d'une chambre en paffant par deffus, peut être regardé comme troifiéme effet · de la foudre, quoiqu'il ait du rapport avec la fufion des métaux. Ce fut le Docteur Melles qui obferva ceci le premier avec attention, à l'occafion d'un orage qui eut lieu à Streetham, où la foudre enleva toute la dorure de la fculpture d'une fenêtre, fans toucher à la peinture ou à la fenêtre même. Mais l'exemple que M. de Saussure rapporte d'un coup de foudre, qui tomba en 1773 dans l'hôtel de Mylord Tilney à Naples, eft frappant. Il y avoit une compagnie de 300 perfonnes, qui fe trouvoit dans un appartement compofé de fept pieces de plein pied; le foir à dix heures & demie on fut frappé tout à coup d'une lumiére très éclatante, & d'un coup, comme fi l'on avoit déchargé un piftolet dans l'appartement le plus éloigné. La frayeur étant un peu paffée on vit que les tables, les chaifes, les habits, que tout, en un mot, étoit couvert d'une pouffiére reluifante, qu'on ne tarda pas à reconnoître pour de la pouffiére & des écailles de la dorure, dont ces appartemens & principalement leurs plafonds étoient ornés. Et en effet on vit que toute la dorure des chambres étoit fondue, couverte d'écailles & noircie, & on fut fort étonné de voir que même chaque chaife portoit des marques fenfibles du paffage de la foudre, & par conféquent que la foudre avoit paffé non-feulement par l'appartement, mais qu'elle l'avoit même entiérement rempli. Heureufement que perfonne de cette nombreufe compagnie, compofée, y compris les domeftiques, de plus de 500 individus, ne fut ni tuée, ni même dangereufement bleffée.

On peut faire la-même chofe par le moyen de l'électricité. Qu'on prenne

---

(a) Defcription d'une très grande Machine électrique, par M. van Marum.

un cadre de bois doré, dont on a ôté un des côtés, & qu'on y faſſe paſſer dans l'obſcurité la décharge d'une batterie électrique, on obſervera, outre le coup un grand éclat de lumiére, qui éclaire l'appartement à quelque diſtance du cadre ; & à l'endroit où s'eſt fait la décharge, on verra la dorure flotter dans l'air, & par-ci par-là enlevée du cadre, ridée & noircie : par conſéquent, on voit ici en petit les mêmes phénomenes, qui rendent l'exemple cité ſi digne de notre attention.

§. XXIX.

d) Un autre effet de la foudre eſt de briſer ou de déchirer les corps, qui ne la conduiſant pas, ou ne la conduiſant qu'imparfaitement, empêchent ſon paſſage, comme le verre, le bois ſec, les pierres; &c. & l'on y obſerve encore à cet égard le rapport le plus parfait entre la foudre & l'électricité. — On ſait depuis longtems qu'on peut au moyen de l'électricité briſer ou fendre de petits morceaux de verre, ou de bois, & par une décharge électrique percer quelques feuilles de papier, ou quelques cartes : Mais les expériences qu'on a faites ſur ce ſujet en employant une Machine, fort renommée en Hollande, ſont beaucoup plus frappantes. Au moyen de la décharge d'une batterie qui appartient à cette machine, on a fait un trou du diamétre de $\frac{1}{16}$ de pouce à 192 feuilles de papier à écrire : on a briſé un morceau d'ivoire de deux pouces de long, $\frac{1}{4}$ d'épais : & ce qui eſt bien plus fort, on a fendu un cylindre de buis, qui d'ailleurs ne pouvoit être fendu de la même maniére que par un poïds de 5535 livres. On eſt parvenu auſſi à percer de la pierre de Namur, de l'épaiſſeur d'un demi pouce. —— Preuves bien démonſtratives, qu'on peut imiter ces effets du tonnerre par l'électricité (a).

§. XXX.

e) Les effets de la foudre & de l'électricité ſur les plantes, forment un autre point de comparaiſon. Il eſt généralement connu, que quelquefois la foudre a fendu, renverſé, ou tué des arbres. Comme nous ne ſavons pas qu'on ait jamais tenté de produire ce phénomene au moyen de

---

(a) Deſcription d'une très grande Machine, &c.

ll'électricité , nous avons été encouragés à en faire l'essai sur quelques plantes. Nous avons fait passer la décharge d'une batterie , dont la surface armée étoit de 12 pieds quarrés , sur la tige de différentes plantes , en n'employant qu'une seule décharge dans chaque expérience ; & nous avons réussi à déchirer une partie de la tige d'une plante de grosses fêves , d'une couronne impériale , & d'une plante de tabac de 18 pouces de long ; de sorte qu'elles se renverférent d'abord , se fanérent & ne donnérent plus aucun signe de vie.

NÉANMOINS ce ne sont pas seules les opérations violentes de la foudre , qui sont en état d'ôter la vie aux plantes ; on a vu plus d'une fois des arbres , peu de jours après un orage, se dessécher entiérement ou en partie , sans donner aucun signe extérieur de dommage. L'Abbé TOALDO en observa plusieurs exemples pendant l'été de 1783 , été si remarquable par ses brouillards & si fertile en orages. L'électricité peut offrir les mêmes effets. M. NAIRNE a fait des expériences très démonstratives sur ce sujet, en présence de plusieurs Membres de la Société Royale de Londres , en faisant passer la décharge d'une grande batterie électrique par plusieurs plantes. On y vit qu'une branche de bazame , qui ne paroissoit pas s'être sentie de la décharge , commença après 10 ou 15 minutes à se courber par sa partie supérieure , & être entiérement desséchée au bout de deux, ou de trois jours , pendant que le reste de la plante, à laquelle on n'avoit point fait éprouver la décharge de la batterie , continua de croître. Dans une expérience , faite sur une branche de frésillon , on ne remarqua des commencemens d'aridité qu'au bout de trois semaines , sans s'être apperçu auparavant d'aucun changement à l'arbre ; & la partie qui n'avoit point été touchée , étant restée saine , prouve que le dessèchement de l'autre étoit produit par l'électricité.

TOUTES ces expériences montrent non-seulement de la maniére la plus convainquante la similitude des effets de la foudre & de l'électricité sur la végétation , mais elles semblent expliquer aussi avec quelque fondement, pourquoi on voit si souvent en été des branches d'arbres qui croissent fort bien, se desfécher lentement & se dépouiller de leurs feuilles. Ce qu'on avoit ordinairement regardé jusqu'ici comme quelque chose d'accidentel.

§. XXXI.

f). La même conformité entre la foudre & l'électricité se remarque par rapport à la vie animale.

Une fâcheuse expérience fait souvent voir que la foudre a le pouvoir de faire cesser tout à coup la vie: quelquefois elle nous a fourni des exemples que des hommes ont été privés de la vue à l'approche d'un éclair; & il y a des exemples, mais pourtant peu fréquens, que la foudre a occasionné une paralysie & un engourdissement dans les membres. — L'électricité produit les mêmes effets. On tue des animaux d'un seul coup, en employant la décharge d'une batterie électrique assez grande, non seulement de petits animaux, mais même des animaux de médiocre stature: Le Docteur Priestley dit avoir tué un chien. Une expérience du Docteur Franklin montre que l'électricité peut produire la *cécité*. C'est ce qu'éprouva un pigeon, auquel il avoit donné une secousse trop foible pour le tuer, comme il en avoit le dessein. — Enfin l'exemple de M. Dalibard nous montre que l'électricité a le pouvoir de rendre paralytique. On sait que ce célebre Electricien a été attaqué vers la fin de sa vie d'un tremblement continuel, & d'un mouvement involontaire des muscles; suites des fréquentes commotions qu'il avoit éprouvées de tems en tems.

La foudre & l'électricité ne sont pas néanmoins toujours nuisibles à la vie animale. On sait, & dans la suite nous aurons occasion de montrer ceci dans toute son étendue, que l'électricité a souvent été employée avec succès pour guérir des paralytiques. — Il y a un exemple d'un effet semblable de la foudre. Certain Wender, Ecclésiastique du Comté de *Kent* en Angleterre, avoit perdu l'usage de ses muscles dans une attaque d'apoplexie, & éprouva en outre de violens battemens de cœur, des tremblemens de membres, des mouvemens de tendons & des vertiges. Un an après, étant couché, il fut éveillé par de grands coups de tonnerre, sentit une forte secousse, comme de l'électricité, vit sa chambre remplie d'éclairs, & dès ce moment fut parfaitement rétabli.

§. XXXII.

g) Tous les exemples cités prouvent donc clairement que les effets de la foudre peuvent être imités par l'électricité. Pour conclure cet article nous dirons encore comment, en renverſant la théſe, on peut imiter par la foudre les effets de l'électricité : ce qui confirmera de la maniére la plus indubitable la conformité entre ces deux phénomenes.

Nous ſavons qu'on connoît principalement l'électricité par l'étincelle & la lumiére particuliére qui l'accompagne ; par l'attraction & la repulſion des corps légers, & par la ſecouſſe qu'elle produit, lorſqu'elle eſt concentrée dans une bouteille de Leide. Or, on peut produire tous ces effets par la foudre. C'eſt ce que nous apprennent, entr' autres, les expériences de M. Le Monnier : qu'on ſuſpende pendant le tems d'un orage, un corps de métal à 5 ou 6 pieds de terre, par des cordons de ſoie, & qu on lui préſente le doigt, ou de petits corps légers, on verra des étincelles paſſer à celui-là, & ceux-ci être attirés, ou repouſſés alternativement. On verra la même choſe, quand un homme ſe tient pendant un orage ſur un gâteau de réſine, ou quelqu'autre corps iſolé, tenant à la main un bâton de 18 pieds de long, & entouré d'un fil de métal. M. Le Monnier prétend même qu'il ſuffit qu'il éleve ſeulement la main, ſans être armé, pour qu'il attire des corps légers qu'on lui préſentera.

On peut faire ces ſortes d'expériences d'une maniére encore plus frappante. Qu'on éleve en tems d'orage un cerf-volant ordinaire, avec les précautions requiſes, attaché à un fil de métal, au lieu de corde, & qu'on attache ce fil à un cordon de ſoie à quelque diſtance de terre, le cerf-volant étant en l'air : Prenez alors un excitateur muni d'un manche de verre, qui communique avec la terre par une chaine ou fil de métal ; en l'approchant du fil de métal du cerf volant, vous verrez continuellement des étincelles paſſer de ce fil à l'excitateur. Si vous faites communiquer celui-ci avec la boule d'une bouteille, elle ſera chargée en peu de tems, & ſa décharge offrira le même coup & la même lumiére que dans les expériences électriques. On pourra de la même maniére allumer de l'eſprit de vin, & les autres ſubſtances très inflammables qu'on allume au moyen de l'électricité. Enfin toutes les expériences s'imiteront de cette maniére.

C'est ainſi que nous finiſſons la comparaiſon de la foudre & de l'électricité. Nous aurions pu alléguer, il eſt vrai, comme une autre preuve, le pouvoir qu'elles ont de produire la force magnétique dans le fer, ou de changer & d'anéantir les poles des aiguilles aimantées. Mais comme M. M. van Swinden & van Marum, ayant fait un éxamen particulier de cette propriété, ont trouvé que cet effet de l'électricité dépend uniquement du choc que le fer

éprouve; ainfi qu'on ne fauroit confidérer ce fait comme un effet immédiat &
comme une preuve du rapport qu'il y a entre l'électricité & la foudre, nous
préférons de nous borner à ce que nous venons de dire.

II.

L'Eclair.

§. XXXIII.

PAR ce mot nous entendons cette lumiére étincelante, qui fe fait voir quelquefois dans l'air, la nuit en été, fous des formes variées agréablement, le
ciel étant ferein, n'ayant que peu ou point de nuages, & le tonnerre ne gron-
dant pas. — Phénomene, par conféquent, fort différent de la foudre, ou
de la lumiére qu'on voit s'élancer d'un nuage orageux, & avec lequel
on le confond fouvent.

§. XXXIV.

LES Raifons qui nous portent à croire que l'éclair eft un phénomene
électrique font les fuivantes.

1). PRESQUE toujours il eft avant-coureur de la foudre : il fe préfente
rarement, fans être fuivi peu de jours après de tonnerre: ordinairement il
eft plus fort, quand le tonnerre tarde peu. Il femble donc avoir beaucoup de
rapport avec la foudre, ou du moins contribuer beaucoup à fa
formation, & avoir par conféquent du rapport avec le fluide électrique,
qui, comme nous l'avons vu, a toute l'analogie poffible avec la foudre.

2). EN fecond lieu, on peut faire prendre au fluide électrique la
forme de l'éclair; ce qui fe fait en le faifant paffer par le vuide. Ce fluide, qui paffe par l'air fous la forme d'un rayon mince & ferpentant, fe
préfente dans l'air raréfié fous celle d'un faifceau de plufieurs rayons droits,
ou peu courbés, d'autant plus larges que le vuide eft moins imparfait. —
Quelquefois il reffemble à une gerbe de feu, qui lance des rayons à quelque
diftance, ou qui remplit tout le récipient. Enfin l'électricité poffède fous
cette forme une fi grande quantité de lumiére, qu'elle rend les objets recon-
noiffables, à des diftances auxquelles la même étincelle, paffant par l'air, ne
les illumineroit pas.

3). EN troifiéme lieu, on eft en état d'imiter non-feulement cette lumiére de l'éclair, fi différente de celle de la foudre, mais encore fa lueur brillante & continue. — Quand on fait paffer le fluide électrique par un récipient, dans lequel l'air eft raréfié, il fe communiquera d'abord au fond, parce qu'il n'y rencontre aucun obftacle de la part de l'air, & conféquemment il n'illuminera le récipient qu'à fon paffage. — Mais en empêchant le fluide de paffer jufqu'au fond, ce qui fe fait en ifolant le récipient, ou en fe fervant, au lieu de récipient, d'une bouteille dont l'air eft raréfié, & en y amaffant le fluide électrique, il ne pourra fe remettre en équilibre que lentement & par le moyen des particules anélectriques qui fe trouvent dans l'air extérieur, mais tâchant continuellement de trouver cet équilibre, il fe montrera pendant quelque tems fous les mêmes éclats interrompus que l'éclair, & il produira un phénomene exactement femblable à celui qui caractérife ce météore.

Quoiqu'il foit donc vrai que les rapports entre l'éclair & l'électricité ne foyent pas fi frappans, ni fi convainquans, que ceux qui ont lieu entre l'électricité & la foudre, ce qui ne peut être autrement, puifque ne connoiffant de l'eclair que fa fimple apparition, il nous eft impoffible de la comparer avec l'électricité à d'autres égards. On ne fauroit pourtant nier que nous n'ayons toutes les raifons poffibles de regarder l'éclair comme un phénomene électrique, puifque ne le connoiffant que fous ce feul point de vue, nous trouvons qu'il à toute analogie avec l'électricité ; & que fon rapport avec la foudre, dont l'identité avec l'électricité n'eft pas douteufe, eft très remarquable.

III.

Le Feu Saint Elme.

§. XXXV.

C'est ainfi que l'on nomme de petites aigrettes de feu, ou de petits points lumineux qu'on remarque fouvent fur mer en tems d'orage au haut des girouettes, des mâts, ou d'autres parties élevées des vaiffeaux.

On trouve dans les Mémoires du Comte de Forbin *a*) une defcription très éxacte de ce feu: ,, une nuit, dit-il, s'éleva tout à coup un nuage obfcur, ,, accompagné de foudre & d'un tonnerre horrible. — Nous vîmes fur notre

---

(a) Memoires du Comte de Forbin année 1696. Edit. d'Amft. 1740.

„ bord plus de trente feux St. Elme ; entre autres il y en avoit un fur la
„ pointe de la girouette du grand mât , qui avoit plus d'un pied & demi de
„ hauteur.   Un matelot qui y étoit monté , entendit ce feu faire un bruit
„ comme de la poudre à canon mouillée & allumée, & ayant ôté la girouette,
„ il vit qu'il fe plaça fur le fommet du mât , fans qu'il lui fût poffible de le
„ chaffer de-là, où il refta encore quelque tems." — Plufieurs marins ont parlé
de ce phénomene, mais on le trouve rarement décrit avec tant d'exactitude.
C'eft pourquoi nous avons choifi cette obfervation entre plufieurs autres ,
afin d'y comparer l'électricité artificielle. .

§. XXXVI.

Quoiqu'on donne le nom de feu St. Elme particuliérement à la lumiére qu'on voit fur mer aux extrémités des vaiffeaux , il n'eft pas rare
d'obferver fur terre de femblables phénomenes pendant un tems d'orage.
Tous les anciens auteurs, qui parlent de cette lumiére comme des fecrets de la
Nature, qu'ils ne pouvoient pénétrer, nous la décrivent comme un phénomene qu'on obferve auffi bien à terre qu'en mer. Ainfi PLINE parle
d'une lumière qui paroît quelquefois fur les piques des foldats , fur les
parties élevées des vaiffeaux & quelquefois fur les têtes des hommes ;
qu'on nommoit *Helene* , quand elle étoit fimple , & *Caftor* & *Pollux* , quand
elle fe préfentoit à plus d'un endroit à la fois. — TITE LIVE dit auffi
quelque chofe d'une lumiére qu'on avoit vue fur les piques des foldats en
Sicile , & fur les côtes de la Sardaigne. JULES - CESAR rapporte dans
fon Hiftoire de la guerre d'Afrique , que les pointes des piques des
foldats de la cinquiéme Légion , paroiffoient être en feu , pendant une
nuit qu'un nuage épais, dont il fortoit de la grêle, fe préfenta inopiné-
ment. — SENEQUE décrit auffi ce phénomene , comme une étoile qui
fe plaça fur la lance d'un Romain qui partoit pour Syracufe ; & comme
une lumiére qui fit paroître les piques dans le camp des Romains, comme
du feu.

L'HISTOIRE moderne offre également des exemples de lumiéres qui fe
font préfentées aux extrêmités de corps métalliques d'une certaine hauteur, en
tems d'orage. — On raconte, que de tems immémorial on a obfervé à *Plauzet*
en France, que dans de fortes tempêtes, accompagnées de tonnerre & d'é-
clairs, les trois pointes des croix des églifes font comme entourées de feu.

Il y a peu d'années que le Docteur DE MAN, à Nymegue, a vu pendant un orage, un foir au mois d'Août, trois pinceaux de feu s'élever d'une mare située dans un bois, qui difparurent au bout de quelques minutes après un violent coup de foudre Nous avons appris nous-mêmes de gens dignes de foi, qu'on a vu plufieurs fois le foir & la nuit, pendant un orage ou quelque tems après, la pointe du paratonnerre élevé fur un moulin, un peu hors de la ville d'Amfterdam, être illuminée.

§. XXXVII.

LE feu St. Elme s'obferve dans des tems d'orage. Cette circonftance ne permet pas de douter que ce ne foit un phénomene électrique ; car il paroît par ce que nous avons dit (§. 32.) qu'alors l'air contient beaucoup de fluide électrique, & que cela a lieu déja à une très petite diftance de terre. Nous avons vu alors qu'un homme n'a qu'à s'ifoler foi-même pour remarquer qu' eft électrifé. Ceci eft confirmé le plus clairement du monde par ce que M. DE SAUSSURE & le fils de M. JALLABERT éprouverent en fe trouvant fur les Alpes affaillis d'un orage. Ils furent électrifés au point de voir des pinceaux de lumiere fur les bouts de leurs doigts en étendant le bras, & même de pouvoir tirer des étincelles affez fortes d'un bouton de métal que M. JALLABERT avoit à fon chapeau. Ces phénomenes durerent un quart d'heure, c'eft-à-dire, jufqu'à ce que l'orage fut paffé.

CETTE expérience remarquable démontre non-feulement le mouvement du fluide électrique pendant l'orage, même dans la partie inférieure de l'at-mofphere, mais elle fait voir auffi que le feu St. Elme eft le fluide élec-trique attiré par les extrêmités des corps, particuliérement des corps anélec-triques pointus & plus ou moins élevés. Et en effet ces pinceaux lumineux qui fe trouvoient aux doigts de nos obfervateurs, ne font rien autre chofe que des feux St. Elme, qui dans l'abfence d'un obfervateur fe feroient placés vrai-femblablement fur les éminences de la montagne : ce qui ne fe pouvoit alors, puifque les voyageurs étoient plus élevés, & font de meilleurs conducteurs de l'électricité.

IL eft inutile d'étayer cette opinion d'un plus grand nombre d'exemples. Il eft inconteftable que le feu St. Elme procede de l'activité du fluide élec-trique dans l'athmofphere, & de la relation qu'il a avec les corps pointus.

Tome I.   F

Néanmoins nous nous croyons obligés de rapporter encore une seule observation, qui mérite d'autant plus notre attention, qu'elle a été faite longtems avant qu'on fût parvenu à la moindre connoissance du fluide électrique.

A Duino, dans le pays de Frioul, au bord du Golfe de Venise, il y a une longue barre pointue, qui selon une tradition constante & unanime a été élevée là de tems immémorial. En été, quand le tems paroit se mettre à l'orage, un soldat qui a la garde auprès de cette barre, lui présente la pointe d'une hallebarde, qui est-là pour cet usage. Quand le soldat voit que la hallebarde reçoit beaucoup d'étincelles, ou qu'il y a un pinceau de lumiere, il avertit les paysans & les pêcheurs, par le moyen d'une cloche, de l'orage qui les menace. — Oùtre que l'ancienneté de cet usage paroît par ce qu'on en raconte dans le pays, elle se trouve confirmée par une lettre imprimée, écrite en 1602 par un ecclésiastique Italien, & dans laquelle il parle de ce fait.

§. XXXVIII.

Quoiqu'il soit évident par tout ce que nous venons de dire, que le feu St. Elme est un phénomene électrique, on peut le confirmer ultérieurement, parce qu'on est en état d'imiter tous ses effets par l'électricité artificielle. Ainsi il se présente des points lumineux sur le bout d'un doigt, d'une pointe métallique, ou d'un fil de métal, tourné vers le premier conducteur d'une machine qui agit positivement. Si l'on repete l'expérience au moyen d'une machine négative, on verra, au lieu de points lumineux, des écoulemens en forme de pinceaux. On verra ces phénomenes, soit qu'on tienne le doigt, ou la pointe, près du conducteur, soit qu'on l'en tienne éloigné, si la machine agit assez fortement. On pourra entendre aussi le bruit sifflant, aux extrêmités de ces corps. Le changement de place de ces points ou pinceaux pourra s'effectuer, en substituant un autre doigt au premier, ou une pointe à l'autre : & en ce cas on verra le pinceau sauter de l'un à l'autre, & tous les phénomenes que présente l'apparition du feu St. Elme.

§. XXXIX.

S'il est donc prouvé par tout ce que nous venons de dire, que la foudre, l'éclair, le feu St. Elme, sont des phénomenes qui dépendent uniquement de

l'action du fluide électrique ; Si l'on fait attention à ce qu'on penſoit de
ces météores, il y a un ſiecle, ou même il n'y a que 50 ans ; ſi l'on ſe rappelle qu'on a d'autant mieux appris à les connoître, qu'on a plus avancé un
fait d'électricité ; enfin que ſans l'analogie entre l'électricité & la foudre,
& conſéquemment ſans la connoiſſance de l'électricité, nous n'aurions
jamais eu aucune idée claire de ces phénomenes, pourra-t-on ne pas convenir
que l'électricité artificielle a été à cet égard d'un uſage réel à la phyſique,
& qu'elle a beaucoup contribué à augmenter nos connoiſſances ſur les météores ?

CHAPITRE II.

Des raifons qu'on peut donner par l'Electrologie, de la maniere dont fe forment la foudre, l'éclair & le feu St. Elme dans l'atmofphere.

§. X L.

Il eft rare de voir une découverte importante n'être pas fuivie bientôt de plufieurs autres : quelque borné que foit le génie de l'homme, & quoiqu'il laiffe fouvent échapper un fecret qu'il tenoit à peu près ; il poffede le privilége d'être rarement content, quand il n'a fait qu'entrevoir les fecrets de la Nature, de favoir faire des comparaifons, & de fe trouver par leur moyen en état d'examiner la Nature de plus près. A peine venoit-on de prouver certainement que la foudre & l'électricité font produites toutes deux par l'action d'un même fluide ; à peine avoit-on vu, en ifolant des conducteurs, ou en élevant un cerf-volant, que l'atmosphere eft fort électrique en tems d'orage, qu'on s'avifa d'éprouver fi la même chofe auroit lieu dans d'autres circonftances. — Témoins les expériences qui ont été faites peu après cette découverte, par M. FRANKLIN & l'Abbé NOLLET, & enfuite par le R. P. BECCARIA, MM. CANTON, WILSON, RONAYNE, HENLEY, CAVALLO & d'autres, tant en élevant de tems en tems des cerfs-volans, qu'en établiffant des conducteurs métalliques.

§. XLI.

Quoiqu'on n'ait pas à la vérité pu réuffir jufqu'ici, à trouver des moyens de mefurer *toujours*, & avec l'*exactitude* néceffaire, l'électricité de l'atmosphere, & que par conféquent les obfervations faites fur ce fujet ne font pas à tous égard fatisfaifantes, quand il s'agit de les comparer à d'autres circonftances de l'air : néanmoins les Phyficiens que nous venons de nommer, nous ont appris avec certitude qu'il y a prefque toujours de l'électricité dans l'atmosphere, & que même, loin d'étre toujours de la même espece, elle est tantôt *positive*, tantôt *négative*.

Nous avons fait nous-mêmes des expériences sur ce sujet, à des tems & dans des endroits différens, en observant l'électricité d'un conducteur constamment élevé, ou d'un cerf-volant, quand le vent étoit suffisant, & nous avons trouvé en général;

1) Qu'en été & en hiver, le ciel étant serein, l'électricité de l'atmosphere est ordinairement constante à 95 pieds de hauteur, positive, & en état d'éloigner l'une de l'autre deux petites boules de moëlle de sureau de ⅛ de pouce de diamêtre, suspendues à des fils fort minces.

2) Que pendant les mêmes saisons, le ciel étant couvert, l'électricité, quoique positive à la même hauteur, n'est pas si constante, mais tantôt plus, tantôt moins forte, mais jamais au-delà de ce qu'il faut pour éloigner ces boules de ⅛ de pouce.

3) Que le tems étant inconstant & variable, accompagné de bourasques, de grêle, de neige, ou de pluie, comme l'on en voit beaucoup au commencement du printems, ou à la fin de l'automne, l'électricité de l'atmosphere est fort inconstante à cette hauteur, tant pour l'espece de force, que pour la force même. Que souvent à l'approche d'un nuage sombre & pluvieux l'électricité est positive; qu'elle diminue à mesure que le nuage passe, qu'elle devient nulle, recommence ensuite lentement à reprendre ses forces, & se trouve négative; qu'enfin, après être parvenue au *maximum* de sa force négative, elle redevient peu à peu positive: que souvent aussi le contraire a lieu: qu'eu égard à la force, l'électricité écarte quelquefois ces boules à un pouce & demi, & qu'elle donne quelquefois aussi des étincelles de $\frac{1}{16}$ pouce de long.

4) Qu'en été, l'air étant rempli de nuages orageux, dispersés, ces changemens de force & d'espece ont lieu très particuliérement; de sorte qu'à proportion que ces nuages approchent, passent & s'éloignent, l'électricité éprouve des changemens du positif au négatif, & réciproquement: qu'un nuage montre aussi plus d'électricité que l'autre, & que les étincelles que l'on peut tirer, ou donner, varient depuis $\frac{1}{8}$ jusqu'à 4 ou 6 pouces. La pluie qui tombe de ces nuages, est ordinairement très électrique.

5) Enfin, qu'il arrive très rarement de ne point observer d'électricité dans l'atmosphere à cette hauteur: ce qui a lieu pendant certaines pluies

fines & des brouillards fort humides., par le moyen defquels il femble que l'électricité eft conduite trop facilement à la terre. Les autres pluies , & les brouillards fecs , ne nous ont jamais empêché d'obferver un affez grand de-gré d'électricité. *(a)*

COMME donc les expériences électriques les plus claires nous apprennent, que deux corps qui poffedent le même degré & la même efpece d'électricité, c'eft-à-dire, qui font également électriques , foit pofiti-vement , foit négativement, ne donnent entre eux aucun figne d'électricité., & qu'ils n'en fournillent que dans le voifinage des corps qui ont une autre efpece ou un degré différent de l'électricité; il fuivra néceffairement de cette électricité conftante de l'atmosphere, que nous appercevons ici fur la terre , que l'électricité de l'atmosphere differe de celle de la terre en degré & auffi en efpece; & qu'ainfi il exifte entre l'atmosphere & la terre une deftruction d'équilibre du fluide électrique.

§. XLII.

C'EST la defcription de cet équilibre qui va faire le premier objet de nos recherches; c'eft-à-dire que nous allons examiner quels font les moyens que l'Electrologie nous fournit pour expliquer cette électricité prefque conftante de l'atmosphere.

C'EST une loi conftante, qu'on peut communiquer à un corps d'autant plus d'électricité, que fa furface eft plus grande fous la même maffe. On fait qu'en communiquant felon FRANKLIN à une chaîne de métal repliée fur elle-même un certain degré d'électricité, celle-ci fera beaucoup moin-dre, quand on éleve & étend cette chaîne par le moyen d'un cordon de foie, & qu'ainfi, fans ôter quelque chofe de fon fluide électrique , on la réduit feulement à une plus grande étendue. Il eft de même connu qu'une

---

(a) Nous avons fait ces expériences avant que de connoître le *condenfateur* électrique. Cette machine permet d'obferver la moindre électricité, qui autrement feroit imperceptible, & elle peut conféquemment être de la plus grande utilité, dans les cas , où par les moyens ordinaires on n'apperçoit pas la moin dre électricité dans le fil du conducteur, ou du cerf-vo-lant. En effet, l'expérience fuivante nous a fait voir très clairement que cette machine eft particuliérement deftinée à cette efpece de recherches. Un fil de métal de 150 pieds de long , étoit tendu par deux cordons de foie à 7 pieds de terre; nous le fîmes communiquer avec la platine du condenfateur , & plus d'une fois nous y avons obfervé une telle électricité, que deux boules de $\frac{1}{10}$ de pouce de diametre, fufpendues à des cordes de claveffin, s'éloigne-nerent de $2\frac{1}{4}$ pouces, & qu'on pouvoit même tirer une petite étincelle de la platine.

chaîne étendue qui a reçu un certain degré d'électricité, en offre une plus grande, quand on la laisse tomber en se repliant sur elle-même, & qu'on a ainsi diminué son étendue. Plusieurs autres expériences confirment encore cette vérité : il en est entre autres une du Docteur H E N L E Y qui le prouve évidemment ; quand on électrise un lambeau de laine, ou un bas de soie, en les frottant ; ces corps donneront des étincelles beaucoup plus longues, & attireront des corps légers à beaucoup plus de distance, si on les entortille, que si on les laisse dans l'état où on les avoit frottés.

Si donc un corps, auquel on a communiqué le fluide électrique, ou qui a reçu un certain degré d'électricité en plus, est moins positif, & approche plus de l'état de n'être point électrisé, lorsqu'on augmente son étendue : si un corps électrisé négativement, est moins négatif, c'est-à-dire est moins dépourvu de fluide électrique, & approche donc plus de l'état naturel, si l'on diminue son étendue : Il faut aussi que l'état naturel & non électrisé d'un corps, soit celui dans lequel il contient exactement une quantité de fluide électrique proportionée à son étendue, & que tout changement qui arrive à cette étendue, donne occasion d'observer des marques d'électricité dans ce corps. —— Cette conclusion si importante ne nous est connue que depuis peu par les expériences les plus décisives. — L'on doit au célebre V O L T A un instrument qu'il a appellé *Condensateur* (a). Si, en imitant ce Physicien, on isole une plaque de métal, par exemple, en la suspendant à des cordons de soie, c'est-à-dire, si l'on empêche le changement qui se fait dans son électricité naturelle, de se rétablir par le sol, ou par d'autres conducteurs, & si l'on unit cette plaque à celle du condensateur par un fil d'archal, pendant qu'on met

---

(a). (1) M. V O L T A a fait ces expériences au moyen d'un condensateur, dont la lame inférieure étoit de marbre, qu'on chauffe pendant l'expérience. Nous avons trouvé qu'il valoit mieux se servir d'une lame de cuivre & couverte d'une couche de lacque noire de l'épaisseur du papier ordinaire. Cet appareil est préférable au marbre, parce qu'il est plus sensible & qu'il n'est pas besoin de le chauffer. Pour éprouver si la platine supérieure a acquis de la force électrique, il faut l'approcher d'un électromêtre fort sensible, pour lequel celui de M. C A V A L L O est le meilleur. Nous avons changé un peu cet électromêtre. Au lieu d'un tube de peu de diamètre nous en avons pris un de 4 pouces, fermé en haut par un disque de cire, par lequel traverse un fil de cuivre, muni aux deux bouts de boules, à l'une desquelles pendent à des cordes de clavessin deux très petites boules de moëlle de sureau.

(1) On peut trouver la description de cet instrument, *Phil. Transf.* an. 1782, vol. LXXII part. 1, p. 437.

ſur la premiere platine des charbons ardens, qu'on arroſe d'abord d'un peu d'eau, on verra, après avoir ôté le fil de communication, que la platine du condenſateur eſt électriſée négativement, ce qui ſe manifeſte quelquefois par de petites étincelles ; & ainſi l'on trouvera qu'elle a perdu de ſa quantité naturelle de fluide électrique. (*b*) La même choſe aura lieu, ſi en place de charbons, on met ſur la platine de métal, de la craye, du fer, du cuivre, &c. auxquels on fait produire de l'air par le moyen de quelque acide. Cette électricité ſera négative, tout comme dans le cas précédent, parceque ces corps étant réduits à une étendue beaucoup plus grande, requiérent beaucoup plus de fluide électrique pour ſe trouver dans leur état naturel ; or comme il n'y a point de corps dont ils puiſſent ſoutirer ce qui manque à leur quantité naturelle de fluide, ils ſont obligés de priver la platine, & conſéquemment auſſi celle du condenſateur, qui y communique, d'une partie de ce qu'elles poſſedent.

Cette expérience peut ſe faire d'un maniere inverſe ; ſavoir, en diminuant l'étendue des corps, au lieu de l'augmenter. Ainſi, en laiſſant quelques charbons ſe convertir en cendres, ou en laiſſant brûler & conſumer du papier ou du linge ſur la platine qui a communication avec celle du condenſateur, cette derniere donnera des marques d'électricité poſitive ; & au lieu de diminution de fluide, elle montrera de l'augmentation : à cauſe que ces corps ayant été réduits par la combuſtion à une moindre étendue, ont fourni au condenſateur cette partie de leur fluide électrique, qui leur devient ſuperflue.

Cette découverte, que les corps en éprouvant des changemens dans leur étendue, fourniſſent des ſignes d'électricité, nous font donc comprendre plus ou moins, pourquoi on trouve preſque toujours dans l'atmoſphere un excès de fluide électrique, ou une électricité poſitive. Car il eſt certain qu'il s'éleve conſtamment tant par la chaleur interne de la terre, que par celle des rayons du ſoleil, une quantité étonnante de vapeurs dans l'atmoſphere, & puiſqu'il paroît par les expériences que nous venons de citer, que les corps, réduits à une plus grande étendue exigent plus de fluide électrique pour ſe trouver dans leur état naturel, ou d'équilibre, par rapport à l'électricité, & que pour y parvenir, ils ſoutirent l'électricité des corps qu'ils touchent, ou auxquels ils avoiſi-
nent,

(*b*) Cette expérience ne réuſſit pas toujours, principalement quand on la fait dans une maiſon ; à cauſe que, dès que la vapeur de l'eau touche au plafond, elle rétablit d'abord l'équilibre de la plaque de cuivre ; puiſqu'elle eſt un corps conducteur.

nent, il eſt clair que les vapeurs en s'élevant de la terre doivent emporter une certaine quantité de fluide électrique, qui, ſelon leur plus ou moins d'étendue, produira leur quantité de fluide électrique naturel par rapport à la terre (a). — Or comme la chaleur diminue dans l'atmoſphere à proportion de ſon éloignement de la terre; que les vapeurs ſont près de la terre dans leur plus grand état de dilatation, & qu'elles ſe condenſent peu à peu, juſqu'à ce qu'elles deviennent des nuages dans une plus haute région de l'air; & que les expériences citées nous apprennent auſſi que les corps, à proportion qu'ils ſon réduits à moins d'étendue, ne peuvent contenir qu'une plus petite quantité d'électricité : Il ſuit de tout cela naturellement, que les vapeurs qui en s'élevant n'étoient pas électriſées par rapport à la terre, c'eſt à dire, qui ſe trouvoient par rapport à elle dans leur état naturel, poſſédent *abondance* de fluide, ou, ce qui revient au même, ſont *poſitivement* électriques, quand elles ſont parvenues à une plus grande hauteur, ou converties en nuages.

CETTE opinion, qui ſe déduit ſi naturellement de ces expériences, ſe trouve de plus confirmée par l'obſervation, qui apprend que les conducteurs, ou les cerfs-volans donnent d'autant plus de ſignes d'électricité, qu'ils ſont plus élevés : ce qui eſt parfaitement conforme à ce que nous venons d'établir; puiſque à meſure qu'ils ſont plus élevés, ils doivent auſſi ſe trouver dans une région où les vapeurs ſont plus condenſées, & conſéquemment où elles poſſédent plus de fluide électrique rélativement à leur étendue.

§. XLIII.

CE n'eſt pourtant pas cette circonſtance que nous regardons comme la ſeule cauſe de l'électricité poſitive de l'atmoſphere, l'Electrologie nous apprend encore une autre propriété du fluide électrique, qu'on peut conſidérer très probablement comme une cauſe coopérante de l'accumulation du fluide électrique, qui ſe manifeſte preſque conſtamment dans l'atmoſphere.

(a) A proprement parler, l'on ne ſauroit déterminer quand eſt ce qu'un corps ſe trouve réellement, & abſtraction faite de tout autre corps, dans ſon état naturel. Car, puiſque nous ſavons que deux corps ne ſauroient ſe donner réciproquement des marques d'électricité, quand ils en poſſédent la même ſorte en degré égal; les vapeurs ſeront réellement poſitivement ou négativement électriques, ſi la terre l'eſt du moment de leur aſcenſion : quoiqu'elles ſoyent dans leur état naturel par rapport à la terre; parce que le fluide électrique ſe trouve également diſtribué entr' elles & celle-ci.

Nous remarquons bien clairement que le fluide électrique posséde une grande élasticité, c'est-à-dire qu'il est capable de condensation & de dilatation : ce qu'on démontre entre autres évidemment en comparant le paffage de ce fluide par l'air & par le vuide : au quel cas nous remarquons qu'une certaine quantité de fluide électrique, qui se montre dans l'air comme une étincelle, ou comme un rayon de peu d'étendue, remplit un espace fort grande dans le vuide, & que même cette étendue est déja remarquable, quand même l'air n'est encore raréfié que six fois. On peut donc conclure de cette élasticité du fluide électrique, ainsi que du moins de réfiftance qu'il éprouve dans un air moins dense : 1o). que le fluide électrique que les corps flottans dans l'atmosphere posfédent à proportion de leur étendue, doit se dilater d'avantage à mesure que ces corps se trouvent dans une plus haute région, où l'air posféde une moindre denfité : de façon que cette étendue ou dilatation du fluide électrique est beaucoup plus grande à cette hauteur, que si ces corps se trouvoient sous la même étendue, & ainsi avec la même abondance de fluide électrique, dans une partie plus baffe de l'atmosphére, dont l'air seroit . d'une plus grande denfité : 2o.)   Que la réfiftance que le fluide électrique éprouve de la part de l'air en retournant à la terre, & qui augmente continuellement par ce que la denfité de l'air devient plus grande à mesure qu'on approche de la terre, doit être cause que les corps qui retournent de l'atmosphere à la terre, n'emportent tout ce fluide électrique qu'ils ont posfédé à de certaines hauteurs, & conféquemment que lorsque les corps defcendent, il reste toujours une partie du fluide électrique qu'ils ont emportée en montant, dans l'atmosphere : ce qui fait que nous obfervons une électricité positive dans l'atmosphere.

§. XLIV.

Ayant ainsi fait voir quels font les principes que nous fournit l'électrologie pour expliquer l'électricité positive de l'atmosphere, & conféquemment la rupture de l'équilibre de ce fluide entre l'air & la terre, il s'agit d'examiner maintenant les différences qu'on obferve dans les diverfes fortes d'électricité, c'est-à dire la rupture de l'équilibre du fluide électrique dans l'atmosphere même.

C'est au Docteur Franklin que nous en devons la premiére découverte. — C'est lui, qui a trouvé que, quoique l'électricité de l'atmofphere foit en général positive, elle peut être auffi quelquefois négative.

M. Canton, qui depuis le 28 Juin jufqu'au 23 Août, avoit obfervé l'électricité
de l'air à des heures réglées, trouva que pendant le cours de fes obfervations
fon Appareil avoit été 31 fois pofitif & 45 fois négatif. Le R. P. Beccaria
dit avoir obfervé ces deux fortes d'électricité, ou ce changement de pofitif
en négatif, particuliérement quand le ciel eft couvert de nuages orageux :
Il dit même avoir remarqué plus d'une fois ces deux fortes pendant le paffage
d'un même nuage.

Ces obfervations du P. Beccaria font plus ou moins conformes à celles
que nous avons faites nous-mêmes fur ce fujet & que nous avons rapportées
ci-deffus (§. 41) ; elles nous ont fait voir, de même que d'autres expériences que nous avons faites depuis, mais avec plus d'interruption, que, lors même
que l'électricité de l'air eft quelquefois négative, cela n'a lieu que quand le
ciel eft chargé de nuages, flottans féparément, & nullement quand le ciel eft
ferein, ou également couvert : — que même lorfqu'on obferve une électricité
négative, ou un défaut de fluide électrique, ceci n'a jamais lieu, comme l'é-
lectricité pofitive, pour toute l'atmofphere, mais feulement pour une partie,
& pour certains nuages, ou pour la partie de l'atmofphere qui eft dans leur
voifinage, pendant que l'autre partie de l'air eft pofitivement électrique,
ou contient un excès de fluide : — enfin qu'il eft rare d'obferver que le même
nuage a entiérement la même forte d'électricité ; mais que les deux fortes
d'électricité paroiffent avoir lieu alternativement, pendant le paffage du
même nuage.

§. XLV.

Examinons maintenant avec quel degré de probabilité on peut expliquer, de ce que nous favons du fluide électrique & de fes opérations, comment cette deftruction d'équilibre du fluide électrique, ou cette différence de
l'électricité de l'atmofphere même, peut être produite.

C'est une expérience conftante, en fait d'électricité, que des corps
électrifés produifent toujours une électricité contraire à la leur dans les corps
qui en font à une certaine diftance : de forte que, quand ces derniers manquent d'occafion de fe défaire de leur fluide électrique, ou d'attirer celui d'autres corps, la quantité de fluide qu'ils contiennent dans leur état naturel fe
déplace vers le côté qui eft oppofé aux premiers, ou qui en eft le plus voifin,
felon que l'électricité en eft pofitive ou négative ; & conféquemment que ces

corps électrifés excitent dans la partie de ces corps, laquelle eſt la plus proche, une électricité contraire à celle qu'ils poſſédent eux-mêmes : & la même forte dans la partie oppoſée. En ſecond lieu, les expériences nous apprennent auſſi que ce déplacement de fluide électrique vers la partie la plus éloignée, ſuppoſé qu'il ſoit cauſé par un corps électriſé poſitivement, a lieu tant pour un corps qui ſe trouve dans ſon état naturel, que par rapport à un corps qui a déja reçu un excès de fluide électrique, ou une électricité poſitive, pourvu toute fois que ce ſoit en moindre quantité que le corps qui occaſionne le déplacement en queſtion : — Et réciproquement, que, quoiqu'un corps ſoit électriſé négativement, & ainſi en effet dépouillé d'une partie de ſon fluide électrique, ce corps indiquera néanmoins une électricité poſitive à cette partie qui ſe trouve voiſine du corps qui poſſéde une plus grande électricité négative ; & cela à cauſe que cette partie étant ſeulement privée d'une certaine quantité de ſon fluide naturel, peut être conſidérée à l'égard de celle qui poſſéde une plus grande électricité négative, ſinon comme poſitive, au moins comme un corps qui ſe trouve dans ſon état naturel.

Il nous a paru qu'on pourroit éclaircir par une figure cette Loi, qui bientôt nous viendra à point dans l'explication de ces météores, & qui paroît un peu compliquée au premier abord.

PLANCHE I. Fig. 1. SOIT A un corps qui contient un excès de fluide électrique, & qui eſt pour ainſi dire entouré de particules électriques, déſignées dans la figure par des points. Soit B un corps non électriſé, c'eſt-à-dire, qui ſe trouve dans ſon état naturel, qui n'a point de communication avec des corps conducteurs, & qui eſt trop éloigné du premier pour qu'il en puiſſe recevoir le fluide électrique même. Les points qu'on voit autour de B à la partie oppoſée de A, montrent comment par la force répulſive du fluide accumulé en A, celui que B poſſéde naturellement dans toute ſon étendue, eſt pouſſé vers une ſeule partie, & comment il y doit naître par-là un défaut de fluide dans celle qui eſt tournée vers A. La direction dans laquelle le fluide électrique de B eſt déplacé ou repouſſé, & celle dans laquelle le fluide de A exerce ſa force répulſive ſur B, ſont indiquées par des flèches.

La Seconde figure exprime l'inverſe. A répréſente un corps, dans lequel le fluide électrique eſt raréfié, ou électriſé négativement. Les points qui entourent B du côté de A, indiquent comment le fluide électrique qui ſe trouve.

naturellement dans B , eſt attiré vers ce côté-là par A ; conſéquemment que l'autre partie oppoſée doit éprouver une diminution de fluide électrique , & comment ce fluide ſe meut dans une direction oppoſée à celle de la prémiere figure , comme le montre la ſituation des flêches.

Il paroît donc par ces deux figures (nous le répéterons pour l'intelligence de ce qui ſuit) qu'un corps électriſé excite une électricité contraire dans la partie adjacente d'un corps non électriſé ; c'eſt-à-dire qu'un corps poſitif la rend négative (fig. 1), un corps négatif poſitive (fig. 2): pendant qu'au contraire la partie oppoſée du corps non électriſé acquiert la même eſpéce de force que celle du corps électriſé ; poſitive (fig. 1), négative (fig. 2.)

Ces expériences étant donc appliquées à ce qui a lieu dans l'atmoſphere, montrent d'une maniére ſatisfaiſante la raiſon de l'état différent d'électricité qu'on y obſerve quelquefois. Nous avons vu plus haut que les corps acquiérent une électricité poſitive, quand on les réduit à moins d'étendue ; & que cette électricité eſt d'autant plus forte que la diminution de volume eſt plus grande. Cela poſé , il s'enſuit : 1) que les vapeurs changées en nuages posſédent une plus grande abondance de fluide électrique , c'eſt-à-dire plus d'électricité poſitive, que quand elles ſont encore dans l'air dans un état plus raréfié , & qu'elles occupent plus d'étendue ſous la forme de vapeurs. 2) Que cette électricité poſitive des vapeurs, condenſées en nuages , doit être plus forte à proportion que ces nuages ſe trouvent dans une région plus élevée de l'atmoſphere. — Or nous venons de dire qu'un corps électriſé poſitivement peut produire une force contraire, c'eſt-à-dire négative, dans un autre corps moins fortement poſitif. De la même maniére, en ſuppoſant que les cas ſoient égaux, un nuage plus élevé & conſéquemment plus fortement poſitif, chaſſera le fluide électrique qui ſe trouve dans un autre nuage auſſi poſitif, mais moins élevé, & par conſéquent moins fortement électrique, vers la partie oppoſée de ce nuage, c'eſt-à-dire dans celle qui eſt tournée vers la terre. Ce nuage ayant acquis dans cette partie une grande force poſitive, puiſque tout ſon fluide s'eſt accumulé dans une ſeule partie , doit faire prendre aux autres qui ſont dans ſon voiſinage & à peu près à la même hauteur, une force négative dans la partie dont il eſt le plus voiſin, & une force poſitive dans la partie oppoſée: Et enfin ces derniers nuages exciteront dans ceux qui ſe trouvent aux mêmes lieux , par l'action de leurs parties , dans leſquelles le fluide électrique ſe trouve placé, des électricités poſitive & négative.

Il pourra être utile d'éclaircir ce point par une figure.

Planche I. Fig. 3. Soit A un nuage, qui, vu sa plus grande élévation, a acquis moins d'étendue, & par là même plus d'électricité, que les nuages B, C, D, qui sont plus bas. On pourra se répréfenter ce premier nuage A de la même maniére que le corps électrifé A Fig. 1.

Les points dont une partie de B est entourée, répréfentent la maniére dont le fluide électrique qui y étoit difperfé également, a été chaffé vers la partie oppofée au nuage A, qui est plus élevé & plus électrique, & comment cette partie de B a acquis une électricité beaucoup plus forte.

C & D à peu près également élevés que B, font entourés auffi en partie de points, qui indiquent comment la partie de B, après avoir été fortifiée par la répulfion de A, repouffe à fon tour le fluide C du nuage qui en est le plus proche, vers la partie oppofée, & comment celle-ci, par la même caufe & le plus grand degré d'électricité qui en réfulte, produit un pareil déplacement de fluide électrique en D, c'est-à-dire dans le nuage qui fuit.

Enfin la direction des flèches est deftinée à indiquer celle que fuit l'action du fluide électrique en déplaçant le fluide électrique: déplacement qui (pour le répéter en paffant) dès qu'il a eu lieu dans un feul nuage, est en état d'en produire un pareil dans une fuite d'autres nuages, & par conféquent de les électrifer tous pofitivement & négativement, comme la figure l'indique.

On peut donc non-feulement expliquer de cette maniére, pourquoi on trouve quelquefois une électricité négative dans l'atmofphere, mais on peut encore rendre plus ou moins raifon de quelques autres circonftances, qu'on obferve à l'égard de l'électricité de l'atmofphere. Car en effet, fi l'on confidére que les expériences démontrent évidemment qu'aucun corps électrifé n'est en état d'exciter une force oppofée dans un autre corps, à moins que la fienne ne furpaffe fuffifamment celle que le fecond corps poffède; —— de plus, qu'il y doit avoir entre ces corps une certaine diftance, afin que l'un ne communique pas immédiatement fa force à l'autre; Si outre cela on fait encore attention, que dans une atmofphere fans nuages, où les vapeurs, en fe condenfant peu à peu, acquiérent infenfiblement une force pofitive, on ne peut trouver des différences fi marquées dans le degré de l'électricité; il paroît qu'il doit naturellement s'en fuivre que l'air étant dans cette difpofition, on doit y obferver partout également une électricité pofitive, comme en effet les obfervations l'indiquent. — De même, parce qu'il faut pour produire des électricités oppofées , & ainfi pour faire éxifter dans l'atmofphere une électricité pofitive & négative, que le corps électrifé, & conféquemment qu'un nuage foit à une certaine diftance de celui fur lequel il agit, il eft clair, comme cela fe trouve aufli confirmé par l'expérience, que quand le ciel fe trouve également couvert , & conféquemment quand les vapeurs font également condenfées fous la forme d'un nuage unique, ou de nuages contigus, il ne peut y avoir qu'une électricité pofitive. — En troifiéme lieu, puifqu'il fuit de ce que nous avons dit plus haut, & comme la figure l'indique, qu'un feul nuage eft en état d'en électrifer plufieurs autres en même tems pofitivement & négativement, on voit , non feulement qu'il doit étre rare de voir un feul nuage n'avoir qu'une forte d'électricité, mais encore, qu'il eft fort naturel que les nuages faffent voir à leur départ une électricité oppofée à celle qu'on leur trouvoit à leur arrivée : ——— Et Enfin tout ceci démontre , que c'eft uniquement parce qu'une partie de l'atmofphere pofféde une plus grande quantité de fluide électrique que l'autre, qu'on obferve quelquefois dans l'atmofphere une électricité négative avec la pofitive, que cet état négatif n'eft que rélatif, & ne provient pas de ce qu'il y a un manque abfolu de fluide électrique dans l'atmofphere.

§. XLVI.

Nous croyons en avoir dit affez pour montrer comment la doctrine de l'électricité nous met en état d'expliquer, plus ou moins, la rupture qui fe fait dans l'équilibre du fluide électrique , tant dans l'atmofphere même , qu'entre celle-ci & la terre. Il s'agit d'examiner maintenant jufqu'où l'on peut expliquer par l'électricité comment cet équilibre détruit , peut produire les météores , dont nous avons amplement montré ci-deffus le rapport avec l'électricité.

Nous allons commencer cet examen par la *Foudre*. Il paroît clairement par les expériences électriques, que deux corps qui poffédent des forces contraires, s'attirent l'un l'autre, & que s'étant approchés à une certaine diftance ; le corps pofitif communique fon excès de fluide au corps négatif. Or comme on trouve dans la plupart des nuages , & conféquemment dans les nuages orageux, de ces forces oppofées, c'eft-à-dire que les parties qui font tournées l'une vers l'autre, font différemment électriques, on peut en conclure que cet état différent d'électricité des nuages, n'y produit pas feulement une

attraction mutuelle, mais auffi qu'un nuage pofitif doit néceffairement communiquer fon fuperflu à un nuage négatif qui en eft à quelque diftance. *La
Foudre peut donc être produite par une reftitution d'équilibre entre les nuages.*

— Ce qui a lieu entre deux nuages, peut avoir lieu auffi entre les nuages & la
terre. On peut démontrer évidemment par les loix de l'électricité, qu'à mefure que l'électricité pofitive augmente dans l'atmofphere, la terre doit être
plus négativement électrique, & attirer proportionellement avec plus de force les
nuages : conféquemment qu'il doit arriver quelque rétabliffement ou un paffage du fluide électrique des nuages à la terre, quand ceux-ci feront defcen-
dus affez bas pour que cette communication puiffe avoir lieu. *La Foudre
peut donc auffi être produite par un paffage du fluide électrique des nuages à la
terre.*

— Nous venons de montrer par les expériences les plus évidentes que les
nuages peuvent être électrifés négativement. Comme un nuage qui pofféde cette forte d'électricité, peut donner une force oppofée, ou pofitive, aux
nuages qui l'environnent, il peut produire le même effet fur la terre, s'il
n'en eft pas trop éloigné : & dans ce cas il doit être attiré par la terre, & y
occafionner un rétabliffement d'équilibre. *La Foudre peut donc auffi avoir lieu
dans un paffage du fluide électrique de la terre à un nuage.*

§. XLVII.

Afin de montrer plus clairement combien les propofitions que nous venons d'établir font fondées, nous allons éclaircir quelques articles que nous
avons indiqués en général, & faire voir en même tems, comment cela pourra
fervir à répandre du jour fur d'autres circonftances que la foudre préfente.

Notre *premiére propofition* étoit : que la foudre peut avoir lieu entre les nuages
mutuellement, & cela par un paffage de fluide électrique d'un nuage pofitif à un autre
qui eft négatif. — Comme il eft rare, ainfi que nous l'avons vu ci-devant, qu'un nuage foit entiérement négatif, mais qu'une de fes parties poffède ordinairement une
force pofitive, & que celle-ci peut produire une force négative dans un autre
nuage, dont la partie pofitive rend à fon tour d'autres nuages négatifs.
Ainfi quand il arrive qu'un de ces nuages a reçu une décharge, ou une augmentation de fluide électrique, fa force pofitive qui a fervi à rendre le fuivant
négatif doit s'augmenter ; conféquemment le fecond doit fe trouver encore
plus

plus négatif, être attiré plus fortement par le premier, & donner occasion à celui-ci de se décharger sur lui par un coup de foudre d'une partie de sa surabondance. —— Le dernier nuage étant électrisé par ceci plus fortement, exercera par la même raison cette restitution d'équilibre sur d'autres nuages; ce qui continuera jusqu'à ce que tous les nuages, qui se trouvent à cet endroit de l'atmosphere, aient acquis une force positive égale.

Nous croyons donc que c'est la raison pourquoi l'on voit si clairement au commencement d'un orage les éclairs lancés alternativement entre les nuages, pendant que nous n'entendons le tonnerre que de loin : car nous croyons que dans la plupart des cas dans lesquels la foudre s'élance des nuages vers la terre, il faut auparavant que les nuages qui sont de ce côté-là dans l'atmosphere, aient acquis un égal degré de force positive. Le mouvement que font les nuages pour se joindre quand il se forme un orage, les éclairs continuels & fréquens qui ont lieu alors, paroissent favoriser cette opinion.

§. XLVIII.

A l'égard de la *Seconde* Proposition: Que la foudre peut être produite par un passage du fluide électrique des nuages à la terre; on fera peut-être difficulté d'accorder, que pour cet effet la terre doit être auparavant électrisée négativement; d'autant plus, qu'on peut avoir de la peine à se figurer que la terre, qui est pourvue d'un si grand nombre de corps conducteurs, puisse être électrisée négativement dans un endroit, & dans un autre positivement; ou bien se trouver dans l'état naturel.

Cependant il est sûr qu'un corps positivement électrique ne sauroit jamais communiquer de son excès de fluide à un autre corps à moins d'en avoir déplacé le fluide naturel, c'est-à-dire à moins de l'avoir électrisé négativement. Un grand nombre d'expériences servent à le démontrer; il suffira d'en rapporter quelques-unes.

Suspendez un plateau de bois couvert de métal à des cordons de soye. Placez-en un autre, aussi couvert de métal, c'est-à-dire d'un parfait conducteur, sur un pied de verre au dessous du premier, & à telle distance qu'une assez grande étincelle électrique puisse aisément passer de l'un à l'autre. Faites communiquer le second avec la terre en y tenant le doigt, & le premier avec la machine électrique: Examinez combien de tours doit faire la machine avant qu'il y paffe une étincelle du premier au fecond. Ayant trouvé ce nombre, électrifez encore le plateau fupérieur, & un moment avant que l'étincelle va paffer, ôtez-le au moyen des cordons de foye, de deffus le fecond plateau, & retirez en même tems le doigt avec lequel vous le touchiez, & vous trouverez que le fecond plateau eft électrifé négativement, & que par conféquent le fluide électrique en étoit chaffé au moment qu'il alloit en paffer du premier fur le fecond. — Si donc une électricité foible peut déplacer le fluide du métal qui couvre le plateau, c'eft à dire d'un conducteur parfait qui communique avec d'autres conducteurs, combien plus la grande force que poffédent les nuages, ne doit-elle pas produire le même effet fur la terre, qui eft certainement un conducteur beaucoup moins bon que le métal ?

C ETT E électricité négative qu'éprouve la terre avant que de recevoir le fuperflu du fluide électrique que poffédent les nuages, fe confirme par une circonftance qu'on a remarquée plus d'une fois au moment que la foudre éclate : favoir que des bâtimens & des hommes, qui fe trouvoient, il eft vrai, dans l'endroit où l'orage avoit lieu, mais qui cependant étoient éloignés du lieu précis où le coup a été lancé fur la terre, ont été endommagés & tués. Or, comme la foudre n'endommage pas d'autres corps que ceux qu'elle choifit pour fon paffage, c'eft à-dire, que ceux qu'elle frappe ; & comme ceci ne peut arriver que dans un feul endroit à la fois, on ne fauroit douter que le dommage des maifons, ou la mort des hommes éloignés de cet endroit-là, ne puiffe être expliqué, comme le fait Mylord M AHON, par un retour fubit du fluide électrique, qui eft repouffé de cette partie de la terre & de ces objets, au deffus defquels fe trouvoient les nuages ou le nuage orageux, vers une autre partie plus éloignée : lequel retour a lieu au moment que ces nuages trouvent l'occafion de fe décharger par un coup de foudre de leur fuperflu de fluide électrique, & que par conféquent la caufe qui déplaçoit le fluide électrique de ces objets, n'a plus lieu. Afin d'éclaircir plus ou moins cette idée, nous avons recours à la Figure 4. [PLANCHE II.] Cette figure repréfente un ou plufieurs nuages qui font étendus au deffus d'une partie de la terre, mais qui en font trop éloignés pour fe décharger de leur excès de fluide, ou qui n'en trouvent pas d'occafion. Cette condenfation du fluide eft indiquée par des points, & la direction que l'électricité tâche de fuivre, par une flèche Comme donc ce nuage, ou ces nuages ne différent pas du conducteur électrique que nous avons propofé Fig. 1, & que ce conducteur produit dans le corps placé à quelque diftance de lui,

une force oppofée à celle qu'il poſſéde dans cette partie qui eſt tournée vers lui,
& la même force dans l'autre ; ainſi le fluide électrique de la terre, au deſſus de laquelle ſe trouvent ces nuages, doit en être repouſſé, & cette partie doit être
électriſée négativement.   Les points & la flèche qui ſont au bas de la figure
montrent cette répulſion du fluide électrique, & la direction dans laquelle elle ſe fait. — Voilà ce qui regarde l'état réciproque de ces deux
corps avant la décharge. La figure 5 montre ce qui ſe paſſe, quand le
nuage vient à ſe décharger.

Pour opérer cette décharge & produire la foudre, il faut entre autres
néceſſairement que le fluide qui charge les nuages dans toute leur ſurface, ſoit
attiré par quelque objet dont l'élévation ou la qualité de conducteur le rende
plus propre que d'autres pour cet effet. Ce qui fait que le fluide électrique de
cette partie des nuages, qui eſt tournée vers l'objet, ou ſur laquelle celui-ci
éxerce ſon attraction, s'y accumule juſqu'à ce qu'il ait aſſez de denſité pour
vaincre la réſiſtance de l'air, c'eſt-à-dire pour s'y frayer un chemin, afin de
parvenir à cet objet ; alors ce fluide, qui ſe trouvoit accumulé dans tout
le nuage, vient de tous côtés ſe rendre ſur cet objet & le nuage ſe décharge.
C'eſt ce que nous avons tâché d'éxprimer, tant par l'éclair qui s'élance ſur le
bâtiment, que par ceux qui partent des autres parties du nuage, & dont la
direction eſt indiquée par les flèches.

Comme donc le fluide électrique qui étoit répandu ſur tout le nuage,
étoit la cauſe du déplacement du fluide contenu dans cette partie de la terre
laquelle ſe trouve au deſſous du nuage, & que l'électricité de ce nuage ne ſe
peut décharger que ſur un ſeul point de la terre, il faut que le fluide déplacé
retourne des endroits peu éloignés de celui où s'eſt fait la décharge·
à celui-ci. Bien plus: le déplacement du fluide électrique s'étant fait peu à
peu & d'une maniére inſenſible: le retour, au contraire, doit avoir lieu avec
la même vîteſſe, que celle du paſſage de la foudre à l'objet en queſtion ; car
la cauſe de ce déplacement, ſavoir l'électricité du nuage, ceſſant tout à coup
par la décharge, ſon effet ne ſauroit ſubſiſter d'avantage. D'ailleurs, la
terre eſt un conducteur imparfait du fluide électrique, c'eſt-à-dire un conducteur qui ne permet au fluide de ſe remettre en équilibre, que par degré
& par petites parties à la fois, & qui par-là même lui préſente quelque
réſiſtance : d'où il ſuit que ce qui a eu lieu au paſſage de la foudre par l'air,
aura lieu également à l'égard du etour du fluide ; c'eſt-à-dire, qu'il deivra acquérir

une certaine denſité, afin de vaincre la réſiſtance que la terre lui offre, & qu'il tâchera pour cet effet de ſe rendre à l'endroit où celle-ci en a le moins, & à celui où il trouve un objet qui l'attire d'avantage, afin de pouvoir par-là ſe diſperſer vers d'autres corps; ce qui fera ſur cet objet le même effet que s'il eût été frappé immédiatement de la foudre. — Ce retour du fluide électrique, & la maniére dont ce fluide peut ſe rendre de tous côtés vers un même objet, & lui faire éprouver les effets de la foudre, eſt indiqué par le zigzag, & la foudre qui eſt lancée de la terre vers l'homme monté ſur la colline.

§. XLIX.

COMME il eſt certain qu'après la décharge d'un ou de pluſieurs nuages par un coup de foudre lancé ſur la terre, il y a une égalité de force complette entre ces nuages & cette partie de la terre qui a été frappée, on a lieu d'être étonné qu'après une telle décharge il puiſſe s'en faire une autre qui montre par ſes effets être certainement parvenue juſqu'à la terre: on demande auſſi la raiſon du changement ſubit d'électricité poſitive en négative, ou de négative en poſitive, après un coup de foudre; changement qui a ſouvent été obſervé. — Il nous paroît que ces deux phénomenes s'expliquent fort bien par les principes que nous venons depoſer, ſans que l'on ſoit obligé d'établir avec M. BARBIER DU TINAN, que les nuages ne font que conduire l'électricité, & qu'après chaque décharge ils la retirent de l'atmoſphère. — Suppoſons qu'un amas de nuages ait une plus grande abondance de fluide, qu'un autre amas trop éloigné du premier pour en être attiré: alors le fluide électrique que ces derniers poſſédent, ſera déplacé vers la partie la plus éloignée, & l'autre aura une électricité négative. — Suppoſons que le premier amas ſe ſoit déchargé ſur la terre, il ſera en équilibre avec celle-ci; mais par rapport aux autres nuages, il ſe trouvera avoir un défaut de fluide électrique. — Le fluide électrique de ceux-ci déplacé juſqu'alors vers le côté le plus éloigné, retournera vers la partie tournée du côté des premiers nuages, afin de ſe communiquer à ceux-ci. —— Par là l'électricité poſitive, qu'on obſervoit dans les nuages dont la décharge ne s'eſt pas encore faite, ſe changera en négative & la négative en poſitive. — De plus, cette force poſitive que les nuages ont à préſent acquis dans cette partie qui eſt la plus proche des nuages dont la décharge s'eſt déjà faite, fera que le fluide électrique de ceux-ci, qui, tant qu'il étoit également difperfé dans tout le nuage, étoit en équilibre avec la terre, fe trouvera déplacé vers une feule partie, laquelle étant de nouveau électrifée pofitivement à l'égard de la terre, donnera lieu à une feconde décharge fur celle-ci. Nous allons tâcher d'éclaircir cette explication par une figure. Dans la fixiéme (PLANCHE III.) A repréfente les nuages qui font le plus fortement électrifés, B ceux qui le font le moins. Les points & la flèche qu'on voit en B montrent la direction du déplacement, & le déplacement même du fluide électrique vers fa partie la plus éloignée du nuage A qui en eft la caufe. C'eft l'état de ces deux nuages avant qu'A ait communiqué fon excès de fluide à la terre, qui eft exprimé par l'éclair lancé fur le bâtiment. La Figure 7. repréfente l'état des deux nuages après la décharge. A s'étant défait de fon excès de fluide, celui-ci ne fauroit déplacer plus longtems le fluide de B : au contraire, B étant plus fortement électrique par rapport à A, fon fluide doit préfentement fe rendre vers l'endroit d'où il avoit été chaffé auparavant, afin de pouvoir fe communiquer à A, s'il eft poffible. C'eft pourquoi cette partie de B qui indiquoit dans la figure précédente un défaut de fluide, eft couverte à préfent de points ; que la partie qui étoit alors repréfentée furchargée de fluide, eft actuellement dépourvue de points, & que la direction des flèches eft oppofée à celle de la Fig. 6.

LES points qu'on voit à la partie d'A la plus éloignée de B, partie qu'on fuppofoit ci-devant être la plus forte, montrent comment fon électricité, qui au moment de la décharge fe trouvoit en équilibre avec celle de la terre, fe trouve un inftant après la décharge, déplacée vers cette partie par la plus grande force de B. On voit encore par-là comment ce déplacement peut être caufe, non-feulement que cette partie, qui indiquoit premiérement une grande force pofitive, peut, un moment après la décharge, être négative, mais encore comment A, quoique fon fluide, tant qu'il fe trouvoit également difperfé par tout le nuage, fût en équilibre avec celui de la terre, & qu'il ne pouvoit par conféquent y arriver par-là aucune nouvelle décharge, eft cependant parfaitement en état, par cette accumulation du fluide électrique qui s'y rend en vertu du déplacement fufdit, de produire une feconde décharge, comme on l'a exprimé par le trait qui paffe de cette partie de A vers le bâtiment.

§. L.

'QUANT à la troifiéme Propofition; comme il eft entiérement conforme aux loix de l'électricité d'établir, que tout comme des nuages pofitivement électriques peuvent être attirés par la terre & lui communiquer leur excès de fluide, de même ʼauffi des nuages négatifs peuvent être attirés de la terre & en recevoir une certaine quantité de fluide, il s'agira principalement de prouver qu'il fe fait effectivement de pareils paffages de la foudre vers les nuages. Le premier qui ait fait mention de ce phénomene eft M. MAFFEI, qui décrit quelques éclairs qu'il a vu monter de la terre vers le ciel pendant fon voyage en Italie. Ces obfervations méritent d'autant plus notre attention, qu'elles ont été faites dans un tems, où l'électricité étoit encore fort peu connue, & où l'on étoit bien éloigné de penfer que des éclairs qui paffent de la terre vers les nuages, peuvent s'expliquer par l'électricité. Outre ces obfervations, on en trouve un grand nombre d'autres publiées de tems en tems par les Phyficiens; entr'autres, celles de l'Abbé CHAPPE, faites dans fon voyage en SIBERIE, & celles qu'il a faites à l'Obfervatoire en préfence de MM. CASSINI & PRUNELAY, & qu'il a communiquées à l'Académie Royale des Sciences à Paris, font fort connues. Cependant fi l'on fait attention à la vîteffe inconcevable & à l'éclat de la foudre, qui paroît ne pas permettre qu'on la fuive des yeux, & fi l'on confidére que la foudre paffant ʼpar l'air, c'eft-à-dire par un conducteur très imparfait, doit, tout comme le fluide électrique, prendre plus de denfité pour s'infinuer dans un corps conducteur comme la terre, & que par conféquent fa lumiére doit paroître plus'vive & plus éclatante près de la terre, il faudra convenir que ces expériences, loin de prouver le paffage de la foudre de la terre vers le ciel, ne font que le rendre probable, quelque convaincu que l'on foit d'ailleurs de la'poffibilité du phénoméne. Nous connoiffons cependant trois obfervations qui nous ont paru mériter quelque attention à cet égard.

LA premiére eft celle que M. MOURGUE a décrite en 1778. Après avoir vu pendant un orage plufieurs coups de foudre fe lancer fur la terre, on obferva tout à coup une lumiére confidérablement vive & étendue, accompagnée d'un coup de tonnerre horrible & craquant, qui paroiffoit monter de la terre fous la forme d'une colonne de feu finiffant en zigzag. Outre cette circonftance,ʼ qui fembloit indiquer plus ou moins que la foudre

fortoit de la terre, on obferva des effets très remarquables fur un ormeau
placé à l'endroit où l'on avoit vu ce rayon. — Plufieurs racines fuperfi-
cielles de cet arbre étoient emportées hors de la terre, le gazon qui
les couvroit, étoit renverfé, & l'herbe tournée vers l'arbre. La terre étoit
outre cela fendue à quelque diftance de l'arbre, pendant que le terrein étoit
élevé comme par l'effet d'une mine. L'arbre même étoit dépourvu de fon
écorce à plus d'un endroit dans toute la longueur du tronc, & l'écorce
y pendoit en haut par lambeaux, auxquels il étoit refté dés morceaux de
bois. Les feuilles n'étoient brûlées qu'à leur furface inférieure, ayant confervé leur couleur de l'autre côté (*a*).

Le fecond éxemple que nous avons en vue, eft celui que M. Raymont dit avoir eu lieu le 8 Janvier 1777. Un maréchal étant occupé
en préfence de deux autres perfonnes à forger une barre de fer fur l'en-
clume, entendit derriére lui un fort grand coup comme d'un gros mous-
quet, & vit en même tems un rayon de feu s'élancer de terre & difparoître à l'inftant; & au même moment la fuie tomba en grande quantité
de la cheminée. Quelques femmes qui fe trouvoient au lit à un étage plus
élevé, fe fentirent comme élevées par une fecouffe, fans éprouver aucun
dommage. Le maréchal lui même n'en avoit reçu aucun, fi ce n'eft que
le poil de fes bas & la fuperficie de fa chevelure étoient un peu brûlés. Il
eft remarquable que dans ce tems-là le ciel étoit, à l'exception de quelques nuages, abfolument ferein (*b*).

La troifiéme obfervation, & qui nous paroît prouver le plus, eft celle que
le Docteur de Man a communiquée à l'un de nous, & dont nous avons
déja parlé ci-deffus. (§. 36.) Ce Savant fe trouvant un foir pendant un violent
orage dans un bois, nommé *le bois des veaux*, à Nymegue, vit tout à coup
fortir d'une mare d'eau qui fe trouvoit-là, deux pinceaux lumineux qui refte-
rent quelque tems fur la furface de l'eau, & difparurent par un éclair qui lui
parut fortir de cette mare. — La preuve, que nous croyons trouver dans
cette obfervation, pour établir que dans ce cas l'éclair eft parti réellement de
a terre, eft fondée fur les pinceaux. Car, quand on concéderoit que l'atmofphere étoit remplie alors de beaucoup de fluide électrique, que des corps

---

(*a*) Journal de Phyfique Tom. XIII. p. 463.
(*b*) Journal de Phyfique Tom. IX. p. 222.

qui étoient fur la furface de l'eau avoient pu l'attirer, & que par conféquent l'éclair avoit pu fortir des nuages, ces corps auroient bien préfenté un point lumineux, mais non des rayons étendus. Les expériences nous apprennent que, quand on approche un corps pointu d'un corps pofitivement electrique, il n'eft éclairé que d'un point lumineux ; mais que, quand nous le tenons près d'un corps négatif, fa pointe préfente un faifceau de plufieurs rayons en forme de panache. — Les pinceaux en queftion ne pouvoient donc provenir que de l'électricité pofitive de l'eau rélativement à l'atmofphere qui étoit au deffus : & fi cela eft vrai, comme la théorie de l'électricité le démontre, l'éclair qui eût lieu peu aprés, ne peut être forti que de la terre (a).

§. LI.

Le paffage de la foudre de la terre vers le ciel, peut être accéléré, ou plutôt caufé, de deux maniéres. 1. Quand quelques nuages détachés acquiérent une grande force négative par le moyen d'un autre nuage, foit pendant un orage ou non, & qu'ils trouvent occafion, par d'autres circonftances, comme par des nuages inférieurs, des élévations, des bois, &c. de compenfer leur

dé-

(a) Nous avons vu, il y a peu de tems, les preuves les plus évidentes d'un coup de foudre parti de la terre. Vers le milieu du mois de Juillet 1787, il fit pendant plufieurs jours un tems fort orageux, accompagné de coups de tonnerre fort fréquens. Le 21, à deux heures aprèmidi, une maifon d'un village voifin fut frappée d'un éclair, qui éclata d'abord aux fondemens, monta enfuite le long de la façade de bois jufqu'à la hauteur de 4 pieds, où fe trouvoit une fenêtre, dont les carreaux étoient enchaffés dans du plomb, lequel fut fondu en plus d'un endroit, & dont plus d'un fut caffé. Deux femmes étoient affifes près de la fenêtre ; l'une fut frappée légérement à la cuiffe, au bras & à l'épaule, & eut outre cela les cheveux tant de la tête que des fourcils un peu brûlés. Cependant la foudre ne paroît pas l'avoir frappé feule, puifqu'on en trouva auffi des traces le long d'un chaffis de bois & du chambranle d'une porte voifine : de-la la foudre a paffé par le plafond, eft monté le long du toit de paille jufqu'au haut de la maifon, où il y avoit une girouette de métal, qu'elle jetta en bas, & elle paroît être élevée tout de fuite vers les nuages. Les raifons qui nous portent à croire que ce coup étoit parti de la terre font :

1. Que l'herbe étoit foulevée au bas de la façade, ou l'on l'avoit obfervé d'abord. — 2. Que les éclats de la façade de la fenêtre, & du chambranle de la porte, étoient relevés de bas en haut, & n'étoient plus attachés au refte que par la partie fupérieure. — 3. Que le trou fait dans le plafond étoit uni en bas, & pourvu de plufieurs éclats en haut ; ce qui montre affez clairement que ces éclats avoient été caufés par une force qui venoit d'en bas.

défaut de fluide, en tirant celui-ci de la terre. Il nous paroît que de pareils orages, font ceux que l'on éprouve fouvent à la fin de l'automne, ou en hiver, dans des tems tempétueux : puifque dans ces faifons on voit ordinairement la foudre accompagner des nuages difperfés, & nullement accumulés comme en été : & l'on obferve que ces orages fe bornent ordinairement à quelque peu de coups & fouvent à un feul, comme il paroît par l'exemple cité de M. RAYMONT.

2. LE paffage de la foudre vers le ciel peut avoir lieu encore d'une autre maniére, & être occafionné par un orage qui fe fait, dans un autre endroit du ciel vers la terre. Pour entendre ceci, que l'on s'imagine une quantité de nuages pofitifs au deffus de quelqu'endroit, qui y déplace le fluide électrique vers un autre endroit plus éloigné : fait dont nous avons démontré plus haut la vérité. Que l'on s'imagine encore qu'au-deffus de l'endroit, vers lequel ce fluide eft pouffé, il fe trouve un amas de nuages négatifs ; alors ceux-ci feront d'autant plus attirés vers cet endroit de la terre, acquérront plus de force, & trouveront l'occafion de recevoir du fluide électrique ; occafion qui leur avoit manqué auparavant, vu que la quantité de fluide électrique que la terre poffède naturellement, étoit trop foible pour cela.

NOUS terminerons l'examen de la foudre. —— Quoique nous convenions entiérement qu'outre les caufes que nous venons de nommer, il s'en trouve encore quantité dans l'atmosphere, dont la Nature fait faire ufage pour rétablir l'équilibre du fluide électrique, & que nous doutions qu'on parvienne jamais à un affez haut degré de connoiffances pour expliquer toutes les modifications dont la Nature fe fert dans ce cas ; nous croyons pourtant qu'il paroît affez clairement par ce que nous venons de dire, que l'Electrologie fert à montrer comment la rupture d'équilibre électrique, tant dans l'atmosphere même, qu'entre l'atmosphere & le globe, peut produire la foudre. Nous paffons donc à examiner la même chofe par rapport aux deux autres météores, & nous commencerons par l'*Eclair*.

§. LII.

L'ELECTROLOGIE nous apprend, que quand l'équilibre de l'Electricité eft détruit, c'eft-à-dire lorfqu'un corps poffède plus de fluide électrique qu'un autre, cet équilibre ne fauroit être rétabli que par le moyen d'un corps conducteur, excepté dans le cas où ces corps fe touchent. Ce rétabliffement d'équilibre fe fait plus ou moins parfaitement, felon que ce corps eft un conducteur plus ou moins bon.

Il fuit en fecond lieu de ce que nous apprenons par les expériences, que comme le pouvoir de conduire le fluide électrique, ou de ne le pas conduire, dépend du plus ou moins de réfiftance qu'il éprouve dans ce corps, ce fluide doit auffi avoir une plus grande denfité, ou être plus condenfé, pour être remis en équilibre par de mauvais conducteurs : de forte que de petites accumulations de fluide électrique ne fauroient être mifes en équilibre, par ceux-ci.

Enfin l'expérience nous apprend, que, quoiqu'un corps électrique foit en communication avec un conducteur, il ne peut fe défaire entiérement de fon éxcès de fluide, à moins que le conducteur n'ait en même tems l'occafion de le faire paffer à quelqu'autre corps : conféquemment que le rétabliffement d'équilibre en fait d'électricité, fe fait toujours à proportion que les circonftances lui font plus ou moins favorables.

§. LIII.

L'application de ces principes nous fournit donc une éxplication très vraifemblable de la maniére dont l'Eclair fe forme dans l'atmofphere.

1. Nous avons montré ci-deffus, (§. 42.) comment les vapeurs qui montent de la terre, acquiérent une accumulation de fluide électrique d'autant plus grande, qu'elles s'élevent plus haut: nous avons auffi remarqué (§. 43) que le fluide électrique éprouve moins de réfiftance, à mefure qu'il parvient à une plus grande hauteur & qu'il eft par conféquent en état de fe dilater davantage, à caufe qu'il fe trouve environné d'un air plus rare. Comme nous rencontrons donc juftement les deux contraires à l'égard des vapeurs & du fluide électrique : c'eft-à-dire que les vapeurs, à caufe de la condenfation qu'elles éprouvent dans une atmofphere plus élevée & plus froide, diminuent continuellement d'étendue & ne fauroient monter fi haut dans l'atmofphere, parce que leur pefanteur fpécifique devient de tems en tems plus grande en raifon de celle de l'air; & qu'au contraire la réfiftance que l'air fupporte au fluide électrique diminue continuellement; Il s'enfuit non-feulement que le fluide électrique pourra monter beaucoup plus haut dans l'atmofphere, que les vapeurs; mais auffi, comme les vapeurs font les principaux

conduĉteurs qui fe trouvent dans l'atmosphere; que quand le fluide électrique fera parvenu à une certaine hauteur, il n'en trouvera que peu ou point, &
qu'il reftera conféquemment accumulé dans la partie fupérieure, jufqu'à ce qu'il
ait acquis une denfité affez grande pour fe remettre en équilibre fous la
forme d'*Eclair*, par le moyen de l'air, qui, comme l'air raréfié, n'offre
point de réfiftance au fluide électrique, peut être confidéré comme un
conduĉteur.

2. NOUS venons de dire qu'il faut un bon conduĉteur pour conduire
parfaitement le fluide électrique, & que par conféquent fon équilibre eft
d'autant moins bien rétabli, que le conduĉteur qu'on employe, eft moins bon. —
Or, l'éxpérience nous apprend que l'air n'eft pas en état de conduire l'é-
leĉtricité, avant que d'être 70 ou 80 fois moins denfe qu'il ne l'eft fur la
furface de la terre, & qu'alors il le fait encore imparfaitement. Or, comme
il n'y a pas la moindre raifon de fuppofer que l'air poffëderoit un tel degré de raréfaĉtion à la hauteur où nous obfervons l'éclair, on voit pourquoi le fluide électrique qui fe trouve en cet endroit, & qui a été affez
condenfé pour fe fervir de l'air comme d'un conduĉteur, ne fe remet pas
d'un feul coup en équilibre, c'eft-à-dire pourquoi l'éclair peut durer un
certain tems.

3. NOUS avons dit encore, que le fluide électrique doit avoir acquis
un certain degré de denfité, pour vaincre la réfiftance que de mauvais
conduĉteurs lui font éprouver. Il fuit de-là que le fluide électrique qui fe
trouve dans la partie fupérieure de l'atmosphere, après avoir fait un effort pour fe remettre en équilibre par le moyen de l'air plus ou moins
raréfié qui l'environne, & avoir produit une apparition de l'éclair, doit
avoir acquis de nouveau une certaine denfité avant que d'être en état de
faire un fecond effort; ce qui explique pourquoi l'éclair n'eft pas continu,
mais interrompu.

4. ENFIN nous avons remarqué que, pour que l'équilibre puiffe fe rétablir, il eft néceffaire que le conduĉteur foit en communication avec
d'autres corps anéleĉtriques. — L'accumulation du fluide électrique, &
la raréfaĉtion de l'air ne fuffifent donc pas feules pour produire l'éclair; il
faut encore que le fluide puiffe être tranfmis à d'autres parties de l'atmosphere. — Or, comme dans les tems où l'éclair paroit, il fait ordinairement
fort chaud, & que l'air eft très fec, fans nuages, & dénué de parties con-

duĉtrices; on voit pourquoi l'on apperçoit ordinairement l'éclair fe lancer fur les nuages qui fe font formés à l'horizon, à l'endroit où le foleil vient de fe coucher, comme fur les meilleurs conduĉteurs qui fe trouvent à fa portée: & pourquoi ce météore fe préfente fi rarement dans d'autres parties de l'atmof- phere.

§. LIV.

. Il paroît donc par tout ce que l'on vient de dire que l'éclair confifte , de même que la foudre , dans le rétabliffemeut de l'équilibre éleĉtrique qui étoit détruit ; avec cette différence, que ceci a lieu pour l'éclair dans une partie plus élevée, & conféquemment plus rare, de l'atmofphérc. Et de fait, on s'apperçoit facilement que l'Eclair a lieu dans une région beaucoup plus élevée que la foudre , tant par la feule obfervation de ces phénomenes , que par la lumiére difperfée & étendue qui accompagne le premier, & par fon paffage qui fe fait fans bruit. Deux circonftances qui nous pa- roiffent prouver évidemment, que l'éclair a lieu dans un air beaucoup moins denfe, & conféquemment à beaucoup plus de diftance de la terre : car les expériences nous montrent que la lumiére éleĉtrique augmente en étendue, & qu'au contraire le fon diminue , a mefure qu'on donne à l'air un plus grand degré de raréfaĉtion. .

§. LV.

· Il nous refte à parler en dernier lieu du *Feu St. Elme.* Les obferva- tions nous font voir qu'il fe montre foit avant l'orage , foit pendant l'orage, tantôt fous la forme d'un point lumineux , tantôt fous celle d'un pinceau de lumiére. Le temps, ou plutôt les circonftances, dans lefquelles on a obfervé ces phénoménes & la maniére dont nous les pouvons imiter par l'éleĉtricité, qui eft, quand nous donnons à l'air , qui eft dans le voifi- nage de la machine éleĉtrique, une plus grande abondance de fluide éleĉtrique, ou que nous lui en dérobons; démontrent que la caufe de ce météore confifte dans une abondance, ou dans une diminution de fluide éleĉtrique, qui a lieu dans la partie inférieure de l'atmofphére lorfque ce Météore eft vifible. — Nous nous bornerons donc dans l'explication de ce phénoméne à rechercher quelle eft, dans des tems d'orage, la caufe de cette accumulation, ou de cette dimi- nution de fluide éleĉtrique, dans l'atmofphére inférieure.

§. LVI.

Par rapport au premier article, il eſt évident d'après tous les phénoménes que l'électricité nous préſente, que les particules électriques ſe repouſſent
& tâchent de ſe fuir, & celà avec d'autant plus de force qu'elles ſont accumulées
en plus grande quantité dans un corps quelconque, & moins retenues par la force
attractive que poſſédent tous les corps par rapport à ce fluide, & qui,
comme il eſt évident, n'a lieu que juſqu'à un certain degré. — Comme
donc les particules électriques, quoique bornées au corps dans lequel elles
ſe trouvent accumulées, doivent s'étendre autour de ce corps par l'effet de
leur répulſion mutuelle, & y occuper plus d'eſpace à meſure que leur quantité
dans ce corps ſe trouve plus grande ; — de plus, comme les expériences
nous enſeignent que cette répulſion mutuelle, jointe à l'effort que le fluide
fait continuellement pour ſe remettre en équilibre, eſt en état de faire approcher des corps qui poſſédent une abondance de ce fluide vers d'autres corps ;
— il s'en ſuit, non ſeulement que cette extenſion du fluide doit avoir lieu
dans un nuage orageux, comme ſurchargé de fluide électrique, & qu'elle doit
parvenir à une d'autant plus grande diſtance de ce nuage, que celui ci poſſéde
plus d'électricité ; mais auſſi qu'il en peut réſulter que ce nuage ſe
trouvera attiré par la terre, & qu'en ſe rendant dans une partie moins élevée
de l'atmoſphére, il ſera cauſe que cette partie de l'atmoſphére paroîtra remplie
de particules électriques ; enfin que la facilité qu'a le fluide électrique de
s'inſinuer dans les corps pointus ; ou plutôt le peu de réſiſtance qu'il y trouve,
peut faire que ce fluide, avant d'avoir acquis aſſez de denſité, c'eſt-à-dire
avant que le nuage ſoit aſſez prés de la terre, pour ſe décharger tout en une
fois par un coup de foudre, ſe préſente à des corps pointus ſous la même
forme ſous laquelle il ſe montre, quand nous approchons une pointe à
un corps électriſé poſitivement, c'eſt-à-dire ſous la forme du feu St. Elme.

§. LVII.

Nous paſſons à rechercher la cauſe de la diminution du fluide électrique
qui peut avoir lieu quelquefois dans la partie inférieure de l'atmoſphére, &
de la figure de pinceaux ſous laquelle le feu St. Elme paroît alors. En admettant, comme nous venons de le dire, que l'accumulation & la dilatation du fluide
électrique dans un nuage orageux peuvent remplir l'atmoſphére inférieure de par-

ticules électriques ; il eſt certain que le fluide que cette partie de l'atmoſphére poſſédoit naturellement, a dû être auparavant déplacé, & chaſſé: car nous avons déja fait voir ci-deſſus (§ 48.), qu'aucun corps ne ſauroit donner de ſon éxcès de fluide à un autre corps, à moins qu'il n'ait auparavant déplacé le fluide électri- que, que ce ſecond corps contient naturellement. — Or, comme on obſerve dans le rétabliſſement d'équilibre électrique pour un corps électriſé poſitive- ment, que les particules électriques qui ſe ſont étendues autour de ce corps, & qui ont fait naître une électricité poſitive dans l'air ambiant, ſont également remiſes en équilibre: — que l'éxpérience nous apprend auſſi, que l'air, qui environne un corps poſitivement électrique, éprouve une diminution de fluide électrique, au moment que ce corps eſt rétabli en équilibre : & cela parceque l'air étant un corps idéoélectrique, qui ſe remet peu à peu & lente- ment en équilibre, le fluide électrique, qui en avoit été chaſſé par le corps poſitif, & qui faiſoit partie de ſa quantité naturelle, ne ſauroit y retourner ſi promptement : — il s'enſuit très naturellement que, lorſqu'un nuage ora- geux qui a produit une accumulation de fluide électrique dans la région infé- rieure de l'atmoſphére, trouve occaſion de ſe décharger ailleurs de ſon éxcès de fluide, cette décharge doit avoir également lieu pour les particules de fluide qui s'étoient étendues juſqu'à une certaine diſtance de ce nuage ; & par conſéquent que l'électricité poſitive qu'elles avoient produite dans l'atmoſphére inférieure, doit être changée immédiatement après le rétabliſſement d'équili- bre, en électricité négative.

C'eſt par cette électricité négative de l'atmoſphére inférieure qu'il faut éx- pliquer le feu St. Elme, quand il ſe préſente ſous la figure d'une pa- nache, ou d'un pinceau de feu: car, comme une eſpéce d'électricité pro- duit toujours l'oppoſée, il eſt clair que l'électricité négative de l'atmoſ- phére doit être cauſe que le fluide électrique de la terre ſera attiré vers la partie de l'air qui ſe trouve au deſſus ; & conſéquemment que la terre, acqué- rant-là une électricité poſitive, les corps pointus qui ſe trouvent ſur la ſur- face, produiſent les mêmes phénoménes, que s'ils communiquoient à des corps qui poſſédent une accumulation de fluide.

§. LVIII.

C'est ici que nous terminons cette Partie de notre Mémoire. Il s'en faut de beaucoup, nous en convenons, que nous ayons énuméré toutes les différentes circonſtances que la Nature peut employer pour produire ces météores, & nous ne croyons pas qu'on parvienne jamais à les découvrir toutes. Néanmoins nous nous flattons d'avoir éxpoſé plus ou moins comment les progrès que l'electrologie a faits ; nous ont mis en état de ſuivre la Nature, ne fût-ce que de loin, dans ſes operations, & de faire voir quels ſont les avantages que cette doctrine a procurés à la Phyſique, en augmentant nos connoiſſances ſur les météores dont il a été queſtion juſqu'ici.

CHAPITRE IV.

Des idées que l'on avoit de la Foudre, avant qu'on la confidérât comme Phénoméne Electrique. (a).

§. LIX.

S'IL eſt en général vrai que la comparaiſon des ſentimens qu'on avoit autre-fois ſur différens objets & de ceux qu'on embraſſe aujourd'hui ſur la même matiére, nous met en état de mieux juger des progrès qu'on a faits dans une ſcience ; on pourra juger auſſi par la comparaiſon des ſentimens qu'on adop-toit ci devant pour expliquer la foudre, & de celui qui ne nous fait voir dans ce météore qu'un phénoméne électrique ; combien l'électricité a contribué à nous mieux faire connoître ce météore, ſi tant eſt que ce n'eſt pas à elle ſeule qu'on en doive la connoiſſance: & conféquemment combien l'électricité a été utile à la phyſique à cet égard.

AFIN de préſenter avec quelqu'ordre les ſentimens des Phyſiciens anciens & modernes, nous les rangerons dans deux claſſes. La première contient les ſentimens de ceux qui croyoient que la foudre eſt cauſée par une opé-ration dans les nuage mêmes; & la ſeconde, les ſentimens de ceux qui en ont cherché la cauſe dans des évaporations inflammables & ſpiritueuſes.

§. LX.

LA première idée que les anciens Philoſophes ſemblent s'être formée de la foudre, revient à ceci : que la foudre eſt cauſée par une certaine opération qui ſe fait dans les nuages, & plus particuliérement encore qu'elle eſt l'effet d'un certain frottement & d'une certaine cohéſion que les nuages éprouvent. C'étoit ainſi qu'EPICURE, DEMOCRITE, & les Philoſophes Stoïciens éxpliquoient le Tonnerre : néanmoins SENEQUE, quoiqu'il crût que le ton-nerre eſt l'effet d'une opération qui a lieu dans les nuages, ne le conſideroit

pas

(a) Nous ne parlons ici que de la foudre, parce qu' autrefois on la confondoit avec l'éclair; c'eſt ce qu'on voit encore dans les ouvrages de quelques Phyſiciens modernes.

pas comme procédant des nuages même, mais d'une dilatation subite de l'air,
après une compression précédente. Voici sa théorie. Si deux nuages se trouvent à une petite distance l'un de l'autre, & que le nuage supérieur est
brusquement condensé par un renfort d'air, chassé vers cet endroit par la chaleur
ou par le vent, il est obligé de tomber sur le nuage inférieur. Par cette chûte
rapide, l'air qui se trouve entre deux étant condensé dans un instant, s'ouvre
avec force un passage, brise le nuage supérieur, & produit le tonnerre.

Le sentiment de Seneque, savoir qu'on peut expliquer le tonnerre par
une chûte subite des nuages, & la rupture de ceux-ci, laquelle en est une
suite, paroît avoir donné lieu aux idées que Descartes a présentées sur
cette matiére : car ce Philosophe s'imagina n'y voir que des nuages remplis
de neige, dont la chûte subite presse violemment l'air qui se trouve entre deux.
L'effort que fait cet air pour se rétablir dans l'état précédent, n'est donc
pas seulement, suivant ce sentiment, la cause du bruit que fait le tonnerre :
mais l'expansion subite de l'air qui s'étoit trouvé comprimé, permet aux
particules inflammables qui se trouvent dans l'air, de s'allumer, & de produire
la foudre.

Ce n'est pas le seul Descartes qui paroît avoir emprunté de Seneque
l'opinion qu'il a embrassée sur la foudre : on en retrouve encore des traces,
quoiqu' enveloppées d'autres particularités, dans l'explication que Boerhaave
a donnée de ce météore.

Ce grand homme suppose d'abord, que les particules aqueuses qui se font
élevées dans l'air par l'action du soleil, & qui forment les nuages, produisent
dans cet état des masses de glace, qui réfléchissent les rayons du soleil, par
celle de leurs parties qui est tournée vers cet astre, tandis que la partie opposée
éprouve un froid glacial. Il établit ensuite, que lorsqu'il arrive, (& selon lui
cela doit arriver souvent,) que plusieurs de ces nuages sont disposés de maniére
à faire l'effet de miroirs concaves, dont les foyers se réunissent en un seul foyer,
il doit se produire en cet endroit-là une très forte chaleur, laquelle fait éprouver
à l'air qui se trouve au-dessous une très forte dilatation, & crée un vuide dans
l'intervalle qui est entre les nuages. Il établit, qu'il doit arriver par ces deux
causes, & surtout par le vuide que la chaleur a produit, que, lorsque ces
nuages changent de position, & que leurs foyers se dispersent, l'air, l'eau, la
neige, la grêle, & en général tout ce qui entoure ce vuide, & surtout
les grandes masses de glace qui composoient les nuages, se précipitent l'un

fur l'autre avec une vîteſſe inconcevable , afin de remplir ce vuide. Cette
grande vîteſſe doit produire, ſelon Boerhaave, par le prodigieux frottement qui
en doit réſulter, non-ſeulement un bruit clair, & ſouvent terrible , ou le
tonnerre, mais encore l'inflammation de toutes les vapeurs ſulfureuſes, graſſes
& huileuſes qui s'y trouvent, & que l'air , à ſon avis, contient en grande
quantité en été : & c'eſt la raiſon pourquoi le tonnerre eſt ordinairement
accompagné d'éclair, ou de foudre.

§. LXI.

L'idée d'éxpliquer la foudre par des vapeurs ſpiritueuſes & inflammables
paroît devoir être attribuée à Aristote, qui établit que la foudre conſiſte en ces
ſortes de vapeurs, qui s'élevent dans l'air, s'enflamment elles-mêmes, & ſont
ſouvent du même genre que celles qui produiſent des tremblemens de terre.
— Ce ſentiment a paru aux yeux de bien des Philoſophes préférable à celui
qui éxplique la foudre par le frottement, ou la rupture des nuages : au moins
la plupart des Philoſophes attribuent-ils , à l'imitation d'Aristote, la foudre à certaines vapeurs inflammables ; & il faut convenir que de cette maniére
on rend bien mieux raiſon de l'éclair, ou de la lumiére de la foudre qui accompagne le tonnerre : éxplication qu'il eſt bien difficile de donner en ſuivant
l'autre ſentiment. — Il n'eſt donc pas étonnant que Descartes & Boerhaave aient joint cette idée à celle de la rupture des nuages.

Mais, quoîque bien des Philoſophes aient cherché la cauſe du tonnerre
dans certaines vapeurs , ils différent néanmoins ſur la nature de celles ci.
Aristote & d'autres Philoſophes en parlent d'une maniére générale & indéter-
minée, comme de vapeurs qui ſont ſpiritueuſes & inflammables. Newton
établiſſoit que la foudre conſiſte principalement en vapeurs ſulfureuſes : Musschenbroek faiſoit conſiſter ces vapeurs en ſoufre , & en pluſieurs autres
ſubſtances, parmi leſquelles ſe trouve principalement le nitre : & il regardoit
l'idée d'attribuer la foudre à une ſeule matiére, comme une penſée pauvre
& peu digne de la richeſſe de la Nature.

Quant à la maniére dont ces vapeurs s'enflamment, & conſéquemment
dont elles produiſent la foudre , on rencontre un grand nombre de ſentimens
très différens. Il en eſt qui penſent que la chaleur ſeule ſuffit pour cela, & ils
ſe fondent ſur l'inflammation & la détonation de l'or fulminant, & du nitre
fulminant : ſurtout puiſque ces deux préparations contiennent les élémens dont

ils fuppofent que font formées les vapeurs qui produifent la foudre. — D'autres Phyficiens font confifter la caufe de cette inflammation dans la fermentation & l'action réciproque des différentes fubftances, dont ces vapeurs font compofées, & ils alléguent en preuve, l'inflammation de l'efprit de nitre fumant avec les huiles, à la maniére de M. GEOFFROY ; & celle d'un mêlange de limaille de fer, de foufre & d'eau. Enfin, il y a eu quelques Phyficiens, qui font produire cette inflammation des vapeurs par les rayons du foleil, auxquels ils attribuent une certaine concentration: & ils penfent que l'inflammation de ces vapeurs par les rayons folaires, doit fe faire de la même maniére que celle du zinc, ou du fer diffous dans des acides, ou celle d'huiles avec des acides extrêmement concentrés dès qu'on en approche la flamme d'une chandelle.

PRESQUE tous les Phyficiens qui ont cherché la caufe de la foudre dans certaines vapeurs, paroiffent avoir fuppofé tacitement que l'éclair eft produit par une caufe femblable. Mais MUSSCHENBROEK fait à cet égard une diftinction, & établit que l'éclair eft formé par des huiles végétales, qui, atténuées & rendues volatiles par la chaleur du jour, fe font élevées dans l'air, & qui s'enflamment en faifant effervefcence avec d'autres vapeurs, auxquelles elles fe mêlent.

MUSSCHENBROEK a fait encore un pas de plus, & il entreprend d'éxpliquer non-feulement la fcintillation de l'éclair, mais auffi pourquoi le mouvement de la foudre peut fe faire en tant de directions différentes. — La raifon de cette fcintillation eft, felon lui, que les vapeurs qui s'élevent des plantes, fe répandent de tout côté dans l'air, & doivent par conféquent nonfeulement s'allumer en différens endroits, mais même ne s'enflammer qu'autant qu'elles font voifines les unes des autres, & peuvent fe communiquer la flamme : & quant aux différentes directions de la foudre, il eftime qu'elles font caufées par la maniére dont les évaporations qui la produifent, ou la matiére de la foudre, comme il s'éxprime, s'élevent dans l'air, favoir par bandes, que le vent force de former des ondes & différentes courbures. Il établit en conféquence, qu'il fe fait à chaque éclair une inflammation d'une pareille bande, & il fuffit pour cela que l'inflammation fe faffe à une feule éxtrémité de la bande. Il éxplique auffi par-là le bruit du tonnerre, qui eft produit par la vîteffe avec laquelle la flamme fe meut, après avoir allumé une bande, & emporte par-là même, ou pouffe quelques parties qu'elle ne peut pas allumer fi promptement: or ces parties fe trouvant par là comprimeés, & s'échauffant beaucoup,

K 2

prennent feu avec d'autres parties , & toutes s'enflamment à la fois & font explofion.

§. LXII.

I l n'eft rien de plus propre à nous faire voir combien l'électrologie nous a mieux fait connoître la nature de la foudre que la diverfité des fentimens qu'on avoit fur ce météore, avant que d'avoir fait quelques progrès dans l'électricité ; fentimens , qui fe trouvant infuffifans, compliqués, & fondés uniquement fur des hypothéfes, quoiqu'ils aient été imaginés & adoptés par des génies du premier ordre, & des Phyficiens habiles, prouvent évidemment que la connoiffance de l'électricité étoit indifpenfablement néceffaire pour parvenir à l'éxplication de la foudre, & qu'à fon défaut on n'eut jamais pu avoir que des conjectures improbables fur ce météore : — Sentimens enfin, qui, quand même on ne connoîtroit pas des éxperiences auffi décifives pour prouver l'analogie de la foudre & de l'électricité, & qu'on ne pût établir cette analogie que par maniére de conféquence, feroient néanmoins à rejetter, à caufe de leur grande complication, laquelle s'éloigne fi fort de la fimplicité qui caractérife la Nature dans toutes fes opérations : au moins en comparaifon du fyftême qui éxplique la foudre par l'action d'un fluide particulier, du fluide électrique. — Mais fi ce fyftême eft plus analogue à ce que nous connoiffons des opérations de la Nature : s'il eft en outre confirmé par les éxpériences les plus décifives , il fera certainement digne de remarque qu'il fe trouve encore aujourd'hui des Phyficiens , qui , quoiqu'ils aient donné des preuves d'être très verfés dans l'électrologie, & qu'ils regardent le fluide électrique comme la principale caufe de la foudre, confervent néanmoins une partie des anciens fyftêmes & établiffent, qu'il eft des circonftances dans lefquelles les effets de la foudre dépendent de l'inflammation d'une matiére fulfureufe, & que la foudre eft prefque toujours produite par la réunion de cette matiére & du fluide électrique. Ce fentiment ayant été propofé par un Phyficien auffi célébre que M. Sigaud de la fond, (a) il eft jufte que nous en examinions les fondemens de plus près.

§. LXIII.

Voici les raifons qu'on allégue pour établir que la foudre eft produite par une matiére fulfureufe, outre le fluide électrique.

I. On

(a) Dictionnaire de Phyfique : *Article* Tonnerre.

r. On obſerve que les volcans, comme le Veſuve, le Hecla, l'Etna, &c. qui contiennent, comme on ſait, une grande quantité de ſoufre & d'autres matiéres inflammables, lancent ſouvent pendant leur éruption des flammes très lumineuſes, & qui, quoique moins étincellantes que l'éclair, y reſſemblent beaucoup : ces flammes ſont d'ailleurs ſouvent accompagnées d'éxploſions *foudroyantes*.

2. On a ſouvent obſervé pendant des tremblemens de terre, qui, comme on ſait, ſont ſouvent produits par la même cauſe que les éruptions des volcans, qu'au moment même d'une ſecouſſe violente, il ſe fait une ouverture dans la ſurface de la terre : que les parties adjacentes ſont ſecouées & renverſées, & que dans cet inſtant même, ou peu avant, on a entendu un roulement, ſemblable à celui du tonnerre.

3. Il y a des éxemples que pendant des orages il s'eſt élevé tout d'un coup de la ſurface de la terre une flamme claire, ſuivie immédiatement d'un coup de tonnerre.

4. On a vu des globes de feu tomber ſur terre pendant des orages, & éclater avec grand fracas après avoir cauſé beaucoup de dégât : ce qui paroît indiquer qu'il ſe trouve dans l'air certaines matiéres, qui raſſemblées & condenſées peuvent s'allumer & tomber par leur propre poids.

5. La fréquence du tonnerre dans les endroits dont le ſol contient beaucoup de ſubſtances ſulfureuſes, des cailloux, &c: au contraire, la rareté de ce phénoméne dans des pays qui en ſont dépourvus.

6. La forte odeur de ſoufre & de bitume, que les corps frappés de la foudre conſervent pendant quelque tems.

§. LXIV.

C'eſt une vérité démontrée par les obſervations du Chevalier Hamilton, qu'il arrive ſouvent dans des éruptions volcaniques, qu'il s'éleve des éclairs du milieu du nuage de fumée produit par les ſubſtances brûlantes que la montagne lance de ſon ſein ; mais cette vérité ne prouve pas, que ces éclairs ſont formés des ſubſtances qui ſont décompoſées pendant l'éruption. Nous avons vu ci-deſſus (§42.) que lorſque les corps éprouvent ce changement de volume, ils reçoivent l'aptitude néceſſaire pour devenir électriques. Il en réſulte, que les ſubſtances qui ſe décompoſent dans le ſein de la montagne, & qui en ſont lancées, doivent éprouver un changement remarquable dans

leur état d'électricité: favoir, que pendant qu'elles fe décompofent, & acquiérent plus de volume, elles doivent fe charger d'une plus grande quantité de
fluide électrique qu'elles n'en poffédoient auparavant: que cette quantité,
qui n'eft au commencement, eu égard au volume, que la quantité naturelle,
devient bientôt plus grande: & qu'ainfi ces fubftances acquiérent un éxcès
de fluide électrique, lorfqu'elles font lancées fous la forme de fumée, par
conféquent dans un état de condenfation, & fous un volume moindre que
celui qu'elles avoient au moment de la décompofition. — Or, puifque ce
changement de volume, & conféquemment d'état par rapport au fluide électrique, eft très grand & très prompt, & qu'ainfi ce fluide ne peut fe rétablir lentement dans l'état d'équilibre; & qu'on fait, d'après les loix de
l'électricité que, lorfque le fluide électrique ne peut pas fe remettre en équilibre lentement, c'eft-à-dire en s'écoulant, ou en affluant, & qu'il fe communique néanmoins d'un corps à un autre, il le fait par un mouvement d'on-
dulation: on en conclura naturellement, qu'il doit prefque toujours y avoir
dans des éruptions volcaniques un rétabliffement d'équilibre dans le fluide
électrique, & cela fous la forme d'éclair.

§. LXV.

Aussi peu que les phénoménes des éruptions volcaniques prouvent que
le fluide électrique fe méle, dans les phénoménes de la foudre, à d'autres
matiéres: auffi peu cela pourroit-il fe conclure des effets des tremblemens de
terre. Car, fi l'éxpérience prouve d'un côté que les corps fe dilatent
confidérablement par la chaleur; que s'ils font renfermés dans cet état de
dilatation, ils tâchent de trouver une iffue, & la cherchent avec d'autant
plus d'effort & de célérité, que la dilatation eft plus confidérable: & s'il
eft très probable de l'autre, que les tremblemens de terre font produits par
les mêmes matiéres que l'éruption des volcans; il n'y aura aucune raifon
de chercher quelqu'analogie avec la foudre dans les fecouffes, les fentes,
& le mouvement du fol, qui doivent naturellement avoir lieu aux endroits
où ces matiéres cherchent quelque iffue, ou s'en fraient une.

Mais en concédant même, que la foudre puiffe avoir un tremblement de
terre pour fuite: ce qu'il femble qu'on peut conclure avec quelque vraifemblance
de ce qu'on a quelquefois obfervé dans quelques endroits, des tremblemens
de terre peu avant, ou après des orages, ou pendant les orages même: en-

core n'y auroit-il aucune raifon d'en conclure que la foudre & les tremblemens de terre doivent avoir quelque chofe de commun par rapport aux
matiéres qui les compofent. — Car, en fuppofant, felon l'opinion générale,
que les tremblemens de terre font produits par l'action réciproque de certaines matiéres, & fouvent de celles qui font très inflammables, ou qui acquiérent cette propriété (a): en fuppofant de plus, comme il a été dit ci-
deffus (§. 48.) qu'une, ou que plufieurs nuées pofitivement électriques produifent une électricité contraire dans la partie de la terre, au deffus de laquelle elles fe trouvent: c'eft-à-dire, qu'elles chaffent le fluide électrique contenu dans cette partie, vers des parties plus éloignées: fuppofant enfin que
dès que ces nuées fe font rétablies en équilibre par un coup de foudre, qui
ne peut tomber que fur un feul endroit, le fluide électrique revienne dans cette
partie, où elle fe trouvoit auparavant, & cela avec une vîteffe égale à celle
avec laquelle la foudre s'élance des nuées vers la terre : il eft très vraifemblable que, lorfque ce retour de fluide électrique fe fera dans des endroits remplis
de matiéres propres à produire des tremblemens de terre; la célérité de retour,
& conféquemment la denfité du fluide électrique allumera ces matiéres, &
produira un tremblement de terre. Et cette vraifemblance augmentera encore
de beaucoup fi l'on fait attention, qu'il fuffit fouvent d'une étincelle électrique imperceptible pour allumer les matiéres qui contribuent, felon toute
apparence, beaucoup aux tremblemens de terre: favoir l'air inflammable.

§. LXVI.

Venons à ce qu'on dit des flammes qui s'élévent quelquefois de terre peu
avant un coup de tonnerre. Il fuffira de fe rappeller que nous avons fait voir
ci-deffus (§. 50.) combien il eft probable que le fluide électrique, qui s'élance
des nuages fur la terre, peut auffi s'élever de la terre vers les nuages: & qu'il eft
connu que l'étincelle électrique eft capable d'allumer des matiéres inflammables, fans fe trouver unie à des fubftances fulfureufes ou à d'autres femblables,
pour que nous puiffions nous difpenfer de nous arrêter d'avantage fur cet

---

(a) Nous entendons par-là, la production de l'air inflammable, par des métaux & des acides :
fubftances qui ne font pas inflammables d'elles-même: ou par le foufre, ou le phofphore &
l'alcali : & par conféquent la production d'air inflammable au moyen de fubftances qui fe trouvent abondamment dans les pays fujets aux tremblemens de terre.

article. En accordant d'ailleurs qu'on ait vu des flammes s'élever de terre, (ce dont nous doutons eu égard à la célérité & à la fcintillation de la foudre §. 50.): il feroit tout auffi probable, pour ne pas dire qu'il le feroit d'avantage, que cctte flamme eft dûe à des vapeurs qui ont été allumées par le fluide électrique, que d'établir qu'elle eft formée par une matiére particuliére, qui produit la foudre par fon mélange avec le fluide électrique.

§. LXVII.

Pour ce qui eft des globes de feu; le nombre d'obfervations qu'on a fur ce fujet ne permet pas de douter de la vérité du fait : mais comme l'obfervation nous apprend également, que ces globes ont été vus plus d'une fois fans qu'il y eût d'orage: comme, par éxemple, cela a eu lieu en 1711 dans le Comté de Devon; en 1725 dans une obfervation décrite par M. Wasle: il n'eft nullement prouvé que les globes de feu ont quelque chofe de commun avec la foudre : ou que celle-ci eft compofée des mêmes élémens que ceux-là.

Il eft très vraifemblable, & même à peu près certain, que comme il s'éleve continuellement de la terre une grande quantité de vapeurs, il doit s'en trouver auffi dans l'atmofphére qui ont la propriété de ne pas fe mêler facilement avec d'autres : & ceci eft plus qu'une fimple conjecture, puifque les étoiles tombantes dépofent toujours une matiére muqueufe. — Il eft donc très poffible que de pareilles vapeurs, quand elles font compofées d'une matiére qui s'enflamme facilement, foient allumées par le mouvement du fluide électrique dans l'atmofphére, puifque ce fluide produit cet effet très aifément. Et s'il en eft ainfi, comme il eft au moins très probable, il s'enfuit que les fubftances, qui compofent les globes de feu, & de l'*inflammabilité* defquelles on ne fauroit douter, peuvent être allumées par la foudre, & qu'ainfi ces globes peuvent tomber fur terre, conjointement avec elle, ou après; & par-là même paroître produites par la foudre, quoique celle-ci n'ait rien de commun avec ces globes, & ne ferve qu'à les allumer (a).

§. LXVIII.

(a). On doutera peut être, que des fubftances qui s'allument dans la partie fupérieure de l'atmofphére, acquiérent par-là une plus grande pefanteur fpécifique & puiffent tomber fur terre: mais il eft des éxemples qui prouvent que cela peut arriver, & qu'il éxifte réellement des fubftances qui en attirent d'autres, pendant qu'elles brûlent & augmentent en denfité. Le pyrophore, & quelques efpeces de phofphore le prouvent.

§. LXVIII.

Quant à l'argument tiré de ce que le tonnerre a plus fréquemment lieu dans des pays de volcans, & dont le fol contient beaucoup de fubftances fulfureufes, ou d'autres pareilles: argument, qui réellement eft de beaucoup de poids, & femble faire beaucoup en faveur du fentiment dont il eft queftion; il faudra rechercher d'abord quelles font les circonftances qui peuvent concourir à rendre le tonnerre plus fréquent dans tel pays que dans tel autre, afin d'éxaminer fi l'on peut conclure du fait en queftion, qu'il faut pour produire la foudre, une matiére différente du fluide électrique, & qui fe joint à celui-ci.

Le tonnerre paroît en général devoir fe former d'autant plus fréquemment, qu'il s'éleve plus de vapeurs dans l'atmofphére. C'eft ce que nous voyons confirmé non-feulement, en ce qu'il tonne plus fouvent en été, faifon où l'évaporation eft certainement la plus forte, & même dans cette partie de l'été, où la chaleur a déjà pénétré plus avant dans la terre, & où il peut conféquemment fe détacher une plus grande quantité de vapeurs: mais furtout par les violens orages qui ont lieu aux Indes Occidentales, & dans la partie feptentrionale de l'Amérique: pays, qui renferme outre un grand nombre de riviéres & de lacs, quantité de marais, & fournit par conféquent à l'atmofphére une abondance de vapeurs. — Les loix de l'électricité confirment d'ailleurs ceci en plein: car elles nous enfeignent, qu'à proportion que les corps acquiérent plus ou moins d'étendue, ils peuvent contenir une plus grande ou une plus petite quantité de fluide électrique. Or, comme les vapeurs fe condenfent, lorfqu'elles font parvenues dans la partie fupérieure de l'atmofphére, & acquiérent par-là une électricité pofitive, il s'enfuit qu'il doit fe trouver dans l'atmofphére une quantité de fluide électrique, d'autant plus qu'il s'éleve plus de vapeurs: & partant, puifque l'abondance de fluide électrique eft une caufe principale du tonnerre, qu'il doit tonner plus fréquemment dans les pays qui fourniffent l'atmofphére plus abondamment de vapeurs, & où l'équilibre entre le fluide électrique de ces vapeurs, & celui de l'atmofphére, eft le plus fréquemment détruit. (a)

(a) Il faut néanmoins entendre ceci avec quelques reftrictions, & diftinguer entre des

Le plus ou le moins d'élévation , & furtout l'inégalité plus ou moins grande du fol , peut être une autre caufe occafionnelle , de ce qu'il tonne plus fouvent dans un pays que dans un autre. C'eft une ancienne obfervation , que les pays montagneux font le plus expofés au tonnerre. L'éxemple de l'Ecoffe & des Orcades , où il fe trouve tant de montagnes & de rochers , & où il tonne fi fréquemment , prouve ce que nous venons d'avancer : pour ne pas ajouter , qu'il fuit évidemment des loix fondamentales de l'électricité , que le fluide électrique eft le plus fortement attiré par des corps pointus & élevés.

Une troifiéme circonftance qui peut beaucoup favorifer la fréquence du tonnerre dans certains pays , eft , que le fol de ces pays renferme des fubftances qui éxercent une attraction fuffifante fur le fluide électrique, c'eft-à-dire des fubftances conductrices de ce fluide. Il femble que c'eft par-là qu'il faut expliquer pourquoi il ne tonne prefque jamais dans le Groenland , ou dans la Baye de Hudfon , où le fol eft prefque toujours couvert d'une croûte de glace, qui n'eft pas un conducteur du fluide électrique , ou qui n'en eft qu'un conducteur très imparfait , (*b*) & qui ne l'attire conféquemment pas : tandis qu'on éprouve fréquemment de violens coups de tonnerre en Iflande , quoique ce pays foit fitué dans un climat à peu près également froid : mais le fol contient une grande quantité de foufre & d'autres fubftances pareilles , qui dans un état de décompofition font de très bons conducteurs du fluide électrique. Enfin il ne tonne pas au Pérou , ou en Ethiopie , où le fol forme une plaine aride & fablonneufe , & qui par conféquent eft comme couverte d'une fubftance idioélectrique.

---

vapeurs qui confiftent entiérement en particules aqueufes , & des vapeurs compofées d'autres fubftances , puifque les premiéres étant des conducteurs du fluide électrique , peuvent être caufe que l'éxcès de fluide électrique que des vapeurs déjà condenfées contiennent , foit foutiré vers la terre. Peut être eft-ce par cette raifon qu'il ne tonne pas en Egypte, où pendant une partie de l'année , l'aridité du fol empêche l'évaporation & prévient le tonnerre, & où pendant l'autre , le pays eft innodé par le Nil.

· (*b*) Suivant les éxpériences de M. *Achard* , la glace eft encore un peu *conducteur* par un froid de 18 à 19 degrés au deffus de la glace : mais par un froid de 20 elle ne différe pas d'un corps idioélectrique : de forte qu'on peut alors rendre la glace électrique par frottement, & la charger & décharger comme une bouteille de Leide : — D'ailleurs, dans les cas où la glace eft encore conducteur , elle oppofe d'autant plus de réfiftance au fluide électrique, que celui ci doit paffer par une plus grande maffe de glace. *Journ. de Phyf.* 1776. *Tom.* VIII. *p.* 264.

En comparant ces circonſtances à la fréquence du tonnerre dans des pays de volcans, comme en Italie, en Sicile, en Iſlande, nous ne voyons pas de raiſon d'employer pour l'éxplication de ce fait, autre choſe, que la matiére électrique: car il eſt évident qu'il s'éleve en général plus de vapeurs dans ces pays que dans d'autres, tant par la fumée qui ſort continuellement des volcans, que par les évaporations ſulfureuſes & autres que le ſol fournit en bien des endroits: il faut donc que l'équilibre électrique entre l'atmoſphére & la terre ſoit plus ſouvent détruit, & conſéquemment qu'il y ait plus d'occaſions, de tonnerre qu'ailleurs. — Cela paroît ultérieurement par ce que M. Brydone rapporte dans ſon Voyage de Sicile & de Malte; ſavoir, qu'il a ſouvent obſervé pendant des éruptions du Veſuve ou de l'Etna, que les vapeurs qui ſortent de ces montagnes ſont tellement électriques, que le nuage de fumée qui s'étend ſouvent à plus de cent milles, produit en différens endroits les plus funeſtes ravages.

En ſecond lieu, les montagnes elles-mêmes peuvent, autant que les vapeurs qu'elles produiſent, être cauſes des fréquens tonnerres dans des pays volcaniques: car, ſi l'on vouloit attribuer ce fait aux ſubſtances que les volcans renferment, & non à leur élévation, & par conſéquent à ce qu'elles attirent des nuages électriques, quelle raiſon y auroit-il que la Suiſſe, où il ne ſe trouve pas de volcans, & d'autres parties de l'Italie, plus éloignées du Veſuve, ne ſont gueres moins ſujettes au tonnerre? Et quand on diroit que quelques-unes de ces montagnes ont été autrefois des volcans, encore faudra-t-il convenir qu'un volcan, dont il ne ſort certainement plus de ſubſtances ſulfureuſes, ne ſauroit différer des autres montagnes par rapport aux cauſes du tonnerre; pour ne pas dire que ſi l'on ne veut pas accorder ce point, l'Irlande, qui eſt ſi remplie de baſaltes, & d'autres reſtes de volcans, devroit être fort ſujette au tonnerre; ce qui n'a cependant pas lieu.

Enfin, & c'eſt notre derniére remarque: le ſol de la Sicile, de l'Italie, & de l'Iſlande, eſt rempli de ſubſtances ſulfureuſes & d'autres ſemblables: témoin entr' autres la ſolfatarre, près de Pouzzol, où l'on trouve, indépendamment des endroits où l'on raſſemble le ſoufre & l'alun, des ruiſſeaux bouillans & inflammables: pour ne pas ajouter, qu'il eſt vraiſemblable que l'Etna communique avec le Veſuve, & que la Sicile & la partie auſtrale de l'Italie ſont ſituées ſur la même baſe ignée. Quant à l'Iſlande, il n'eſt pas moins certain que le ſol y eſt rempli de pareilles ſubſtances, puiſqu'on y trouve du foufre en certains endroits à une petite profondeur, & qu'il y oc-·cafionne de tems en tems de petites éruptions. —— Or, quoique le foufre foit un corps idioélectrique, quand il eft dans un état folide, il devient un très bon conducteur lorfqu'il eft fondu: & cette circonftance peut contribuer à rendre le tonnerre plus fréquent dans ces contrées.

§. LXIX.

Disons encore un mot de la forte odeur fulfureufe & bitumineufe qu'on obferve dans les corps qui ont été frappés de la foudre. — Nous ne voyons pas comment on peut chercher dans ce fait une raifon pour établir qu'il faut pour la production de la foudre une réunion du fluide électrique & d'une matiére fulfureufe: car, quoiqu'on ne remarque pas cette odeur fi diftinctement, quand on fait paffer l'étincelle électrique fur un corps; on s'en apperçoit néanmoins très évidemment, quand on fait paffer la décharge d'une batterie fur la furface d'un corps fort denfe. Et fi la matiére électrique amenée à un certain degré de force & de denfité, produit une pareille odeur, même au moyen de nos machines, combien plus cela ne doit-il pas avoir lieu dans la foudre, où le fluide électrique eft infiniment plus condenfé?

§. LXX.

Si nous avons donc réuffi à faire voir que tous les phénoménes qu'on allé-gue pour établir que le tonnerre eft compofé, outre le fluide électrique, de quelqu' autre fubftance, s'expliquent très naturellement en regardant le fluide électrique comme la feule caufe de la foudre; il nous paroît qu'on a tort de s'écarter ici de la fimplicité de la Nature, puifqu'il eft fûr que de deux éxplications, qui paroiffent confirmées par le même genre de phénoméne, celle qui eft la moins compofée, approche le plus du vrai. La richeffe de la Nature, dont les anciens Phyficiens faifoient tant de cas, & qu'ils confon-doient avec le pouvoir d'opérer un grand nombre d'effets par une feule caufe, a fait place aujourd'hui à la fimplicité. M. de FONTENELLE a eu raifon de dire: — „ La Nature eft d'une épargne éxtraordinaire: cette épargne „ néanmoins s'accorde avec une magnificence furprenante, qui brille dans „ tout ce qu'elle fait: c'eft, que la magnificence eft dans le deffein, & l'é-„ pargne dans l'éxécution."

SECTION II.

Examen de la Question: S'il est d'autres Météores qu'on peut expliquer par l'Electricité?

§. LXXI.

Nous avons suffisamment fait voir que les météores, dont nous avons parlé jusqu'ici, dépendent uniquement de l'action du fluide électrique. — L'ordre des matiéres éxige que nous passions actuellement à d'autres météores, favoir à ceux desquels on ne peut pas jusqu'ici affirmer avec pleine certitude qu'ils doivent leur éxistence au fluide électrique de l'atmosphére. Nous examinerons donc dans deux Chapitres différens, d'abord les météores qui vraifemblablement ne dépendent pas de l'électricité: & en second lieu ceux qui ont plus d'analogie avec le fluide électrique, & qu'on peut expliquer plus ou moins par cette caufe.

CHAPITRE I.

Examen de la Question: Si l'Aurore Boréale, la Trombe, & les Ouragans peuvent être regardés comme des Phénoménes Electriques?

§. LXXII.

A.

L'Aurore Boréale.

Comme nous n'avons parlé jufqu'ici que des météores ignés, & qu'on rangeoit ci-devant l'aurore boréale dans cette claffe: nous préférons de commencer par ce qui la concerne, afin de paffer enfuite aux météores purement aqueux.

La *lumiére feptentrionale*, ou l'aurore boréale eft un phénoméne lumineux, ainfi nommé, parce qu'il fe montre à la partie boréale du ciel, & que, paroiffant près de l'horizon, il a quelque reffemblance avec l'aurore.

Il n'eſt point de phénoméne qui ait fait plus de bruit dans ce ſiécle que celui-ci. Depuis le 6 Mai 1716, que ce phénoméne fût obſervé en même tems, en Suede, en Livonie, en Pologne, en Allemagne, en France, en Angleterre, dans les Pays-bas, même dans toute l'Europe, les phyſiciens y ont fixé d'avantage leur attention, & ont tâché d'en découvrir la cauſe. — Qu'on ne croye cependant pas que ce météore ait été inconnu aux Anciens. ARISTOTE, TITE-LIVE, PLINE, SENEQUE & pluſieurs autres en ont fait mention : on en trouve des deſcriptions plus détaillées chez des Auteurs plus récens, GASSENDI, MARC SQUARCIALUPUS, ALDROVANDE, KIRCH, ROEMER, SEIDELIUS, FROBESIUS, & un grand nombre d'autres Phyſiciens. Mais ce n'eſt que depuis 1716 qu'on a été plus attentif à ce météore, qui ſe montra avec plus d'éclat, & dans l'Europe entiére. Auſſi ſemble-t-il que ce ſoit le ſort de ces ſortes de phénoménes, d'être regardés pendant quelque tems avec indifférence, & de mettre enſuite tout le monde en mouvement.

§. LXXIII.

QUOIQUE l'aurore boréale ſoit viſible dans beaucoup d'endroits différens, on ne l'obſerve pas partout en même tems ni de la même maniére. On la voit très ſouvent, & preſque tous les ſoirs en hiver dans la Laponie, la Norwege, l'Islande : dans d'autres pays ſes apparitions ne ſont pas ſi fréquentes, mais néanmoins plus nombreuſes en hiver qu'en été, & dans l'automne & au printems qu'en l'hiver. Enfin il eſt d'autres pays, où ce météore eſt plus fréquent vers le tems des équinoxes : mais en général il paroît rarement en Mai, Juin, Juillet & Août.

§. LXXIV.

LES phénoménes de l'aurore boréale ſont trop nombreux & trop divers, pour que nous puiſſions les détailler ici ; auſſi les deſcriptions que différens auteurs en ont données, ſont-elles fort différentes à bien des égards, quoiqu'elles conviennent pour le fonds. Nous nous contenterons d'inſérer ici le Tableau que M. VAN SWINDEN a tracé de ce phénoméne, dans un diſcours qu'il a prononcé ſur ce ſujet dans une Société Littéraire de cette ville, & qui a été imprimé en Hollandois. Ce Tableau nous a paru renfermer les principaux traits qui caractériſent une aurore boréale complette :

telle qu'on la doit confidérer pour en pouvoir expliquer les phénoménes : & l'auteur y a joint une éfquiffe des parties qui paroiffent quelquefois feules , fans qu'on s'apperçoive des autres: parce qu'elles font apparemment trop foibles pour fe montrer à nos yeux: ou parce que des circonftances étrangéres en empêchent, ou en retardent la formation.

Qu'on s'imagine une belle foirée, lorfqu'après le coucher du foleil les étoiles rempliffent le ciel d'une multitude de points lumineux: que la lune, étant nouvelle , n'affoibliffe pas cet intéreffant fpectacle: enfin, que le crépufcule étant fini, il n'y ait que la foible lumiére des aftres, qui éclaire la terre. —— Qui eft-ce, qui, rempli d'admiration & de refpect, ne jetteroit pas les yeux fur ce majeftueux fpectacle ? Mais à peine a-t-on contemplé les étoiles pendant quelque tems , que l'on voit l'azur du ciel s'affoiblir; une couleur plus pâle la remplacer, l'éclat des étoiles diminuer: elles parois. fent comme fi on les voyoit à travers un crêpe blanc, fans qu'il y ait cependant le plus léger brouillard, ou le moindre nuage qui terniffe la férénité de l'air. Mais les yeux font bientôt détournés de ce fpectacle, pour fe fixer fur une lumiére plus éclatante qui s'éleve au Nord, & furtout au Nord-Oueft. —— Semblable à l'aurore, elle nous feroit croire que le foleil eft prêt à fe lever, fi l'heure du jour ne nous affuroit que cet aftre brillant doit encore parcourir une longue route fous l'horizon, & fi le lieu même, où cette lumiére paroît, différent de celui où s'annonce l'aurore, ne nous convainquoit pas de notre erreur.

Bientôt cette lumiére eft fuivie d'une apparence de vapeur, ou de fumée , comme s'il s'étoit fait une ouverture obfcure, un gouffre dans le ciel, où il femble que la fumée fe joue: — Peu après, cette apparence obfcure fe range fous la forme d'un demi-cercle, entouré d'un bord lumineux ; dont le fommet décline ordinairement, quoique pas toujours, de quelques degrés vers l'Oueft: quelquefois on voit deux ou trois arcs lumineux, qui tous font féparés l'un de l'autre par un efpace plus ou moins obfcur.

C'est de cet arc, de cet efpace plus ou moins lumineux qui l'entoure extérieurement, de la fumée ou plutôt de l'apparence de fumée qui eft ceinte par cet arc, & du fegment obfcur ou gouffre même qu'il fort une multitude de rayons de différente longueur & largeur, qui tous font ordinairement d'un rouge-pâle, quelquefois d'une couleur de flamme, & plus rarement d'un rouge foncé, d'une couleur de fang, ou entremélés de verd. —

Ces rayons s'élancent obliquement & s'élevent fur l'arc & fur le fegment obfcur, comme les bâtons d'un éventail. Ils font d'une fubftance éxtrêmement tenue, car on voit même les plus petites étoiles à travers: & ils reffemblent parfaitement, quant à la forme, à la couleur, à la fubftance, aux queues de cometes. —— Quelquefois ces rayons font comme accumulés & condenfés, foit fur l'arc, foit dans le fegment, & ne reffemblent pas mal à une belle flamme.

Alors toute la matiére paroît en mouvement: les rayons s'élancent & difparoiffent, changent à tout moment de forme & de couleur: le fegment obfcur même, qui eft au deffous de l'arc lumineux, paroît fe mouvoir: tantôt s'ouvrir, pour lancer, comme du fond d'un abîme, de la fumée & des flammes: tantôt fe fermer: —— ces rayons fortent non-feulement du fegment & de l'arc, mais de toutes les parties du ciel: traverfent l'atmofphére entiére en mille & mille maniéres, & ils reffemblent quelquefois par leur forme, leur vîteffe, leur éclat, à des éclairs. — Il fe meut dans l'air des taches, ou de très petits nuages de la même couleur & fubftance que les rayons: & qui par leur grandeur & leur figure ne reffemblent pas mal à des cailloux (a).

Enfin il s'éleve auffi des rayons dans le Sud: ceux-ci fe joignent à ceux qui partent du Nord, & ils fe réuniffent un peu au Sud-Eft du Zenith, où ils forment comme une couronne, un pavillon, ou le ciel d'un lit: pavillon, que la couleur alternativement jaune & rouge des rayons qui le compofent, fait paroître tapiffé de bandes. Rien n'égale la beauté de ce fuperbe & éclatant fpe&acle: mais il décheoit: bientôt le pavillon difparoît: les rayons s'affoibliffent; leur couleur, leur éclat, leur grandeur, leur nombre dìminue: le fegment obfcur n'eft plus: il n'y a que l'arc qui refte: & celui-ci fe change peu à peu en une lumiére blanchâtre, pâle, arquée, qui difparoît d'ordinaire avant que l'aurore du lendemain commence à poindre.

Tel eft le Tableau d'un des plus impofans fpe&acles de la Nature: & dont l'éclat eft autant au deffus de cette defcription, qu'un bel objet l'eft au deffus d'une foible éfquiffe.

CE-

(a) Ce phénoméne eft rare: je l'ai cependant vu plus d'une fois: furtout dans la fuperbe Aurore boréale du 26 Mars 1773. On l'a vu auffi dans l'aurore boréale du 16 Mars 1716. M. Halley en a donné la figure, *Phil. Tranf.* No. 347. Vol. 29. p. 415.

Cependant ce fpectacle n'eft pas toujours également beau ; toutes les Parties, qui forment une aurore boréale éclatante, ne paroiffent pas toujours toutes à la fois.

Tantôt on ne voit qu'un arc lumineux, dont le fommet eft au Nord, ou Nord-Oueft; tantôt cet arc eft circulaire ; tantôt elliptique; tantôt de figure irréguliére: tantôt fans rayons: tantôt il en lance plufieurs ; enfin il eft quelquefois dépourvu du fegment obfcur, qu'il ceint & renferme d'autres fois.

Il arrive qu'on n'apperçoît que des rayons, ou même un rayon unique: quelquefois un rayon fort long, qui paroît dans l'air comme une lance, où une faulx.

Quelquefois l'aurore boréale ne confifte que dans une lumiére qui paroît au Nord, fans forme déterminée, comme fi l'air y étoit fort éclairé.

Enfin il arrive, mais fort rarement, que l'atmofphére eft comme teinte en entier en rouge, en rouge de fang: ainfi que cela eut lieu finguliérement en 1737, & auffi en 1769."

§. LXXV.

Les Phyficiens ont fait un grand nombre de conjectures pour expliquer ce beau phénoméne. Il en eft qui en rendent raifon par des vapeurs fulfureufes & phosphoriques: d'autres ne confidérent l'aurore boréale que comme un phénoméne emphatique, caufé par la réfraction des rayons folaires: d'autres ont eu recours au fluide magnétique. M. Euler croit que la matiére de l'aurore boréale eft la même que celle de la queue des cometes, & M. de Mairan s'eft rendu célébre par fon beau fyftême fur ce fujet ; il explique l'aurore boréale par le mélange de l'atmofphére du foleil, & de celle de la terre.

Les Phyficiens ayant donc eu recours à un fi grand nombre de principes différens; & ayant employé pour l'explication de ce météore tout ce qui paroiffoit avoir la moindre analogie avec les phénoménes qu'il nous préfente, il n'eft pas étonnant qu'on ait eu recours à l'électricité pour expliquer l'aurore boréale, dès que l'on eût fait voir que le fluide électrique qui paffe par le vuide, s'y montre fous la forme de rayons de différentes figures, & de couleurs très variées, felon la différente énergie du fluide électrique, & le différent degré de raréfaction dans l'air. —— Cette opinion parut acquérir un nouveau degré de force, dès qu'on eut prouvé invinciblement, au moyen de bar-

res de métal élevées fur les édifices, ou de cerf-volans, que le fluide électrique éxiste dans l'atmosphére, & qu'il y est la caufe de la foudre, de
l'éclair, & du feu *St. Elme.*

§. LXXVI.

A peine eut-on fait ces obfervations, ou l'éxplication de l'aurore boréale
par l'électricité, parut ne plus fouffrir de difficulté: & l'on adopta généralement
ce fyftême. On trouva trop d'analogie entre les phénoménes de l'électricité
& ceux de l'aurore boréale, pour pouvoir douter que celle-ci ne foit produite par celle-là, & plufieurs Phyficiens propoférent là-deffus leurs fyftémes
comme à l'envi. M EBERHARD (*a*), Profeffeur à Halle, & le Perc
PAUL FRISI (*b*) à Pife, font du nombre de ceux qui ont publié les premiers des écrits fur ce fujet: & ces éxplications ont été perfectionnées depuis
ce tems par MM. BECCARIA, WILKE (*c*), FRANKLIN & quelques
autres Phyficiens.

Nous pafferions les bornes de notre plan, fi nous propofions & difcu-
tions chaque fyftème féparément: nous nous bornerons à celui de M. EBER-
HARD & à celui de FRANKLIN, qui nous ont paru mériter la préférence: & peut-être même que le premier a fervi de fondement à tous les autres.

§. LXXVII.

M. EBERHARD établit fon fyftême fur les principes fuivans.

I. *L'AIR eft un corps idioélectrique, & conféquemment rempli de fluide é(ectri-
que.* On peut le prouver de deux maniéres. On fait que tous les corps peuvent être électrifés; les uns par frottement, les autres par communication.
L'air pur & fec eft du nombre des premiers, puifqu'il ifole les corps électriques, fans en détourner le fluide qui y eft contenu. On fait de plus que
l'air fournit de la lumiére dans l'obfcurité, lorfqu'il fe meut avec une grande
vîteffe, & qu'il frotte en même tems avec une grande force contre d'autres

---

(*a*) Dans fes Mêlanges imprimés en Allemand fous le titre de *Vermifchte Abhandlungen*,
deux volumes in 8,

(*b*) *Differtatio de natura & motu Aetheris* in fine Tom. I. *Differt. variarum.*

(*c*) Dans fon Difcours fur l'aurore boréale, lu à l'Académie de Suede en 1778; & imprimé
en Allemand dans un Recueil qui porte pour titre *Schwedisch Magazin.*

corps. C'eſt ainſi que l'air puiſſamment condenſé luit dans l'obſcurité, lorſqu'il s'échappe par un petit trou : comme il arrive aux fuſils à vent.

2. L'air atmosphérique doit être plus électrique aux environs des Poles,
que ſous l'Equateur. Car l'expérience enſeigne qu'un trop grand degré de
chaleur eſt nuiſible à l'électricité. Plus les pores de l'air ſont rémplis
de la matiére du feu, moins il y reſte de place pour le fluide électrique.
Or, comme l'air eſt extrêmement rechauffé par le ſoleil entre les Tropiques,
les pores ſe rempliſſent de particules de feu, qui en chaſſent le fluide électrique, lequel ſe portera vers les endroits où il trouvera des pores prêts à le recevoir ; mais l'air étant plus froid autour des Poles, ſes pores contiennent
moins de particules de feu, & le fluide électrique y pénétrera facilement,
Outre que l'air eſt plus denſe autour des Poles, & éxerce une plus grande
force de cohéſion à l'égard du fluide électrique.

3. L'électricité qui paſſe par le vuide, s'y montre ſous différens degrés de
lumiére, & préſente les mêmes phénoménes qu'on obſerve dans l'aurore boréale.
C'eſt ce qu'on prouve par une multitude d'éxpériences.

4. L'air devient moins denſe, à meſure qu'il s'éleve d'avantage au deſſus de
la terre.

5. Les particules d'un corps, qu'on rendra électrique, doivent être miſes dans
un mouvement d'oſcillation interne très grand ; afin qu'elles puiſſent expulſer par
ce mouvement le fluide électrique qu'elles renferment. On ſe ſert, par éxemple,
du frottement pour le verre, comme du moyen le plus propre pour produire
cet effet. — Mais la Nature peut facilement le produire par d'autres cauſes. — Le frottement met les plus petites particules des corps en mouvement : on s'en apperçoit, puiſque le frottement produit de la chaleur. —
Or, comme tous les corps idioélectriques acquiérent l'électricité par le frottement, il faut qu'il s'y éxcite dans tous une agitation interne — Mais il eſt
des faits qui prouvent qu'il n'eſt pas toujours beſoin de frottement pour
opérer cet effet : car on a obſervé à Londres que des carreaux de vitre
ſont devenus électriques par la ſecouſſe qu'une décharge de canons produiſit
dans l'air. — La Nature produit des effets ſemblables par plus d'une cauſe :
on n'a qu'à ſe rappeller de combien de maniéres différentes on peut éxciter
le feu : tantôt par le frottement, tantôt par les rayons ſolaires, tantôt par
des efferveſcences : tantôt par le mélanges de ſubſtances inflammables. On

pourra donc concevoir facilement que l'électricité peut également être éxcitée par différens moyens.

M. EBERHARD prétend qu'on se trouve suffisamment en état d'éxpliquer l'aurore boréale en employant ces principes. Car: l'air est un corps idioélectrique : un pareil corps est électrisé dès que ses particules sont mises en mouvement : l'air doit donc devenir électrique par l'agitation interne des particules qui le composent. — La caléfaction des corps montre que les rayons solaires sont en état de produire cette agitation : il est donc possible que l'air devienne électrique uniquement par l'action des rayons solaires. — Mais, comme une trop grande caléfaction de l'air nuit à son électricité, celle-ci ne sera pas sensible dans les pays que nous habitons, où l'air est promptement échauffé par les rayons du soleil : & elle le sera moins encore dans la Zone Torride. — Mais comme le fluide électrique est plus concentré aux environs des Poles, & que le froid y est plus considérable, ce fluide n'y rencontre rien de nuisible : il n'y est pas diminué, il peut s'élever librement vers les régions supérieures de l'atmosphére & y devenir visible comme dans le vuide. Ajoutez à ceci, que l'air est moins chargé de particules aqueuses autour des Poles que dans les Zones Torride & tempérées : le grand froid y est cause que le peu de vapeurs qui y parviennent, s'y gèlent, s'y condensent en neige, & retombent par leur propre poids : or, l'éxpérience apprend qu'un air plus sec conserve le fluide électrique , que l'humidité éconduit & disperse.

IL ne sera pas difficile de déduire de cette éxplication générale tous les phénoménes de l'aurore boréale.

1. IL faut que le fluide électrique fasse voir dans les régions supérieures de l'atmosphére, au dessus du pole, une lumiére éclatante : & comme la partie la plus élevée de l'atmosphére, qui est le plus longtems éxposée à l'action des rayons solaires, est par-là-même celle dont l'électricité devient la plus forte, il faut que cette lumiére paroisse sous la forme d'un nuage éclatant. A cause de notre éloignement du pole, ce nuage doit nous paroître placé près de l'horizon, quoiqu'il se trouve réellement dans la partie supérieure de l'atmosphére. S'il se trouve beaucoup de vapeurs dans l'air , elles coloreront cette lumiére septentrionale de rouge, tout comme elles nous font paroître le soleil enflammé ou rouge à son coucher.

2. IL faut que par tout il s'élance de ce nuage lumineux , des

rayons, tout comme dans le vuide le fluide électrique fe difperfe en rayons de tout côté ; & quoique ces rayons s'étendent en ligne droite , il faut par l'effet d'une illufion optique bien connue , qu'ils femblent fe courber vers le Zenith pour y former la couronne.

3. Il faut que la lumiére éclatante de l'aurore boréale s'étende au loin: puifque l'air devient plus rare à mefure qu'il s'éleve d'avantage au deffus de la terre, & qu'il fournit par conféquent moins de réfiftance au mouvement du fluide électrique , qui d'ailleurs eft très vraifemblablement élaftique, & doit conféquemment fe dilater de tous côtés autant qu'il eft poffible.

4. On peut éxpliquer par-là pourquoi les aurores boréales paroiffent le plus fréquemment vers les équinoxes: pourquoi on les voit auffi en hiver, & rarement en été. — En été, le foleil éclaire trop longtems la partie boréale de l'atmofphére: par-là, le mouvement interne qu'il éxcite dans les particules de l'air devient trop grand: l'air devient trop chaud: cette chaleur fait fondre la glace, produit des vapeurs, qui conduifent le fluide électrique, au lieu de le condenfer. Pendant l'hiver, le foleil eft perpétuellement fous l'horizon, ou luit, dans les régions où les aurores boréales paroiffent, quelquefois une demi-heure, ou moins. — Comme fes rayons tombent fort obliquement fur l'atmofphére boréale, ils ne peuvent éxciter que peu de mouvement dans les particules de l'air, & conféquemment peu d'électricité. — Mais dès que le foleil eft parvenu dans l'équateur, fon action fur l'atmofphére boréale eft plus forte, & fuffifante pour mettre tellement les particules de l'air en mouvement, qu'elles peuvent devenir électriques: pendant que le froid eft encore affez grand, & l'air affez dégagé de vapeurs, pour ne pas nuire à l'électricité.

5. On éxplique auffi par-là comment & pourquoi on voit quelquefois un arc lumineux dans l'aurore boréale. Cet arc n'eft que le bord de l'atmofphére boréale. Or, comme ce n'eft pas l'atmofphére entiére, mais que ce font feulement fes parties les plus élevées qui acquiérent un degré confidérable d'électricité, il faut auffi que le bord en foit fort éclairé: & comme l'atmofphére eft fphérique, il faut auffi que le bord de fa coupe paroiffe fous la forme d'arc: — de plus, comme dans le vuide il s'élance des rayons lumineux des corps électrifés, il faut auffi dans l'aurore boréale qu'il y forte des rayons de cet arc lumineux : & comme l'air inférieur n'eft devenu que foiblement électrique, & qu'il eft plus rempli de vapeurs: il n'eft pas étonnant que l'efpace au deffous de l'arc lumineux paroiffe obfcur la nuit.

M 3

6. ENFIN, comme l'air & le fluide électrique lui-même font fort rares: on fent facilement pourquoi l'on voit les étoiles à travers la fubftance de l'aurore boréale ; ce qu'on obferve également par rapport à la queue des cometes.

§. LXXVIIL

A CETTE explication de l'aurore boréale, M. EBERHARD ajoute encore la réfutation de quelques objeétions : mais nous ne nous y arrêtons pas: attendu que les objeétions qu'on pourroit faire contre fa théorie, & furtout contre la maniére dont il éxplique l'origine du fluide éleétrique qui fe trouve dans l'atmofphére, font tellement nombreufes & preffantes, qu'elles détruifent entiérement ce fyftême: comme il eft aifé de s'en appercevoir, dès qu'on eft fuffifamment verfé dans l'éleétrologie moderne. Mais il faut fe placer au tems, auquel M. EBERHARD a publié fon fyftême: & on ne fauroit s'empêcher d'avouer que, vu l'état de l'éleétrologie, ce fyftême méritoit alors toute l'attention des phyficiens & qu'il a pu frayer la route à des conjeétures plus vraifemblables. — Examinons donc à préfent, fi le fyftême de FRANKLIN mérite la préférence fur celui de M. EBERHARD.

§. LXXIX.

LE 14 Août 1779 (a) M. LE ROI lut à l'Académie un Mémoire de M. FRANKLIN, contenant des fuppofitions & des conjeétures fur la caufe des aurores boréales: en voici un éxtrait fuccint.

1. L'AIR échauffé devient plus léger que celui dont la température eft plus froide : devenu plus léger, il s'éleve, & l'air voifin plus froid & plus péfant le remplace.

2. L'AIR échauffé entre les Tropiques, s'éleve donc perpétuellement, & fa place eft remplie par des courans d'air qui viennent de régions plus froides, favoir du Nord & du Sud.

3. L'AIR échauffé & dilaté par l'aétion du foleil entre les tropiques, & nageant fur un air plus froid & plus péfant, doit néceffairement fe répandre vers le Nord ou vers le Sud, & defcendre vers les poles pour remplacer celui qui s'éxporte vers l'équateur.

____

(a) Journal de Phyfique, 1779, Tom. I. p. 409.

4. L A grande quantité de vapeurs que l'action du foleil fait monter entre les tropiques, forme des nuages, dont quelques-uns retombent en pluie avant d'arriver à la région polaire, pendant que d'autres y paſſent.

5. L E s éxpériences faites par le moyen d'un cerf-volant nous apprennent que les nuages, quand ils ſont électriſés poſitivement, contiennent une abondance de fluide électrique : on peut également s'en convaincre, en recevant la pluie, la neige, la grêle dans un vaiſſeau de métal bien iſolé : on le trouvera électriſé.

6. C E fluide électrique tombant ainſi ſous la forme de pluie, de neige, de grêle, eſt imbibé par la terre : ou, ſi cette opération graduelle ne ſuffit par pour décharger les nuages, on voit que l'équilibre eſt rétabli ſoudainement par des coups de tonnerre & des éclairs.

7. P O U R que la terre puiſſe recevoir l'électricité ſurabondante des nuages, il faut qu'elle ſoit un conducteur ſuffiſant.

8. N O T R E terre poſſéde dans les climats tempérés cette propriété de recevoir le fluide électrique : & peut-être la chaleur en eſt la cauſe. La cire, par éxemple, & le verre ſont des corps idioélectriques : mais ramollis ou fondus par la chaleur ils peuvent transmettre & conduire l'électricité.

9. I L en eſt de même de l'eau : elle eſt un très bon conducteur dans ſon état de fluidité : mais gelée, quoique par un froid médiocre, elle perd en partie cette propriété : quand le froid eſt éxtrême, elle la perd en totalité.

10. L A terre étant couverte d'une croûte de glace, comme cela a conſtamment lieu dans les régions polaires, transmet moins bien le fluide électrique, que dans les régions tempérées : & conſéquemment ne peut pas recevoir le fluide électrique, contenu dans l'atmoſphére.

11. L E S vapeurs, ou particules aqueuſes, qui s'élévent des environs de l'équateur, & ſe forment en nuages, doivent ſe condenſer, après avoir atteint les régions polaires, & y tomber en forme de neige.

12 L A neige, qui tombe ſur un ſol gelé, conſerve ſon électricité, puiſque la croûte de glace, qui couvre toujours ces contrées, eſt trop fortement gelée, pour pouvoir transmettre le fluide électrique qui tombe avec la neige : ce fluide doit donc ſe raſſembler & ſe condenſer ſur ce gâteau de glace.

13. P U I S Q U E l'atmoſphére eſt plus peſante dans les régions polaires, & que la force centrifuge y eſt moindre, il faut auſſi que la quantité d'air & la hauteur de la colonne aërienne y ſoient moins conſidérables : ainſi il doit y avoir

moins de diftance de la terre au vuide qui eft au deffus de la terre dans ces régions, que dans les climats tempérés , où la chaleur eft plus forte: où la terre & la mer ne font pas gelées , & qui peuvent par-là recevoir & transmettre plus facilement le fluide électrique. En ce cas, le fluide électrique accumulé fur la glace près du pole, pénétrera plus facilement dans l'atmofphére par des directions perpendiculaires, que dans la direction horizontale : puifque la réfiftance de l'air diminue à raifon de hauteur ; & qu'elle refte au contraire toujours la même dans la direction horizontale.

14. Puisque le vuide transmet facilement l'électricité, il eft vraifemblable que le vuide naturel, qui fe trouve dans la partie fupérieure de l'atmofphére , la transmettra également.

Après avoir établi ces principes, M. Franklin propofe fon éxplication fous la forme de queftions, de la manière fuivante:

N'est-il a poffible

1. Que la grande quantité d'électricité portée dans les régions polaires, par les nuages qui s'y raffemblent, vienne à s'y condenfer & à tomber avec la neige ?

2. N'est-il pas poffible que l'électricité tendant alors à pénétrer dans la terre , & ne le pouvant pas, à caufe des glaces qui s'y oppofent, fe reporte en haut : qu'elle s'ouvre un chemin à travers l'atmofphére peu élevée de ces régions : fe difperfe dans le vuide au-deffus de l'air, & fe dirige enfin du côté de l'équateur, en divergeant comme les Méridiens?

3. L'électricité ne fera-t-elle pas alors très vifible dans les endroits où elle fera plus denfe, & ne le deviendra-t-elle pas de moins en moins, à mefure que la divergence augmentera, jufqu'à ce qu'enfin elle trouve une iffuë vers la terre dans des climats plus tempérés, ou qu'elle fe mêle avec l'air fupérieur: & fi la nature opére de cette manière , n'en réfultera-t-il pas toutes les apparences des aurores boréales?

4. Ces aurores ne devront-elles pas paroître plus fréquemment en automne, aux approches de l'hiver, non-feulement parce que les nuits font plus longues dans cette faifon , mais encore parceque dans l'été la longue préfence du foleil peut amollir la furface du grand gâteau de glace des régions polaires, & le rendre plus propre à conduire l'électricité; ce qui nuira à fon accumulation dans ces régions.

5. L'atmosphére des régions polaires devenant plus denfe par le froid
éx-

extrème, & l'humidité qui la charge étant gelée, quelque grande lumiére ne peut-elle pas pendant la nuit rendre cette atmofphére alors un peu vifible à ceux qui vivent dans l'air plus raréfié des latitudes moins voifines du pole? Et dans ce cas, quoique cette atmofphére foit elle-même un cercle plein, s'étendant à une certaine diftance autour du pole, ne doit-elle pas paroître aux fpectateurs placés de maniére à n'en voir qu'une partie, fous la forme d'un fegment dont la corde refte fous l'horizon; & fon arc s'élévant au-deffus plus ou moins felon la latitude d'où il eft vu, ne doit-il pas paroître d'une couleur un peu obfcure, mais affez tranfparente, pour permettre à la vue d'appercevoir quelques étoiles à travers?

L'ÉLECTROLOGIE nous enfeigne, que les rayons du fluide électrique fe're-pouffent mutuellement, à moins qu'il n'y ait quelque conducteur affez voifin pour les recevoir. Quand ce corps fe trouve à une plus grande diftance, les rayons commencent par diverger; mais convergent enfuite pour y entrer.

6. CES effets du fluide électrique ne peuvent-ils pas éxpliquer quelques-unes des variétés des figures qu'on obferve quelquefois dans le mouvement de la matiére de l'aurore boréale? N'eft-il pas poffible que les rayons de cette matiére paffant par-deffus l'atmofphére, ou du pole vers l'équateur, felon toutes les directions des méridiens, rencontrent au-deffous d'eux en différens endroits de leur paffage, des régions nébuleufes, ou d'un air humide, qui, étant dans un état d'électricité naturelle, ou dans un état négatif, peuvent être propres à recevoir ce fluide électrique?

7. ENFIN, fi ces régions font plus que faturées de fluide électrique, les rayons lumineux ne feront ils pas repouffés par ces maffes, vers d'autres, & ne produiront-ils pas auffi ces figures, que ceux qui ont décrit l'aurore boréale nomment des couronnes?

§. LXXX.

SI l'on vient à comparer attentivement ces fuppofitions, & l'éxplication de l'aurore boréale qui eft appuyée fur ces fuppofitions, avec les loix conftantes de l'électrologie, & les phénoménes de l'aurore boréale, on reconnoîtra facilement, que les conjectures de M. FRANKLIN ne fortent nullement des bornes prefcrites aux bonnes hypothefes: & que ce fyftême mérite la préférence fur tous ceux dont nous avons fait mention ci-deffus: fi l'on en éxcepte peut-être celui de M.

DE MAIRAN.— Nous n'affirmerons cependant pas, que ce fyftême foit à tous égards parfaitement conforme à ce qui fe paffe dans la Nature, & qu'il fuffife entiérement, & fans appeller un peu d'imagination à fon fecours, à l'éxplication de tous les phénoménes. — Nous obferverons feulement, que fi M. DE MAIRAN eût connu cette éxplication de M. FRANKLIN, il auroit eu tort de la ranger, comme celles d'autres Phyficiens qui avoient employé l'électricité pour éxpliquer l'aurore boréale, parmi la claffe de fimples conjectures, d'hypothefes gratuïtes: car nous nous trouvons en état, tant en fuivant ce fyftême de FRAN-KLIN, qu'au moyen des découvertes qu'on a faites dans l'électrologie depuis le tems de M. DE MAIRAN, de répondre, finon à toutes les ques-tions & objections que ce célébre Phyficien a faites contre l'éxplication de l'aurore boréale par l'électricité, du moins aux principales d'entre elles. (*a*) C'eft ce qu'il nous refte à faire voir.

§. LXXXI.

M. DE MAIRAN demande d'abord d'où l'on fait que la matiére électrique, dont nous ne connoiffons l'éxiftence & les effets que fur la terre, & tout au plus dans la région inférieure de notre atmofphére, réfide auffi à deux cens lieues au-delà ? comment elle s'y rend vifible pendant des nuits entiéres, & fous une forme fi différente de celle que nous lui voyons ici-bas?

Nous répondrons là-deffus : 1. que l'éxiftence du fluide électrique dans la partie fupérieure de l'atmofphére eft actuellement fuffifamment démontrée ; qu'il l'eft auffi que l'éxcès de ce fluide eft toujours trouvé d'autant plus grand, que les inftrumens dont on fe fert, font placés à une plus grande hauteur dans l'atmofphére : & conféquemment qu'il n'eft pas contradictoire que le fluide électrique, qui a tant d'affinité avec l'air raréfié, fe trouve à deux cens lieues & au-delà de la furface de la terre: quoique ce foit un point qu'il n'eft pas poffible de prouver par des éxpériences directes.

Nous répondrons en fecond lieu, que lorfque le fluide électrique fe décharge, foit graduellement, foit tout d'un coup, fur des corps conducteurs, & par conféquent, que lorfqu'il fe rend felon le fyftême de FRANKLIN du Nord, où fe trouve une abondance de ce fluide, dans des régions de l'atmofphére

---

(*a*) Traité de l'aurore boréale, p. 445.

qui le conduifent mieux, c'eft-à-dire vers l'équateur, il peut devenir vifible:
voyez No. 2 & 3 du Syftême de FRANKLIN.

II. COMMENT, demande en fecond lieu M. DE MAIRAN, comment
cette matiére dont toutes les éxpériences nous indiquent la perpétuité & la
permanence dans tous les corps, dans l'air que nous refpirons, & qui, felon
qu'on eft fondé à le croire, n'a jamais ceffé d'être dans le tonnerre, & dans
tous les météores ignés, après s'être montrée par intervalles, & pendant quelques années dans l'aurore boréale, difparoit elle enfin & ceffe d'être vifible à cette
hauteur endant cinquante ou foixante ans : tandis que ces autres météores
où elle réfide, fe montrent continuellement & prefque périodiquement?

CETTE réflexion de M. DE MAIRAN nous paroît revenir à ceci : D'où
vient que l'A. B. ne fe montre pas auffi conftamment toutes les années que
le tonnerre, la foudre, & d'autres météores que nous favons dépendre de
l'action du fluide électrique? Nous remarquerons là-deffus:

I. QUE plus le nombre de circonftances qui doivent concourir pour produire
un phénoméne eft grand, plus auffi ce phénoméne fera fujet à des variétés:
& qu'il pourra arriver, par le défaut d'une feule circonftance, qu'il ne foit pas
produit du tout.

2. QU'IL faut, felon le fyftême de FRANKLIN, le concours d'un plus
grand nombre de circonftances pour produire l'A. B. que la foudre : car il
faut 1. Qu'il s'éleve une quantité fuffifante de fluide électrique d'entre
les tropiques, pour paffer aux régions polaires: 2. que la furface de la terre
dans ces régions foit précifément en état de ne pas transmettre ce fluide;
c'eft-à-dire que la furface de la terre y doit être parfaitement ifolée & conféquemment renvoyer le fluide électrique dans un air plus rare, qu'on peut
confidérer en ce cas comme un conducteur.

3. QUE les régions fupérieures de l'atmofphére entre les tropiques doivent
être fuffifamment *conductrices*, pour pouvoir recevoir le fluide électrique,
accumulé au Nord, & le rendre vifible.

4. QUE conféquemment, s'il y manque une feule de ces circonftances,
l'A. B. ne fauroit avoir lieu: & qu'il peut arriver, dans la Nature, peut-
être fouvent, qu'une de ces trois circonftances n'ait pas lieu: & même que
ce foit pendant un affez long tems, tantôt l'une, tantôt l'autre qui manque:
ce qui empêchera l'aurore boréale de paroître de quelque tems.

ENFIN: nous remarquerons que l'A. B. peut paroître dans la partie fupérieure de l'atmofphére, fans que nous lá voyions ici-bas: puifqu'une lame de nuages dans la partie inférieure de l'air, peut nous cacher comme par un voile ce qui fe paffe dans la partie fupérieure. Toutes ces circonftances peuvent être caufe que l'aurore boréale foit des années entiéres fans paroître: tandis que le tonnerre & la foudre, & d'autres météores, qui dépendent de moins de circonftances, s'offriront tous les ans à nos regards.

III. M. DE MAIRAN demande en troifiéme lieu: quelle eft la liaifon de la matiére électrique avec le mouvement annuel de la terre dans fon orbite, avec le perihélie & l'aphélie de cette aftre pour doubler ou tripler la fréquence de fes apparitions, lorfque la terre eft autour de l'un de fes points, plutôt que lorfqu'elle eft autour de l'autre, comme il arrive aux apparitions de l'aurore boréale?

NOUS favons que le fluide électrique n'a pas de liaifon immédiate avec le mouvement de la terre: mais nous ajoutons en même tems, que c'eft de ce mouvement que dépend le changement des faifons : & de celui-ci l'activité plus ou moins grande du fluide électrique dans notre atmofphére. Quand la terre eft dans fon perihélie, le froid eft le plus grand au pole boréal; la terre eft donc plus en état d'empécher la difperfion, ou plutôt la perte du fluide électrique : l'atmofphére eft alors plus propre à rendre le fluide électrique actif qu'en d'autres faifons, furtout lorfque la terre eft dans l'aphélie: & c'eft précifément par cette raifon qu'on obferve l'A. B. plus fréquemment quand la terre eft dans fon perihélie, que quand elle eſt dans l'aphélie: quoiqu'il n'y ait pas de rapport immédiat entre le mouvement de la terre & l'activité du fluide électrique, comme nous l'avons déja reconnu. Voyez l'éxplication de FRANKLIN, No. 4.

IV. M. DE MAIRAN demande par quel mécanisme, quelle impulfion, ou par quelle attraction, cette matiére électrique dont la furface de la terre eft pour ainfi dire inondée, va fe raffembler autour des poles, fous la forme de l'arc lumineux qui conftitue l'aurore boréale? Ne devroit-elle pas plutôt, venant de la terre, refluer vers l'équateur en vertu de fa rotation-diurne: & pourquoi ne fe raffemble-t-elle plus, ou n'eft-elle plus vifible au deffous d'une certaine latitude, prefque point aux parties méridionales de l'Europe, & jamais au-delà, ni dans la Zone Torride? Ces parties de la terre font-elles privées de la matiére électrique? ou, fi elles n'en font pas privées, pourquoi cette matiére ne fauroit-elle plus s'y élever, s'y raffembler fous la forme de l'A. B. comme dans les autres.

Il ne fera pas néceſſaire de répondre en détail à cette queſtion, puiſque
M. Franklin éxplique dans ſa Théorie, non-ſeulement comment le fluide
électrique élevé de la zone torride paſſe aux régions polaires, mais encore
pourquoi ce fluide ne reflue pas juſques vers l'équateur & pourquoi les A. B.
ne font gueres plus viſibles ſous certaines latitudes, & pas du tout dans la
zone torride. Voyez les No. 4, 5, 6, 10, 11, 12, 13. des Suppoſi-
tions, & les No. 2 3, 4, 5. de l'Explication de M. Franklin.

v. M. de Mairan demande enfin, que voit-on dans la matiére électrique qui reſſemble le moins du monde au ſegment obſcur de l'A. B., à ces
floccons blanchâtres & cotonneux qui s'élévent, ou ſemblent quelquefois s'é-
lever de toutes les parties de l'horizon vers le zenith, à la couronne du zenith, &
à cent autres phénoménes qui accompagnent ou qui compoſent l'aurore boréale ?

Nous remarquons que, quoique le fluide électrique, quand il paſſe par le
vuide, ait quelque reſſemblance avec l'aurore boréale: celle-ci n'eſt cependant
pas aſſez complette pour pouvoir être appliquée, dans tous ſes points, à notre
phénoméne ; (a) qu'ainſi il eſt très difficile, à moins de s'aider d'un peu d'i-
magination, de donner une éxplication ſatisfaiſante de tous les phénoménes
que l'aurore boréale préſente: enfin que le ſyſtéme de Franklin, n'étant
qu'une conjecture très ingénieuſe, à laquelle il manque encore beaucoup pour
avoir toute la vraiſemblance déſirable; il ſera peut-être plus prudent de regarder,
avec M. de Mairan, l'aurore boréale comme un phénoméne coſmique,
que comme un phénoméne qui dépend de l'électricité de l'atmoſphére, ainſi que
M. Franklin le propoſe.

(a) M. Wilcke s'eſt particuliérement appliqué à expliquer par l'électricité, tous les phénoménes de l'aurore boréale dans un diſcours lu à l'Académie Royale de Suede, en 1778 :
le diſcours a été publié en Suédois & réimprimé en Allemand dans un Recueil qui porte pour
titre, *Schwediſch Magazin*. M. Bertholon a traité fort au long le même ſujet dans ſon *Traité ſur
l'électricité des météores*. Nous ne déciderons pas du ſuccès de leurs travaux, & nous ne pré-
viendrons pas le jugement de ceux qui voudroient recourir aux ouvrages même : nous
oſons e recommander la lecture à tous ceux qui deſireront d'éxaminer cette matiére ſous tous
les points de vue poſſibles: mais qu'il nous ſoit permis, tout en rendant aux mérites de
ces Phyſiciens le tribut qui leur eſt dû, de remarquer en général, qu'autre choſe eſt, imagi-
ner comment le fluide électrique pourroit produire tous les phénoménes de l'aurore boréale,
& établir qu'elle agit en conſéquence: & autre choſe, prouver enſuite que la Nature agit réellement par ces mêmes moyens que notre imagination nous a fournis: c'eſt cependant ce dernier
point qui peut ſeul demontrer la vérité d'une hypothéſe.

B.

La Trombe.

§. LXXXII.

Parmi la multitude de météores qu'on attribue aujourd'hui à l'action du fluide électrique contenu dans l'atmosphére, se trouve aussi la Trombe: phénoméne qu'on obferve rarement ailleurs que fur mer, & qui eft très fréquent dans la Méditerranée. Le péril imminent qui accompagne toujours la trombe, eftfans doute caufe qu'on n'a qu'un petit nombre d'obfervations, qui fourniffent un détail éxact de tous les phénoménes que ce météore préfente. Donnons d'abord un réfumé de ces phénoménes: & éxaminons enfuite fi l'on eft fondé à les attribuer à l'action de l'électricité.

Les lettres de M. Franklin & du Dr. Perkins prouvent fuffifamment qu'on n'a pas toujours parlé du même météore en décrivant la trombe: & que pendant que les uns ne décrivoient que la trombe defcendante, d'autres parloient de l'afcendante, c'eft-à-dire de celle qui s'éleve de la furface de la mer vers les nuées. Mais fi nous confultons l'hiftoire de ce météore, & furtout les obfervations de Thevenot, Dampier, Kalsenius, Jallabert, le Gentil, & l'*Hiftoire de l'Académie*, on n'héfitera pas à regarder, avec M. de Buffon, comme trombes, tant celles qui s'élévent, que celles qui fe déchargent des nuées vers la terre.

La trombe de la derniére efpéce, la feule qu'on ait regardée jufqu'ici comme un phénoméne électrique, fe préfente fous la forme d'une colonne, formée d'un nuage noir & épais, qui pend pendant quelque tems fans mouvement, ou du moins fans fe mouvoir beaucoup: d'ordinaire, cette colonne ne fe forme que quand le nuage commence à fe mouvoir, & alors elle defcend peu à peu. — De loin elle paroît avoir la forme d'une trompette marine, dont la bafe eft attachée à la nuée, & l'orifice tourné vers la terre, quelquefois parvenant jufqu'à fa furface, ou à celle de la mer; mais le plus fouvent, s'arrêtant à quelque diftance. Quelquefois cette colonne paroît s'arrêter avec le nuage d'où elle fort à la même place, & alors elle fe tient perpendiculairement: s'avance t-elle, elle fe tient obliquement: fouvent elle fe courbe alors un peu, & prend la forme d'un fanon de baleine, dont la pointe eft tournée en bas: quelquefois cette colonne fe meut avec une prodigieufe vîteffe.

La largeur de cette colonne varie beaucoup felon les circonftances: quelquefois elle eft d'une toife, quelquefois de quatre ou cinq: & l'on en a vu de cinquante toises de largeur. — Quelquefois c'est une colonne aqueuse, claire & transparente : mais souvent elle est grise & noirâtre : d'ordinaire elle ne dure que peu de tems : quelquefois elle disparoît, & revient un moment après au même endroit. Descend-t-elle jusqu'à la surface de la terre ou de la mer, elle enleve tout ce qui se trouve sous elle. Se tient-elle au dessus de l'eau : celle-ci commence par bouillonner au dessous de la trombe ; il s'en détache d'abord comme un brouillard épais : & ensuite l'eau même est attirée sous la forme d'une colonne épaissie. La trombe passe-t-elle au dessus des champs, elle cause le plus terrible dégât. — Il est un grand nombre d'éxemples, qu'elle a enlevé les toits des maisons, déracine de gros arbres, qu'elle en a arraché de grosses branches ; enlevé de grosses pierres, des chevaux, des bœufs, des hommes ; & qu'elle les a laissé retomber soit à peu près à la même place d'où elle les avoit pris, soit quelquefois loin de là. Quelquefois elle lance de la grêle, & est accompagnée d'un son pareil à celui d'une mer agitée ; ou au hurlement d'une tempête, ou au bruit d'un grand nombre de voitures qui rouleroient avec vitesse sur une chaussée : mais d'ordinaire ce bruit ressemble au son d'un grand nombre d'oiseaux, ou au sifflement d'un vent violent qui agite les manœuvres d'un vaisseau. Enfin on a quelquefois comparé ce son à celui que produit un serpent à sonnette.

§. LXXXIII.

Commençons par l'éxamen de cette sorte de trombe : nous traiterons ensuite de l'autre.

Voici les principes, d'après lesquels on établit que ces trombes sont dues à l'action de l'électricité.

1. Qu'elles se forment d'ordinaire par un air orageux & rempli de nuages : quelquefois pendant qu'il fait du tonnerre, & conséqemment dans le tems où l'on sait que l'équilibre de l'electricité aërienne est détruit.

2. Qu'on a quelquefois vu ces trombes lancer des éclairs, & que le Capitaine Cooke a vu une trombe s'évanouir immédiatement après en avoir lancé un.

3. Qu'on a vu de petits nuages être attirés & repoussés pendant la formation d'une trombe, ou peu auparavant.

4. Qu'on a vu, selon le rapport du R. P. Beccaria, des trombes s'évanouir par l'établissement de conducteurs pointus : & que cela se pratique par des marins de differentes nations.

5. Enfin qu'on peut imiter les trombes par l'électricité artificielle.

Tels font les principes, qui non-feulement ont engagé plufieurs de nôs Phyficiens à attribuer les trombes defcendantes à l'action de l'électricité ; mais ce font encore ceux par lefquels ils croient pouvoir donner une éxplication complette de ces météores. On en appelle conféquemment à cette loi conftante, que des corps non électrifés, ou qui fe trouvent dans leur état naturel, attirent les corps électrifés: d'où l'on conclut que la terre, qui fe trouve dans fon état naturel, doit attirer les nuages qui font dans fa fphére d'attraction. La partie inférieure du nuage, laquelle fe trouve le plus près de la terre, fera donc attirée la première, & le plus fortement: elle obéira à cette attraction, & conféquemment elle doit defcendre vers la terre, ou vers la furface de l'eau, en forme de colonne. Puifque les parties aqueufes font plus fortement attirées que les particules d'air qui fe trouvent entre deux, il faut que l'eau s'accumule dans la partie inférieure de la colonne : & comme c'eft cette attraction qui fait defcendre l'eau de la nuée dans la colonne, celle-ci doit augmenter continuellement en poids, & tomber enfin par l'éxcès de ce poids même. De cette manière, dit-on, il eft facile non-feulement d'expliquer la formation de la trombe, mais encore de donner raifon des phénoménes qu'elle préfente : car 1. il eft facile de voir par-là pourquoi la nuée, d'où fort la trombe, s'arrête quelque tems avant que la trombe fe forme, ou du moins n'avance que peu : car le nuage pofitivement électrique étant attiré par la terre, qui fe trouve dans un état d'électricité négative, eft arrêté ou retardé dans fon mouvement, & par-là-même forcé d'approcher de plus en plus de la terre. — On voit 2. pourquoi la trombe ne fe forme ordinairement que lorfque le nuage commence à fe mouvoir, & pourquoi elle defcend lentement: car la force attractrive de la terre éxerce le plus d'action fur la partie inférieure des nuages, laquelle en eft la plus voifine, & la fait defcendre: par-là la partie fupérieure s'étant déchargée d'une partie de l'eau qu'elle contenoit, dans la colonne, qui commence à fe former, devient plus légére & eut conféquemment être plus facilement mué par le vent: & fi la colonne defcend lentement, c'eft que l'attraction de la terre ne peut vaincre la cohéfion des parties du nuage que peu à peu.

3. On voit pourquoi 'a trombe s'arrête quelquefois pendant quelque tems avec e nuage d'où elle fort, au même endroit, & pourquoi elle defcend perpendiculairement: car le fluide électrique fe décharge dans la terre: le nuage

eft

eſt obligé de s'arrêter par l'attraction de la terre, & conſéquemment la colonne doit s'étendre perpendiculairement.

4. On voit pourquoi la trombe ſe courbe quelquefois pendant qu'elle s'avance, prenant la forme d'un fanon de baleine: car, la partie inférieure de la colonne étant devenue plus peſante par l'eau qui s'y eſt accumulée: la ſupérieure, qui par la même raiſon eſt devenue plus légére, étant pouſſée par le vent, ne ſauroit traîner après elle, avec la même vîteſſe, la partie inférieure, qui préſente un plus grand obſtacle; celle-ci reſte donc en arriére: mais le poids diminuant graduellement vers le haut, l'obſtacle diminue par la même raiſon: les parties ſupérieures ſont mues avec plus de vîteſſe que les inférieures: & toute la colonne doit prendre la figure d'une courbe.

5. On voit pourquoi les trombes ne ſont ſouvent que de courte durée: puiſque le fluide électrique peut ſe décharger promptement dans la terre: or, dès que cette décharge eſt faite, la cauſe qui produiſoit la trombe, ne ſubſiſte plus.

6. On voit pourquoi les trombes diſparoiſſent quelquefois, & ſe reproduiſent un moment après. C'eſt que la colonne, communiquant promptement ſon électricité à la terre, devient, vers le bout inférieur, négativement électrique, & par conſéquent eſt attirée par le nuage qui ſe trouve, au moins rélativement, dans un état d'électricité poſitive. L'expérience faite par Franklin avec des floccons de coton, ſert d'éclairciſſement ſur ce point. — La colonne, ou l'eau qui la formoit, retournant vers le nuage, devient deréchef poſitivement électrique, & eſt conſéquemment remiſe en état de pouvoir deſcendre de nouveau vers la terre. Cette même explication fait voir pourquoi la trombe, dont Cook vit partir un éclair, s'évanouit incontinent.

7. On voit pourquoi les trombes, lorſqu'elles ſont parvenues juſqu'à terre, fourniſſent une très grande quantité d'eau: car ſe trouvant alors tout d'un coup dépouillées de leur fluide électrique, la cohéſion des parties du nuage, dont elle s'étoit formée, eſt détruite tout d'un coup.

8. On voit pourquoi, lorſqu'une trombe ſe trouve au deſſus de l'eau, celle-ci commence à bouillonner, donne une vapeur ou un brouillard, & eſt enſuite attirée vers la trombe ſous la forme d'une colonne épaiſſe: pourquoi, lorſque la trombe paſſe ſur terre, elle produit les dégâts dont nous avons parlé. Il eſt aiſé de déduire ces effets de la forte action électrique qui doit

avoir lieu dans tous ces cas. — On peut auffi attribuer naturellement le bruit qui accompagne les trombes, à l'état violent, où l'action de l'électricité met l'eau dont les trombes fe forment.

9. Enfin on tâche de confirmer cette éxplication par une imitation artificielle des trombes. —— Qu'on prenne deux plateaux de bois : qu'on les place l'un au deffus de l'autre, de façon que le plateau inférieur communique avec le fol, ou avec quelqu'autre conducteur, tandis que le fupérieur eft ifolé. — Celui ci repréfente donc le nuage électrique : & l'autre la furface de la terre, ou la mer. — Qu'on applique fur le centre de la furface inférieure du plateau fupérieur, un bouton de cuivre d'un pouce & demi de diamétre & qu'on mette un peu d'eau dans un creux, qui fe trouve au milieu du plateau inférieur, vis-à-vis du bouton dont nous venons de parler : qu'on fufpende le plateau fupérieur à une telle diftance de l'inférieur, que le bouton fe trouve à un demi-pouce, ou à trois quarts de pouce de l'eau : qu'on le faffe communiquer à une bonne machine électrique, on vera l'eau s'élever du plateau inférieur, fous la forme d'un cone vers le bouton du plateau fupérieur, qui repréfente la furface inférieure d'un nuage électrique ; tout comme cela a lieu dans la formation des trombes, quoique d'une façon inverfe : ce qui cependant ne fait rien à l'affaire.

§. LXXXIV.

Si l'on confidére attentivement l'éxplication que nous venons de donner, on ne fauroit s'empêcher de convenir qu'elle paroît, au moins au premier abord, probable à bien des égards : mais, en l'éxaminant de plus près, on y trouvera des difficultés, qui lui font beaucoup perdre de fa vraifemblance.

Remarquons pour cet effet d'abord, que les particules aqueufes qui fe trouvent dans une nuée, ne peuvent fe réunir en maffe, avant qu'elles ne fe foient déchargées de leur éxcès de fluide électrique, puifque c'eft ce fluide feul qui les tient féparées : & qu'ainfi il faudroit qu'il s'élançât des éclairs de la nuée vers la terre, c'eft-à-dire qu'il fe fît de cette maniére une décharge de fluide électrique, avant la formation de la trombe : c'eft néanmoins ce dont aucune obfervation ne fait la moindre mention : ajoutons que même en ce cas, il fe feroit une rupture de nuage, & qu'il ne fe formeroit pas de trombe.

2. Nous demandons pourquoi la nuée, éprouvant l'attraction électrique de la terre, ne defcend pas (comme il arrive en d'autres circonftances) toute entiére

Jufqu'à une certaine diftance, lance alors fes éclairs, & fe décharge par une pluie à verfe? — Pourquoi n'y-a-t-il qu'une partie de la nuée qui defcend; pourquoi toute l'eau fe raffemble-t-elle dans la partie inférieure, comme dans un fac, tandis qu'il ne fe fait pas encore de décharge de fluide électrique, & que le nuage même ne defcend plus? — L'explication, que nous avons propofée ci-deffus, n'eft pas fuffifante à cet égard, & paroît abfolument contraire aux loix d'électricité qu'on obferve ailleurs: un éxamen attentif fuffira pour nous en convaincre.

3. Nous ne concevons pas qu'une fimple attraction électrique pourroit enlever des toits, élever des pierres, des hommes, des animaux, arracher des arbres: effets qui requièrent un degré de force, lequel furpaffe beaucoup celui de l'attraction électrique.

Les trombes font à la vérité accompagnées de phénoménes électriques: mais il ne s'enfuit nullement que le fluide électrique eft lui-même la caufe de ce météore. —— Nous concédons que le nuage dont il fort, eft électrique, foit pofitivement, foit négativement: cela a toujours lieu dans les nuages: & de-là l'attraction & la répulfion de petits nuages qu'on obferve, tant pendant l'apparition de trombes, qu'en d'autres circonftances.

5. Qu'on ait vu des éclairs defcendre le long du tube ou tuyau des trombes, on n'en fauroit déduire aucune preuve; car il eft naturel que la nuée, qui fe condenfe en verfant de l'eau, & diminue par-là en furface, acquière une électricité pofitive: & que l'éxcès du fluide électrique fe décharge le long du tuyau, comme le long d'un conducteur. — Il feroit donc téméraire de conclure, que l'électricité eft par cette raifon-là, la caufe de la trombe.

6. Les obfervations du P. Beccaria feroient fans doute très décifives, fi on pouvoit les regarder comme vraies: mais comment élever des verges pointues pour prévenir des trombes, dont on ne fauroit connoître d'avance le lieu: & à quelle petite diftance le pouvoir de ces pointes ne s'étend-il pas? — Peut-être qu'un zéle ardent pour éxpliquer les phénoménes de la Nature, a-t-il induit le célébre Beccaria, qui le premier a regardé les trombes comme des phénoménes électriques, à ajouter trop légérement foi à ce que des perfonnes peu véridiques, ou peu inftruites, pourront lui avoir dit. C'eft le foible affez ordinaire aux grands hommes: furtout quand l'enthoufiafme s'en mêle.

O 2

ENFIN, on ne trouve pas dans l'éxpérience qu'on propofe pour confirmer l'éxplication, l'analogie requife : on employe de l'eau , au lieu d'une nuée : pour ne pas parler d'autres circonftances qui rendent inadmiffible une éxpérience , qui d'ailleurs n'éclairciroit qu'un feul phénoméne.

TELLES font les raifons qui nous engagent, fi non à rejetter entiérement l'éxplication des trombes par l'électricité, au moins à la regarder comme une hypothéfe, à laquelle il y manque encore beaucoup de chofes pour la rendre plus ou moins vraifemblable. — Arrêtons-nous à préfent un moment à confidérer la feconde forte de trombes dont nous avons fait mention.

§. LXXXV.

LES trombes qui s'élévent de la furface de la mer vers les nuages, préfentent différens phénoménes. Quelquefois ce ne font que des colonnes d'eau , qui s'élevant jufqu'à une certaine hauteur au deffus de la mer, font tranfportées à une certaine diftance, mais peu grande, & retombent enfuite. — On a vu un pareil phénoméne près de la ville de Haarlem , au mois de Juin 1754. L'eau du Sparen, un large canal près de cette ville, fut élevée à la hauteur de 50 ou 60 pieds, & retomba dans l'efpace d'une minute, après avoir renverfé le toit d'une maifon. —— M. KALSENIUS a décrit fort éxactement un pareil phénoméne, arrivé en 1728 à Mokluffe. L'eau d'un lac s'éleva, & parcourut à peu près la diftance d'un huitiéme de mille fur les terres.

ON a vu pareillement l'eau du lac de Geneve s'élever comme une colonne pendant deux ou trois minutes : enfuite il fortit de l'eau une vapeur épaiffe , & l'eau du lac bouillonna fortement, comme fi elle alloit s'élever entiérement. Un an après on revit fur le même lac un phénoméne pareil, que M. JALLABERT a décrit avec éxactitude. On vit à la diftance d'environ trois mille pieds du rivage une vapeur épaiffe & noire, de la largeur de 16 ou 18 toifes, s'élever comme par fauts. Au bout d'une demi-heure elle fe changea tout d'un coup en une colonne droite, qui s'avança vers le rivage, & difparut en un moment, après y avoir parcouru 50 ou 60 pas. — M. THEVENOT vit près de l'Ifle *Quefomo* l'eau comme bouillir, & s'élever de près d'un pied : elle parut blanche, & fournit une fumée noirâtre, comme le feroit une botte de paille mouillée, au deffous de laquelle on auroit placé du feu. Ce phénoméne fut accompagné d'un bruit, comme celui d'une violente tempête, ou le fifflement de ferpens. Quelque tems après il s'éleva dans l'air avec une prodigieufe rapidité un rayon noir , comme de fumée , qui avoit la largeur apparente d'un doigt ; immédiatement après M. THEVENOT vit dans le Sud une autre trombe , commencer de la même maniére : enfuite une feconde à l'Oueft , & à côté encore une troifiéme. — Elles avoient toutes les trois l'apparence de bottes de paille fumantes , & étoient accompagnées du même bruit. Leur longueur étoit d'un pied & demi , ou de deux pieds : elles lançoient toutes un rayon comme la premiére ; mais ceux-ci étoient blancs , tranfparents & courbés. — La première trombe , qui dura un gros quart-d'heure , traînoit un rayon , d'abord de l'épaiffeur d'un doigt , enfuite d'un bras , d'une jambe , enfin d'un gros tronc d'arbre. Ce rayon n'étoit pas partout de la même largeur ; mais par-ci-par-là plus étroit. Enfin , après que l'eau fe fut féparée , ce fingulier phénoméne difparut.

M. LE GENTIL a vu , dans fon voyage autour du monde , fix parcilles trombes à la fois , qui reffemblent à peu près en tout à celle que M. THEVENOT a décrite. — L'origine de toutes refta conftamment au même endroit , fans changer de place ; la partie fupérieure des rayons fuivoit les nuages , vers lefquels ils s'élevoient , & acquéroit par-là une direction oblique , pendant que l'éxtrêmité inférieure ne changeoit pas de place.

ON peut trouver un plus grand nombre d'éxemples dans les *Mémoires de l'Académie* , & dans les Oeuvres de FRANKLIN.

§. LXXXVI.

POUR ce qui eft de l'éxplication de ces phénoménes , perfonne n'a encore hazardé d'employer l'électricité pour cet effet : & en effet une pareille éxplication feroit entiérement oppofée aux loix d'électricité que nous connoiffons. Car , l'attraction d'un nuage qui ne fait que paffer , ne fauroit agir tellement fur un point unique de la mer , ou de toute autre furface d'eau , qu'il n'en fortiroit qu'un feul rayon de l'épaiffeur d'un doigt : & même , en accordant que cela fût poffible , encore faudroit-il que ce point , ou pour aïnfi dire ce centre d'attraction , changeât continuellement de place par le mouvement du nuage.

D'AILLEURS les vapeurs ou la fumée , qui s'élevent de l'endroit où de pareilles trombes fortent de l'eau , prouvent que ce phénoméne eft d'un genre très différent ; & qu'il provient peut-être , comme bien des Phyficiens le penfent , de quelque feu fouterrain.

O 3

On pourroit à la vérité éxpliquer jufqu'à un certain point, au moyen de l'attraction électrique, tout comme on l'a fait pour les trombes de la première efpéce, qu'il s'éleve des cones ou des colonnes d'eau de la furface de la mer; mais il eſt ſûr d'un autre côté, que de pareilles colonnes devroient en ce cas être toujours accompagnées d'un nuage placé au deſſus d'elles; ce qui cependant n'a pas eu lieu dans une trombe d'eau, que Dampier vit au deſſus du Golfe Perfique; & laquelle fut élevée à la hauteur de 6 ou 7 toiſes, ſans qu'il y parût aucun nuage au deſſus d'elle.

On ne ſauroit éxiger que nous donnions une éxplication complette de ces météores: il nous ſuffit d'avoir prouvé, que ce n'eſt qu'imparfaitement qu'on peut éxpliquer les premiers par l'électricité; & que les autres ſont abſolument inéxplicables par cette cauſe.

C.

Le Tourbillon de Vent.

§. LXXXVII.

Le dernier météore dont nous devons faire mention dans ce Chapitre, & que pluſieurs Phyſiciens éxpliquent par l'électricité, c'eſt le *Tourbillon de Vent.* Lorſqu'il arrive que la pouſſiére, le fable, la paille, ou d'autres corps légers, comme auſſi les toiles & le linge qui ſe trouvent ſur le pré des blanchiſſeurs, ſont enlevés de la terre & élevés à une grande hauteur, on dit que cela ſe fait par un *tourbillon de vent*: & ce phénoméne a reçu différens noms d'après l'opinion où l'on étoit ci-devant, & où bien des gens ſont encore, que ce tourbillon eſt formé par deux vents violens, qui ſoufflent ſelon des directions oppoſées.

Voici les raiſons ſur leſquelles on ſe fond pour ranger ce météore dans la claſſe des phénoménes électriques.

1. On peut imiter ce phénoméne au moyen de l'électricité. Qu'on prenne deux platines de métal, dont l'une eſt iſolée & dont l'autre communique avec des conducteurs: que celle-ci ſoit l'inférieure, & élo ignée de 6 ou 7 pouces de la ſupérieure; qu'on la ſaupoudre de ſable ou de pouſſiére, & qu'on faſſe communiquer la platine ſupérieure au conducteur d'une machine électrique:

on verra que ce fable s'éleve, qu'il s'agite quelquefois en rond: enfin qu'il
s'en forme un tourbillon. ·

2. On se fond sur cette belle obfervation de M. WILCKE. Celui-ci
vit le 20 Juiller 1758, à trois heures après-midi, s'élever de terre une quantité
de pouffiére, qui couvrit une grande partie de l'endroit où il se trouvoit. Il
n'y avoit pas de vent, & la pouffiére avançoit lentement vers l'Eft, lorfqu'un
gros nuage noir parut, lequel, se trouvant au Zénith de l'obfervateur, électrifa positivement son appareil, & cela auffi fortement qu'il l'avoit jamais vu.
Le nuage, après avoir paffé le Zénith, s'avança vers l'Oueft. La pouffiére le.
fuivit, & s'élevant de plus en plus forma une groffe colonne, fous la forme
d'un cone, qui parut à la fin se joindre au nuage. — A quelque diftance de
ce nuage, il en parut un autre, dans la même direction, accompagné d'une
longue traînée de petits nuages, & qui se mouvoit avec plus de vîteffe que
le premier. Ce fecond nuage électrifa l'appareil négativement, & lorfqu'il
parvint à une certaine diftance du premier, on vit un éclair s'élancer à travers
la nuée de pouffiére, le nuage pofitif, le nuage négatif, & toute la traînée
de petits nuages, autant que la vue pouvoit s'étendre. — Peu après le nuage
négatif se difperfa de plus en plus, & se changea en pluie: & l'air se trouva
déchargé de toute pouffiére.

§. LXXXVIII.

MAIS si l'on éxamine cette belle obfervation de plus près, je ne fais si l'on
ne se preffe pas trop de conclure que le fluide électrique eft réellement la
caufe des tourbillons de vent. — Il s'enfuit à la vérité de cette obfervation,
que les tourbillons de vent font accompagnés de phénoménes électriques,
mais non que le fluide électrique eft leur caufe: car en ce cas il ne pourroit
jamais y avoir de tourbillon de vent par un tems ferein, & un ciel fans nuages; puifque le fluide électrique se trouve alors également diftribué dans l'atmofphére, & conféquemment dans un état où il lui eft impoffible de produire aucun
tourbillon, qui, s il dépend de l'électricité, ne peut avoir lieu que lorfque l'équilibre électrique eft détruit. Or, comme il arrive fouvent qu'il y a des tourbillons de vent dans un tems ferein, il faut néceffairement attribuer leur formation à d'autres caufes: mais notre plan n'éxige pas que nous entreprenions
d'en faire la recherche.

Nous ne prétendons cependant pas que l'électricité ne peut produire aucun vent, & que peut-être elle n'eft pas la caufe des vents violens qu'on obferve quelquefois pendant des orages de tonnerre : l'éxpérience dont nous avons parlé, rend cette conjecture plus ou moins probable, & celle que nous allons y joindre, répandra encore plus de lumiére fur ce fujet.

Qu'on prenne une bouteille de Leide, couverte à l'éxtérieur, mais non à l'intérieur, de feuilles d'étain : qu'on la charge d'une certaine quantité de fluide électrique au moyen d'une pointe appliquée au conducteur de la machine ; & qu'on y faffe enfuite defcendre au moyen d'un fil d'archal une petite bougie allumée : alors le fluide électrique produira à l'intérieur un vent affez confidérable qui éteindra la flamme. D'où il s'enfuit, que lorfque le fluide électrique tâche de paffer peu à peu dans un corps conducteur, il entraîne avec lui l'air qu'il rencontre, & produit un fouffle, ou du vent : tout comme on en éprouve, lorfqu'on tient la main devant une pointe électrifée. Or, n'eft-il pas poffible que le fluide électrique puiffe pendant certains orages, fe frayer peu à peu un paffage vers la terre, ou de la terre vers les nuages, & produire ainfi du vent ? — Qu'on prenne ceci pour une fimple conjecture, dont nous ne défendons pas la probabilité : nous avons uniquement deffein de montrer qu'il eft peut-être téméraire de regarder l'électricité comme la caufe des tourbillons de vent en général.

Nous terminons ici nos recherches fur les fujets traités dans ce Chapitre : & nous en tirons cette conclufion générale : que l'électrologie a très peu augmenté nos connoiffances à cet égard.

CHAPITRE II.

*Jusqu'à quel point l'Electricité est cause de la Pluie, du Brouillard & de
la Grêle.*

§. LXXXIX.

Il n'est pas rare, en voulant éviter un extrême, de tomber dans un autre: d'attribuer trop d'effets à une cause, ou de ne pas faire attention à ceux qu'elle est véritablement en état de produire. C'est ainsi qu'on trouve des Physiciens qui regardent le fluide électrique comme le principal agent de la Nature, ou du moins comme le principe de tous les météores: tandis qu'il en est d'autres qui n'en attribuent aucun à l'électricité, excepté la foudre. Mais, quoique nous pensions qu'il n'y a pas de preuve assez évidente pour ranger l'aurore boréale, la trombe & les tourbillons de vent dans la classe des phénoménes électriques, nous croyons d'autre part qu'on va trop loin, lorsqu'on exclut l'électricité d'entre les causes coopérantes des autres météores: & il nous semble qu'il est très probable que la pluie, le brouillard & la grêle peuvent être produits, en partie, par le fluide électrique.

A.

La Pluie.

§. XC.

I. Une premiére raison qui nous porte à établir que le fluide électrique contribue à la formation de la pluie; c'est que la pluie paroît être produite dans les mêmes circonstances qui occasionnent la décharge des nuées orageuses.

a). C'est un fait général, ainsi que nous l'avons déjà fait voir, & un fait qui s'accorde avec les loix les mieux établies de l'électrologie, que les montagnes attirent fortement les nuées orageuses: & que tout le reste d'ailleurs égal, la foudre est plus fréquente dans les pays montagneux, que dans des pays de plaine. On a observé la même chose par rapport à la pluie. — Il est vrai qu'on a coutume d'attribuer ce fait à la condensation que les nuées éprouvent, lorsqu'elles sont poussées par le vent contre les montagnes, & qu'elles

Tome I. P

fe trouvent arrêtées ainfi dans leur mouvement: mais en accordant que cette caufe peut contribuer à la formation de la pluie; l'attraction que les montagnes éxercent fur les nuages qui fe trouvent à une grande hauteur au deffus d'elles; le repos que les nuages, ceux-même qui fe mouvoient avec rapidité, affectent au deffus de la cime de ces montagnes, & la couronne conftante de nuées qu'ils y forment, donnent évidemment à connoître, que la fréquence de la pluie dans les pays montagneux peut tout auffi bien être attribuée à l'attraction des nuages par les montagnes, qu'à la condenfation dont nous venons de parler: & comme c'eft par cette caufe-là que les nuées orageufes fe déchargent fur les montagnes: cette même caufe pourroit bien autant concourir à la formation de la pluie, qu'à celle du tonnerre (a).

§. XCI.

b.) Les forêts font, ainfi que les montagnes, & par la même raifon, caufe de la fréquence du tonnerre dans les pays où elles fe trouvent: or c'eft une obfervation conftante: que les pays de forêts font expofés à des pluies fréquentes & copieufes.   On fait combien les orages & les fortes pluies étoient fréquents aux *Antilles*, jufqu'à ce que les François & les Anglois prirent le parti de détruire les forêts qui fe trouvoient dans ces Iles. La Suéde nous fournit un fecond éxemple: ce Royaume, rempli de bois & de forêts, éprouve fouvent des pluies très abondantes, qui font du tort à la moiffon: & les habitans les ont prévenues en partie en diminuant l'étendue éxceffive de leurs bois.   Enfin, pour alléguer encore un éxemple frappant, la contrée de l'Amérique Méridionale, qui s'étend depuis l'embouchure du Guyaquil jufqu'à Panama, & qui forme une étendue de trois cens lieues, à peu près couverte de forêts, éprouve, au rapport de M. Bouguer dans fon Voyage au Pérou, les pluies les plus fortes & les plus fréquentes: pendant qu'au Sud du Guyaquil, jufqu'à Arica, & dans les déferts d'Atacama, dans l'étendue

---

(a) Selon M. de Brieude (*Journ. de Phyfique* Tome XXV. p. 305.) il arrive fouvent par un vent d'Oueft, que la partie orientale des montagnes de la Haute Auvergne éprouve pendant plufieurs femaines de fortes pluies, pendant que la féchéreffe règne dans la partie occidentale; parce que prefque tous les nuages reftent fufpendus au-deffus des cimes des montagnes & ne peuvent les dépaffer qu'avec peine, quoiqu'ils fe trouvent à une certaine hauteur au deffus d'elles. Le phénoméne de l'attraction des nuages eft très remarquable au *Puy de Dome*, puifque, quelle que foit leur viteffe, ceux qui fe trouvent dans fon voifinage, s'arrêtent, s'étendent & forment une efpéce de couronne au deffus de la montagne.

de 400 lieues, où le terrein eft fablonneux & à découvert, fans qu'il s'y trouve aucune forêt, il n'y a jamais ni pluie ni tonnerre.

§. XCII.

c). L'ÉXPÉRIENCE femble confirmer, qu'à mefure qu'on a diminué dans certains pays les caufes occafionnelles de la pluie, le tonnerre y eft auffi devenu plus rare : outre l'éxemple des Antilles que nous venons d'alléguer, nous pouvons en donner encore un autre également fort, mais moins connu.

On fait qu'il fe trouve plufieurs contrées dans les Indes Occidentales, où l'on éprouve une féchéreffe continue pendant plufieurs mois, favoir depuis le mois de Février jufqu'au mois d'Août, & des pluies continuelles pendant les autres mois de l'année. Ces pluies commencent d'ordinaire par un orage : de forte qu'il tonne prefque continuellement pendant les premiers jours de la faifon pluvieufe. Au contraire, il ne tonne jamais pendant les mois de féchéreffe : & l'air y eft prefque toujours ferein & fans nuages.

On a remarqué dans l'Ifle de *Curaçao*, que depuis quarante ans, intervalle de tems pendant lequel on a continué d'éxtirper les bois, afin d'augmenter les terres labourables, les pluies y font non-feulement plus rares, de forte qu'il s'y paffe quelquefois une faifon pluvieufe, fans que la terre fe trouve fuffifamment abreuvée ; mais auffi que les orages qui annonçoient ci-devant la faifon pluvieufe, y font plus rares, ou n'y ont plus lieu : l'air étant dans ce tems-là couvert de nuages, mais qui paffent au deffus de l'Ile, fans s'y décharger. Il y a plus : on a remarqué que la pluie & les orages qui y arrivent encore, n'y ont lieu qu'à la partie orientale de l'Ile, où fe trouvent le plus de montagnes : de forte que c'eft auffi là que la fertilité de l'Ile eft la plus confidérable. (*a*)

§. XCIII.

2.) Une feconde circonftance qui femble confirmer que la pluie dépend en partie de l'action du fluide éleCtrique, eft l'état éleCtrique de l'atmofphére, qui précéde d'ordinaire la pluie.

(*a*) Cette obfervation nous a été communiquée par un ami, né à *Curaçao*, & qui y a demeuré conftamment pendant plus de quarante ans.

a). On fait par éxpérience, & la chofe parle d'ailleurs d'elle-même , puifque l'orage eft un phénoméne électrique , que l'air fe trouve fortement électrifé à l'approche d'un orage : d'où il fuit , que la pluie qui tombe après
l'orage , ou celles qui font diminuer & enfin ceffer la foudre , font précédées
d'une électricité atmofphérique.

b). INDÉPENDAMMENT de ce qui paffe dans les orages, il eft rare d'obferver une forte électricité aërienne à moins que le tems ne foit inconftant, &
l'air chargé d'une grande quantité de nuages libres & épars : & l'on fait qu'une
pareille circonftance produit d'ordinaire de fortes ondées de pluie.

c). C'EST non-feulement l'électricité atmofphérique qu'on obferve , lorfque
l'air eft chargé de nuages, laquelle annonce la pluie ; mais encore celle qui
s'obferve dans un tems ferein. M. HENLEY , (*a*) quoique peu porté à
croire que la pluie eft une fuite immédiate de l'électricité aërienne , & conféquemment obfervateur impartial fur ce fujet , dit avoir remarqué fouvent,
qu'une forte électricité de l'air eft ordinairement fuivie de pluie au bout de
deux ou trois jours : & que dans les cas où cela n'arrivoit pas , cette électricité faifoit néanmoins naître une inconftance de froid ou de chaud
dans l'air.

§. XCIV.

3). UNE troifiéme preuve , non moins importante , que la pluie peut
dépendre en partie de l'action de l'électricité , eft l'électricité même de
la pluie.

ON obferve furtout cette électricité dans les pluies qui tombent pendant
un orage, ou dans des tems inconftans & variables : il n'eft pas rare de pouvoir
tirer alors des étincelles d'un fil d'archal ifolé, qui communique à un *conducteur* médiocrement élevé. Il fuffit même fouvent dans ces circonftances , de
paffer hors d'une fenêtre, à quelque diftance au deffus du fol, une baguette ,
entourée d'un fil d'archal , & ifolé par des fils de foie , pour s'appercevoir de
l'électricité de la pluie.

QUANT à la pluie, dont on ne fauroit obferver l'électricité de cette maniére
& qui femble conféquemmenr moins chargée d'électricité : il fuffit de faire
communiquer à la platine fupérieure du condenfateur un fil de métal , éxpofé

(*a*) Journal de Phyfique. Tom. VI. p. 254.

à la pluie, & attaché à un *conducteur* : & d'éxaminer l'état du condensateur, par quelque électromêtre fort fensible : comme, par éxemple, par celui de M. CAVALLO.

IL n'y a que les pluies continues & forcées, ou les pluies fines, auxquelles on n'a pu, jufqu'ici, trouver d'électricité : ce que nous penfons provenir, non de ce que ces pluies ne font pas électriques, mais de ce que l'atmofphére eft alors chargée de trop de particules aqueufes & conféquemment conductrices, pour qu'on puiffe s'appercevoir de l'électricité.

CE font donc ces trois raifons : favoir que la foudre, phénoméne électrique, & la pluie font favorifées par les mêmes circonftances : — l'état électrique de l'atmofphére, qui précéde la plupart des pluies : — & l'électricité qu'on obferve dans la pluie même, qui nous paroiffent indiquer avec beaucoup de raifon que le fluide-électrique doit être rangé parmi les caufes occafionnelles de la pluie : & nous fommes d'autant plus portés pour ce fentiment, que ce que nous connoiffons de l'électricité artificielle nous fournit un moyen plaufible d'éxpliquer comment le fluide électrique pourroit agir à cet égard, & qu'il eft dans la pluie des circonftances analogues à celles qui doivent avoir lieu, fi l'électricité y entre pour quelque chofe ; c'eft un point que nous allons confidérer en détail.

§. XCV.

PREMIÉREMENT : On ne fauroit douter de l'électricité des nuages : car ils confiftent en particules aqueufes, qui poffédent moins de volume & conféquemment plus de fluide électrique qu'elles n'en avoient lorfqu'elles s'élevoient de terre fous la forme de vapeurs. C'eft un point que nous avons prouvé ci-deffus (§. 42.)

SECONDEMENT : L'électricité artificielle nous enfeigne que, lorfque le fluide électrique fe trouve dans un corps, en plus grande quantité qu'il ne l'eft naturellement, il eft caufe que ces corps en attirent d'autres & font réciproquement attirés par ceux-ci, & qu'il parvient par-là à une diftribution égale, c'eft-à-dire à l'état d'équilibre. On peut conclure de ce fait, que les particules aqueufes, qui forment un nuage & qui contiennent dans cet état de nuage un éxcès de fluide électrique, attirent d'autres vapeurs aqueufes qui fe trouvent dans l'atmofphére, ou en font attirées : & conféquemment qu'elles trouvent occafion de fe condenfer, de devenir plus pefantes, & de retom-

ber en forme de pluie. On peut en conclure encore, que les nuages qu
fourniſſent de la pluie, doivent être attirés par la terre même, lorſque leur
électricité eſt ſuffiſante pour cet effet, & que leur diſtance de la terre n'eſt
pas trop grande.

Troisiémement: C'eſt un point d'éxpérience, que l'accumulation
du fluide électrique accélére l'évaporation des corps, & les réduit à un plus
grand volume: ce qu'il faut attribuer à la répulſion que les particules du fluide
électrique éxercent mutuellement entr'elles; par laquelle, elles produiſent un
écart entre les particules des corps dans leſquels elles ſe trouvent, ſurtout ſi
la cohéſion de celles-ci n'eſt pas forte: & cet écart produit une augmentation de volume & conſéquemment une diminution de denſité. — C'eſt de
cette maniére que l'électricité peut être cauſe que les nuages pluvieux, qui
ſeroient prêts à ſe fondre en pluie par quelque condenſation, ou par d'autres
cauſes, augmentent aſſez en volume & diminuent aſſez en denſité pour être
encore ſoutenus dans l'air.

Quatriémement: L'éxpérience nous enſeigne encore que les phénoménes d'attraction & de répulſion qu'on obſerve, lorſque le fluide électrique
eſt accumulé dans un corps, ont également lieu, lorſque la quantité de ce
fluide y eſt diminuée, puiſque l'effort que font alors ces corps pour rétablir
la diminution de ce fluide, les pouſſe vers les corps voiſins; ou qu'ils ſont
attirés vers d'autres corps par le fluide électrique que ceux-ci poſſédent,
& qui tâche toujours de ſe mettre en équilibre entre tous ces corps. Suppoſons donc un corps négatif, entouré d'autres corps, ſoit poſitifs, ſoit dans
un état naturel: les parties de ceux-ci attirent celles du corps négatif, &
cette attraction ſera plus forte pour les particules ſituées à la ſurface du
corps, que pour celles qui ſont placées plus à l'intérieur, & conſéquemment
la ſurface tendra à s'éloigner des particules qui ſont au deſſous du centre,
à ſe dilater, pour ainſi dire: & le corps même augmentera de volume, s'il eſt
capable de dilatation. Cette éxpérience, & le principe évident que nous venons d'en déduire, donnent tout lieu de ſoupçonner, que les nuages
pluvieux qui ont reçu, par l'action d'autres nuages plus fortement électriſés, une électricité contraire, c'eſt-à-dire négative, attirent de la même
maniére que les nuages poſitifs, les particules aqueuſes qui ſont à leur
portée, ou ſont attirées vers la terre: d'ailleurs ſe trouvant moins pour-
vues de fluide électrique rélativement à d'autres parties de l'atmoſphére, il

réfulte de l'attraction que celles-ci éxercent fur eux, que le nuage même augmente de volume: le principe que nous venons d'énoncer l'éxige : & c'eft
un point qu'on peut plus ou moins confirmer par une éxpérience ; on prend
un *ballon* aëroftatique, rempli d'air inflammable, & qui nageant dans l'air
nous repréfente éxactement une nuée. On le charge tellement de left, qu'il
eft prêt à defcendre, ou defcend déja lentement. Il fuffit de l'électrifer,
foit pofitivement, foit négativement, & on verra qu'il remonte avec une
vîteffe fenfible; & conféquemment qu'il eft devenu plus léger; ou, ce qui
revient au même, que fon volume eft devenu plus grand.

C'est donc en vertu de cette attraction que le fluide électrique produit,
que les nuées agiffent fur les particules aqueufes qui fe trouvent dans l'air,
qu'elles peuvent s'approcher de la terre, & enfin augmenter de volume:
& l'on pourra en conclure qu'il eft très probable que le fluide électrique répandu dans l'atmofphére peut contribuer à produire la pluie, & même,
dans certaines circonftances, à l'empêcher ; felon qu'il contribuera à faire
defcendre les nuées, ou à les faire remonter.

§. XCVI.

Recherchons à préfent comment la Théorie que nous venons d'établir, s'accorde avec quelques-uns des phénoménes qui accompagnent la
pluie.

1. Supposant que la pluie eft caufée par l'attraction qu'éprouvent
les particules aqueufes & actuellement électriques qui conftituent la nuée,
il s'enfuit naturellement qu'elle doit être la plus fréquente dans les pays de
montagnes & de forêts: puifqu'ils font plus propres que les pays plats à
attirer les nuages; de plus, qu'elle doit l'être également dans les pays humides: puifque les vapeurs qui fe trouvent dans leur atmofphére plus abondamment qu'ailleurs, doivent également être attirées par les nuages électriques, conféquemment groffir celles-ci, & les faire defcendre en pluie. Il
femble que c'eft par cette raifon, qu'il pleut ordinairement dans les pays
fitués près de la mer, lorfqu'il y fouffle un vent de mer, lequel apporte un
grand nombre de particules aqueufes.

2. On fait que les abats d'eau n'ont gueres lieu que pendant les orages,
& qu'ils font ordinairement précédés par une décharge de la nuée orageufe. Ces deux faits s'accordent au mieux avec la Théorie: car les nua-

ges poſſédant dans des tems d'orage beaucoup plus d'électricité que dans leur état ordinaire de nuages pluvieux, doivent être plus fortement attirés par la terre; ce qui eſt d'ailleurs ſenſible, puiſqu'ils ſe trouvent alors moins élevés dans l'atmoſphére. D'un autre côté, l'électricité de ces mêmes nuages, &. la répulſion qui en réſulte entre les particules dont ils ſont com-poſés, doit être cauſe, quelle que ſoit d'ailleurs leur propenſion à tomber ſous la forme de pluie, qu'ils reſtent ſoutenus dans l'air, juſqu'à ce qu'il ſe faſſe une décharge de leur fluide électrique, & que par-là la cauſe qui leur faiſoit prendre un plus grand volume & retardoit conſéquemment leur chûte, vienne à ceſſer. Cette décharge étant faite, & les particules pou-vant ſe rapprocher avec célérité, ce qu'elles ne peuvent faire en d'autres tems, qu'en perdant lentement leur fluide électrique, il en réſulte enfin qu'elles doivent tomber avec plus d'abondance, & former des pluies plus co-pieuſes qu'en d'autres tems.

3. C'ᴇsᴛ un fait à peu près conſtant dans pluſieurs pays, qu'après un orage de tonnerre, l'air reſte pluvieux pendant quelques jours. L'électrolo-gie en fournit une éxplication très naturelle. La pluie étant une fois for-mée, peut, en vertu de ce qu'elle eſt très propre à conduire l'électricité, donner occaſion à d'autres nuages, de communiquer leur électricité à la terre, & conſéquemment de fournir de la pluie.

4. Eɴғɪɴ cette même Théorie paroît s'accorder très bien avec les ondées continuelles qui ont lieu, quand on dit que le tems eſt *variable*, ou *inconſtant*, c'eſt-à-dire, lorſque l'air eſt chargé de nuages épais, & non contigus les uns aux autres. Car, dans cette conſtitution de l'air, l'équilibre de l'électri-cité aërienne ſe trouve tellement détruit, que non ſeulement l'électricité des différens nuages eſt différente en nature, mais que ſouvent les différentes parties d'un même nuage poſſédent différentes ſortes d'électricité. (§. 41) Or, comme ces deux différens états d'électricité dans un même nuage, ne peuvent y avoir été produits que par l'action d'un autre nuage, ſuivant ce que nous avons éxpliqué ci-deſſus (§. 45) il en reſulte que la force d'at-traction que les particules d'une partie de ce nuages, ſavoir de la partie néga-tive, éprouvent, & la ſorce de répulſion qui a lieu dans la partie dans la-quelle le fluide électrique a été pouſſé, & qui en poſſéde conſéquemment une ſurabondance, doivent contribuer beaucoup à faire augmenter le vo-lume de ce nuage de plus en plus, & conſéquemment à empêcher qu'elle

ne

ne tombe en pluie, quoiqu'elle fût d'ailleurs affez condenfée, ou groffie pour cet effet ; il en réfulte encore, que lorfque la caufe qui avoit produit les deux fortes d'électricité dans un même nuage , vient à ceffer: c'eft-à-dire quand le nuage de l'action duquel cet effet dépendoit, vient à être chaffé de quelqu'autre côté par le vent, ou autrement, le volume du premier nuage doit diminuer, & conféquemment il doit verfer de la pluie; jufqu'à ce qu'il rencontre un autre nuage, dans lequel il faffe naître les deux fortes d'électricité , ou dont il les reçoit: auquel cas fon volume augmente derechef affez pour qu'il puiffe nager dans l'air. Or, comme ces circonftances doivent avoir perpétuellement, & pour ainfi dire alternativement lieu , lorfque l'air eft rempli de nuages épais ; on voit pourquoi on doit dans un pareil tems avoir alternativement des ondées de pluie, & des intervalles de tems fec.

§. XCVII.

Telle eft la maniére dont nous croyons qu'on peut expliquer par l'électricité quelques-uns des phénoménes de la pluie. Il s'en faut cependant de beaucoup que nous prétendions donner ces idées comme des démonftrations. Quoique nous croyions pouvoir conjecturer par de bonnes raifons , que le fluide électrique peut contribuer beaucoup à la formation de la pluie, il femble que la pluie eft un météore qui dépend de tant de caufes différentes de l'électricité & de caufes fi compliquées, qu'il n'eft pas poffible d'en traiter comme il faut en faifant abftraction de ces caufes. — Mais de quelque façon que l'on puiffe penfer là-deffus, quoique nous n'ayons prétendu donner nos argumens que comme des conjectures probables , toujours nous avouera-t-on qu'on explique de cette maniére quelques phénoménes de la pluie , qu'on ne fauroit expliquer fans cela d'une maniére auffi fatisfaifante, & que l'électrologie, qui nous a fourni l'occafion de penfer à l'action du fluide électrique fur la pluie, a auffi, à cet égard-là, été utile à la Phyfique.

B.

Le Brouillard.

§. XCVIII.

Il fe manifefte évidemment de l'électricité dans le brouillard, comme dans la pluie. M. RONAYNE, qui a fait pendant longtems des obfervations

fur l'état électrique de l'atmofphére, a toujours trouvé que le brouillard
poſſéde une forte électricité, laquelle eſt conſtamment poſitive (a). La
même choſe eſt cónfirmée par les expériences de M. HENLEY, qui a
pourſuivi celles de M. RONAYNE, & qui a trouvé conſtamment une
électricité poſitive dans les brouillards qui ont eu lieu du 14 Novembre 1771
au 15 Février fuivant ( ). M. CAVALLO a fait des expériences du même
genre (c): pour n'en pas citer un plus grand nombre.

§. XCIX.

COMME le brouillard eſt compoſé de vapeurs & d'éxhalaiſons, qui s'élévent
inſenſiblement de la terre, qui enſuite, condenſées, y retombent, & qui ne
dépendent pas dans leur origine de l'action du fluide électrique, il eſt clair
que l'électricité artificielle ne peut rien nous fournir fur ce ſujet. Cependant
il eſt dans ce météore quelques circonſtances dont on ne ſauroit exclure à
notre avis l'action de l'électricité, & fur leſquelles par conſéquent ce qui nous
eſt connu de l'action de ce fluide dans l'électricité artificielle, peut répandre quelque jour. Ces circonſtances ſont:

1. LES ſignes d'électricité qui ſe manifeſtent pendant le brouillard.

2. LA deſcente des éxhalaiſons qui produiſent le brouillard, & leur ſus-
penſion au deſſus de la ſurface de la terre.

3. LA plus grande fréquence du brouillard dans telle faiſon que dans telle
autre.

§. C.

QUANT au premier article: En ſuppoſant que les brouillards ſont des éxhalaiſons qui s'élevent de la terre, & qui ſe condenſent quand elles ſont parvenues à
une certaine hauteur, & que les corps contiennent des quantités différentes de
fluide électrique en proportion de leur volume (§. 42); il s'enſuivra évidemment que les éxhalaiſons, qui forment le brouillard, & qui, au moment de
leur aſcenſion, étoient par rapport à la terre dans leur état naturel de fluide
électrique, doivent devenir poſitivement électriques, c'eſt-à-dire poſſéder un
éxcès de fluide rélativement à la terre, dès qu'elles ſe condenſent par le froid, & di-

---

(a) Journal, de Phyſique. Tom. IV. p. 15.
(b) Journal de Phyſique. Tom. VI. p. 252.
(c) Journal de Phyſique. Tom. XIII. p. 221.

minuent par-là de volume. Outre que cette conféquence fuit clairement
des loix de l'électricité, elle acquiert encore un plus grand degré de certitude,
de ce que l'électricité qu'on obferve dans les brouillards eft toujours pofitive, &
jamais négative; & de ce qu'elle eft d'autant plus forte, que l'air eft plus
froid, & par conféquent que les éxhalaifons ont pu fe condenfer d'avantage.
Les éxpériences de M. HENLEY ont très clairement fait voir ce dernier
fait (a).

§. CI.

QUANT au fecond point: On fait premiérement que des corps qui posfédent des électricités différentes s'attirent, & cela avec d'autant plus de
force que la différence de leurs électricités eft plus confidérable, & qu'ils
font plus voifins l'un de l'autre: fecondement, que l'éxpérience fait voir que
lorfque des corps conducteurs font féparés l'un de l'autre par des corps idioélectriques, ils ne perdent que lentement & peu à peu l'électricité qu'ils avoient
acquife. Il fuit de-là 1. que lorfque les éxhalaifons qui forment le brouillard
font fuffifamment condenfées, & ont acquis conféquemment une électricité
pofitive, & que cela s'eft fait à une telle diftance de la terre, (b) que celle-
ci peut attirer ces éxhalaifons: il faut néceffairement qu'elles foient attirées & qu'elles defcendent: & 2. que ces vapeurs, dont les particules fe
trouvent entourées d'air, c'eft-à-dire d'un corps idioélectrique, ne peuvent
que perdre peu à peu l'électricité pofitive qu'elles poffédent; & conféquemment qu'elles doivent refter fufpendues quelque tems au deffus de la
furface de la terre.

§. CII.

QUANT au dernier point: Nous obfervons que les brouillards ont principalement lieu au printemps & en automne: rarement en été: fait qui nous paroît rentrer dans la Théorie que nous venons d'éxpofer: car, puifque le froid
eft bien moins confidérable en été, les vapeurs peuvent s'élever à une
beaucoup plus grande hauteur, avant que de parvenir au degré de condenfa-

---

(a) Journal de Phyfique. Tom. VI. p. 252,
(b) Nous difons à une *telle* diftance de la terre: car fi cette diftance eft trop grande pour
que la terre puiffe attirer ces vapeurs, elles paffent à l'état de nuages.

tion, & conséquemment à celui d'électricité suffisant pour qu'elles soient attirées par la terre : elles se trouvent donc à une trop grande distance pour que
cette attraction ait lieu : & c'est ce qui se trouve confirmé par les brouillards & les brumes qu'on observe constamment dans les hautes montagnes
même en été : car ces montagnes se trouvant plus près de cette région de
l'atmosphére, où les vapeurs acquiérent assez de condensation & d'électricité
pour pouvoir être attirées par des objets distans ; & ces montagnes étant
tout-à-fait propres à éxercer cette action, puisqu'elles sont en équilibre électrique avec la surface de la terre, il en suit qu'elles peuvent réduire en
brouillards les vapeurs, qui sont trop éloignées de la surface de la terre pour
être attirées par celle-ci ; & cela, par la même raison, qui permettroit à la
terre d'éxercer son attraction sur ces vapeurs dans une saison plus froide. (a)

A j o u t o n s encore qu'on peut éxpliquer par ce qui précéde, pourquoi les
pays froids & humides sont plus sujets aux brouillards que d'autres : car les
causes qui produisent les brouillards, s'y trouvent en plus grand nombre.
Mais n'ayant eu pour but que de faire voir comment il est possible d'éxpliquer
par les loix de l'électricité quelques circonstances qui accompagnent les brouillards, nous ne nous étendrons pas d'avantage sur ce sujet.

C.

La Grêle.

§. CIII.

C o m m e il est très vraisemblable que la grêle est produite par des vapeurs,
qui se trouvent dans l'atmosphére, & qui se sont changées d'abord en eau par le
rapprochement de leurs parties, & ensuite en grêle, il est sûr, que jusques-
là, le fluide électrique ne contribue en rien à la formation de la grêle : Mais
si l'on fait attention d'un autre côté, que les plus fortes ondées de grêle n'ont
lieu que pendant des orages, ou des tems variables, & partant à des époques
auxquelles on sait que le fluide électrique répandu dans l'atmosphére se trouve

---

(a) Outre qu'il est connu qu'on rencontre beaucoup de brume & de brouillard dans les
montagnes fort élevées : le Chevalier D e L a m a n o n a observé plus d'une fois l'attraction
du brouillard par ces montagnes. *Journal de Physique.* Tom. XXV. p. 303.

en pleine activité, il faudra avouer auffi, qu'il y a des raifons valables de foupçonner, qu'un changement fubit dans l'état électrique des nuages peut donner occafion à la gréle. Nous allons donc rechercher fi la connoiffance de l'électricité artificielle peut fervir à répandre du jour fur cette circonftance.

§. CIV.

D e s expériences réiterées & certaines nous ayant fait voir que l'évaporation produit un froid, même confidérable, & qui fuffit pour la congélation, & au-delà: celles de M. Nollet nous ayant appris en outre que le fluide électrique accélére l'évaporation, quelques Phyficiens, parmi lefquels fe trouve M. Morveau, attribuent la formation de la gréle à l'évaporation que le fluide électrique produit: ils établiffent qu'il fe fait, par le moyen du fluide électrique, lors de la décharge d'une nuée orageufe, une évaporation prefqu'inftantanée & très forte, (*) qui a pour effet que les particules aqueufes du nuage expofé à cette évaporation, font dans un moment condenfées, gelées & changées en gréle.

N o u s concédons en plein les principes dont on déduit cette explication: nous avouons auffi ne pouvoir rien alléguer qui la détruife: feulement il nous femble difficile d'admettre que le fluide électrique occafionneroit, en fe déchargeant des nuages, plus d'évaporation, que lorfqu'elle eft encore inhérente aux nuages & tâche de fe mettre en équilibre: & ce qui augmente la difficulté, c'eft que les expériences électriques la confirment entiérement: car elles nous font voir que l'accélération de l'évaporation a lieu, pendant que le fluide électrique s'accumule dans les fluides, & tâche conféquemment de fe mettre peu à peu en équilibre, & non lorfque nous déchargeons tout d'un coup le corps de l'électricité qu'ils contenoient. — Si donc la gréle étoit produite par l'évaporation que le fluide électrique occafionne, elle devroit, fuivant cette expérience, précéder le tonnerre. — Cette raifon nous induit à croire qu'il faut expliquer la gréle qui tombe en tems d'orage d'une maniére différente, & qui s'accorde mieux avec les loix connues de l'électricité.

____

(*) Journal de Phyfique. Tom. XXI. p. 14.

§. CV.

S'IL eſt vrai, & on ne ſauroit gueres en douter, que la grêle eſt une pluie gelée : il ſera naturel d'en conclure que cette pluie provient d'un nuage qui ſe trouve dans quelque région de l'atmoſphére, aſſez élevée pour produire la congélation des particules aqueuſes.

L'EXPÉRIENCE nous enſeigne d'autre part, que la grêle a ſurtout lieu dans des orages de tonnerre, & conſéquemment lorſque la partie inférieure de l'atmoſphére a un degré de chaleur plus grand que d'ordinaire: enfin la grêle ne précéde jamais les coups de tonnerre, mais en eſt toujours précédée. Il ſemble ſuivre de ces faits; que la grêle eſt produite par un rapprochement ſubit des parties aqueuſes des nuages ſupérieurs: rapprochement qui a lieu, lorſque la partie inférieure de l'atmoſphére éprouve un changement ſoudain dans ſon état électrique.

QU'ON ſuppoſe donc qu'il y ait, au deſſus d'une certaine partie de la terre, un amas de nuées orageuſes: — qu'il y ait au deſſus de ces nuages, dans une région plus élevée de l'atmoſphére, d'autres nuages, qui poſſédent ou plus ou moins de fluide électrique que les premiers: — enfin que l'électricité de ces derniers nuages empêche leurs particules aqueuſes de ſe rapprocher, & conſéquemment de ſe former en pluie: (§. 95, 96.) Cela poſé, comme de deux corps qui ſe trouvent à une certaine diſtance l'un de l'autre, celui qui poſſéde l'électricité la plus foible (quoiqu'elle ſoit d'ailleurs de même eſpéce que celle de l'autre corps) reçoit une électricité contraire, dans celle de ſes parties qui eſt tournée vers le corps le plus fortement électriſé, & la même électricité à la partie oppoſée ; il faut, au cas que le nuage ſupérieur poſſéde le plus d'électricité, que le fluide électrique du nuage inférieur ſoit déplacé vers la partie qui eſt tournée vers la terre ; ce qui lui donnera occaſion de ſe décharger d'autant plutôt en tonnerre : mais le nuage ſupérieur ne pourra ſe défaire de ſon électricité, & conſéquemment ſes particules aqueuſes ne pourront ſe rapprocher, avant qu'il ſe ſoit réellement fait une décharge des nuages inférieurs: puiſque c'eſt l'électricité de ceux-ci, qui fait que le fluide électrique des nuages ſupérieurs reſte dans l'état où il ſe trouve. —— Mais dès que cette décharge a eu lieu, c'eſt-à-dire dès qu'il s'eſt fait quelques coups de tonnerre, & que l'état électrique des nuages ſupérieurs ne ſe trouve plus réprimé par les nuages inférieurs, ils peuvent ſe décharger de leur fluide électrique par quelque coup de tonnerre: ce qui permettra aux parties aqueuſes, que l'état électrique du nuage empêchoit de fe joindre , de fe rapprocher, & de tomber en pluie : pluie, que le froid de la région atmofphérique d'où elle fort, aura bientôt changé en grêle.

La même chofe aura lieu, fi les nuages fupérieurs fe trouvent moins fortement électrifés que les inférieurs : car l'électricité de ceux-là n'étant moins forte que rélativement à celle-ci : & cette inégalité ceffant dès que les nuages inférieurs fe font déchargés par quelque coup de tonnerre : les fupérieurs ne peuvent plus être empêchés par les autres de fe décharger de leur fluide électrique , & conféquemment de fournir de la pluie, qui retombe en grêle par les raifons que nous avons alléguées.

Voici encore une autre maniére de concevoir la chofe. On fait, qu'un corps fortement électrifé peut non feulement éxciter une électricité oppofée dans un autre corps, tranfpofer le fluide électrique de celui-ci vers la partie la plus éloignée : mais qu'il peut auffi, au bout de quelque tems, forcer ce corps de fe deffaifir de fon fluide électrique, en le communiquant à d'autres corps, ou même à l'air qui l'environne : de forte que ce corps devient alors négativement électrique. — C'eft de cette maniére que des nuages électriques peuvent forcer le fluide électrique d'autres nuages plus élevés, & dans lefquels il ne fe trouve de ce fluide qu'autant qu'il en faut pour empêcher le rapprochement des particules aqueufes, de quitter ces nuages & d'entrer dans quelque partie plus éloignée de l'atmofphére : d'où il arrivera que ces nuages feront électrifés négativement par rapport aux premiers : mais une électricité négative peut, tout comme la pofitive, contribuer à augmenter le volume des corps ($ 95) : & conféquemment ces nuages pourront , quoiqu'ils foient électrifés négativement, quoiqu'ils aient une tendance à tomber en pluie , être encore foutenus pas l'air. Mais, dès que les nuages inférieurs fe déchargent de leur fluide électrique , & que la caufe qui rend les nuages fupérieurs négatifs, vient à ceffer, il faut que les parties aqueufes qui les compofent, & qui ne peuvent reprendre fitôt leur fluide de l'air ambiant, qui eft un corps idioélectrique, fe rapprochent, fe condenfent en pluie, & conféquemment, à caufe de la région où elles fe trouvent, en grêle.

Quelle que ce foit de ces deux éxplications qu'on adopte, toujours faut-il 1. que les nuages, foit feulement ceux qui fe trouvent dans la région inférieure de l'air : foit auffi ceux de la région fupérieure, aient une électricité confidérable :: & 2, qu'il y précéde une décharge électrique, & qu'il fe faffe par-là un changement confidérable dans l'état électrique de la région inférieure de l'atmofphére. Et ceci eft parfaitement conforme aux obfervations qui font voir que la grêle a principalement lieu dans des temps orageux, & qu'elle eft toujours précédée de quelques coups de tonnerre.

Nous difons que la grêle a *principalement* lieu dans un tems de tonnerre ; car on fait qu'il grêle quelquefois, fans tonnerre, dans des tems *variables* : c'eft-à-dire lorfque l'air eft chargé d'une grande quantité de nuages épais, & non contigus. — Mais nous avons vu ci-deffus (§. 41 96.) qu'alors l'équilibre entre le fluide electrique des nuages & celui de l'atmofphére, eft perpétuellement troublé : & qu'ainfi il fe trouve des occafions fréquentes dans lefquelles le fluide électrique d'un nuage fupérieur peut être déplacé, ou qu'il y peut arriver un changement dans l'état électrique des nuages inférieurs: caufes qui, comme nous venons de le voir, produifent un rapprochement des particules aqueufes, & permettent à la grêle de fe former.

Ceci fuffit pour faire voir comment l'électrologie peut fervir à éxpliquer comment la grêle fe forme, foit dans des tems de tonnerre, foit dans ceux où l'air fe trouve fort électrique : mais nous ne donnons cette éxplication que pour une éxplication *probable* : car nous avouons que nos connoiffances des météores, éxcepté du tonnerre, de la foudre, de l'éclair & du feu St. Elme, font trop peu avancées pour que nous puiffions avancer quelque chofe de certain fur leur fujet.

§. CVI.

Nous pourrions rechercher encore en dernier lieu, comment & jufqu'où les tremblemens de terre, les ruptures de nuages, quelques vents, la formation des nuages, la rofée peuvent dépendre de l'électricité, comment nos connoiffances en électrologie peuvent fervir à les éxpliquer. — Mais comme nous ne pourrions propofer fur ce fujet que de fimples conjectures, & que même nous n'aurions pas hazardé de parler de la pluie, du brouillard & de la grêle, fi ce n'étoit qu'il eft quelques circonftances de ces météores qui s'accordent parfaitement avec les principes d'électricité, & que même on s'apperçoit d'une électricité marquée dans ces météores même. ; nous terminerons íci cette partie de notre travail. Qu'il nous foit feulement permis d'obferver en finiffant, que non feulement l'électrologie a fourni aux Phyficiens les moyens de leur faire connoître la vraie nature de la foudre, de l'é-

clair,

clair, du feu St. Elme, & même de leur donner des idées plus vastes de quelques-uns des autres météores : mais encore, que la connoissance des loix
selon lesquelles l'électricité opére, a mis les Physiciens en état d'être d'une
utilité réelle à la société, en préservant les bâtimens & les vaisseaux des ravages que la foudre éxerce si souvent ; & même en leur faisant entrevoir des
utilités ultérieures, si l'on continue à appliquer avec soin les loix de l'électrologie : car n'a-t-on pas observé que la destruction des forêts a diminué en certains pays les pluies & le tonnerre? & peut-être pourroit-on, en élevant une
multitude de paratonnerres, plus propres certainement que les forêts à attirer
les nuées électriques, & conséquemment aussi la pluie, faire tomber celle-ci
sur ces contrées où la Nature, laissée à elle-même, en fournit rarement, &
augmenter par-là leur fertilité. Si jamais l'éxpérience confirme cette idée,
on pourra dire que la Physique moderne est parvenue, non-seulement à écarter
les effets destructeurs d'un fluide dont l'activité est si grande, & qui se
trouve si universellement répandu dans la Nature; mais aussi qu'elle a su employer ce même fluide à remplir les vues les plus utiles & les plus avanta-
geuses.

CHAPITRE III.

De l'influence de l'Electricité fur les Végétaux.

§. CVII.

LE fluide électrique accélére-t-il la végétation des plantes? & l'électrologie a-t-elle été de quelqu'utilité à la phyſique fur ce fujet? Voilà deux queſtions fort importantes, que nous éxaminerons avec foin, & par l'éxamen defquelles nous terminerons la partie phyſique de ce Mémoire.

TANT que l'électrologie étoit encore au berceau, on ne doutoit gueres que l'électricité communiquée aux plantes n'en accélérât la végétation : & la plupart des Phyſiciens font encore de ce fentiment ; mais il en eſt d'autres, qui font d'un avis tout oppoſé. Cette diverſité d'opinions éxige que nous traitions ce fujet avec beaucoup d'éxactitude & de détails : & pour cet effet nous éxpoſerons d'abord ce qui a été fait juſqu'à nos jours par différens Phyſiciens : nous détaillerons enfuite nos propres recherches & le réfultat de nos éxpériences : enfin nous propoſerons les raifons qui produiſont vraiſemblablement cette contradiction entre les différentes éxpériences qui ont été faites fur cette matiére.

§. CVIII.

LA découverte de la communication du fluide électrique ouvrit un vaſte champ aux recherches des Phyſiciens : on fit des éxpériences non-feulement fur des corps bruts, mais encore fur des êtres vivans. L'abbé NOLLET fut un des premiers à rechercher quel feroit l'effet qu'une électricité longtems continuée opéreroit fur différens corps, tant fluides que folides : il trouva que l'électricité fait diminuer les corps fluides de poids ; qu'il n'y a qu'un très petit nombre d'éxceptions : & même qu'elle diminue le poids de corps folides qui font imbibés d'une certaine quantité de fluide, comme d'éponges mouillées & de fruits. — Ce réfultat lui fit foupçonner que peut-être l'électricité communiquée aux plantes en accéléreroit la végétation. —— Mais, quoique M. NOLLET fe préparàt à faire des éxpériences fur ce fujet, il fut prévenu par M. MEMBRAY d'Edimbourg : & comme les éxpériences de celui-ci font antérieures à celles des Phyſiciens françois, nous commencerons notre détail hiſtorique par les rapporter.

M. Membray électriſa au mois d'Oétobre 1746 deux *myrthes*, qui pous-férent tout de ſuite des branches , & ſleurirent beaucoup plus promptement que deux autres individus de la même ſorte qui ne furent pas électriſés.

Mais à peine le réſultat de cette éxpérience fut-il connu en France, que pluſieurs Phyſiciens de nom s'empreſſèrent de la répéter, & d'être témoins oculaires d'un fait qui ſembloit ouvrir un vaſte champ à leurs recherches , & leur promettre une abondante moiſſon.

M. M. l'abbé Nollet, Boze, Menon, & Jallabert, quatre des plus célébres Electriciens de ce tems là, ſe chargérent de remplir cette tâche. Le premier remplit deux jattes de la même ſorte de terre, y ſema la même ſemence: il les plaça dans le même endroit, les éxpoſa aux mêmes circonſtances, ſi ce n'eſt qu'il électriſa l'une de ces deux jattes pendant quinze jours de ſuite, deux ou trois heures, & même quelquefois quatre heures par jour: la ſemence de la jatte électriſée pouſſa deux jours plutôt que celle de l'autre: les tiges en furent plus nombreuſes, & acquirent dans le même éſpace de tems plus de hauteur: d'où il conclut que la germination de cette ſemence avoit été accélérée par le fluide électrique: concluſion qu'il ne propoſa cepen-dant que comme une conjeéture, qui méritoit d'être éxaminée par des éxpériences ultérieures , que la ſaiſon l'empêcha de faire alors: mais il ſemble que par la ſuite M. Nollet ait regardé cette conjeéture comme une vérité, puiſqu'il dit p. 391 de ſes *Recherches* , avoir obſervé dans la végétation des graines, placées ſeulement dans le voiſinage d'un corps électriſé, les mêmes progrès & la même promptitude que dans les ſemences électriſées.

M. Boze écrivit le 1 Janvier 1748 à M. Nollet, qu'il avoit répété ſes éxpériences ſur différentes plantes & ſur des arbuſtes, & qu il y avoit trouvé une accélération conſtante de végétation. — Le témoignage de M. l'abbé Menon étoit entiérement conforme à ce réſultat: il ſaiſoit mention dans ſes Lettres à M. de Reaumur, d'oignons de renoncules dont il avoit éxtrémem-ment hâté la végétation au moyen de l'électricité pendant l'hiver de 1748.

M. Jallabert , qui s'occupa pendant quelques ſemaines de ce genre de recherches, a conſigné dans ſon ouvrage un grand nombre d'obſervations ſemblables. Il électriſa entr'autres un giroflier jaune , ou violier, placé dans une caiſſe pleine de terre: ayant ſoin de l'éxpoſer en plein air au moment

que l'opération ceſſoit : toutes ces plantes, dit-il, augmentérent conſidéra-
blement en tiges & en branches, & en particulier le giroflier fit de très
beaux jets & fleurit : cependant, ajoute-t-il, les progrès de ces plantes,
comparés à ceux d'autres plantes de même âge, crues dans des vaſes
pleins de la même terre, ne me parurent pas aſſez conſidérables pour oſer en
conclure que la matiére de l'électricité eſt capable d'accélérer la végétation.
Il crut donc qu'il étoit néceſſaire de répéter des expériences en d'autres
tems. — Il prit pour cet effet des oignons de jonquilles, d'hyacinthes, de
narciſſes, poſés ſur des caraffes pleines d'eau. La plupart avoient déjà pouſſé
des feuilles & des racines, & même quelques-uns avoient des boutons à fleur
aſſez avancés. — Ayant meſuré la longueur des racines, des tiges & des
feuilles de ces oignons, il poſa les caraffes ſur des gâteaux de réſine, & il
établit, au moyen de fils d'archal, une communication entre les oignons & le
conducteur de la machine.

Depuis le 18 juſqu'au 30 Décembre, excepté le 24 & le 25, il électriſa
de cette maniére pluſieurs oignons, huit à neuf heures par jour: & pendant
tout ce tems le thermométre de M. de Reaumur fut dans ſon cabinet entre
le huitiéme & le dixiéme degré au deſſus de la congélation.

La différence du progrès des oignons électriſés, comparé à celui d'autres
oignons de même eſpéce, également avancés, ſitués & traités de même, à
l'électriſation près, a été, dit M. Jallabert, très ſenſible. Les oignons
électriſés ont plus augmenté en feuilles & en tige : leurs feuilles ſe ſont
étendues d'avantage : leurs fleurs ſe ſont épanouïes plus promptement. M.
Jallabert obſerva auſſi que l'électricité augmente de beaucoup la tranſpiration des plantes.

Les graines traitées de la même maniére que les oignons, préſentérent les
mêmes phénoménes d'accélération dans leur végétation. De la ſemence de
creſſon & de moutarde, appliquée à la ſurface extérieure d'un vaſe de terre
poreuſe, germa beaucoup plus promptement ſur ce vaſe électriſé, que lorſqu'il
ne l'étoit pas. A la fin du ſecond jour d'une électricité de huit à neuf heures,
par jour, pluſieurs germes de moutarde avoient pouſſé: & ſans électricité, à
peine en paroiſſoit-il quelques-uns le quatriéme jour. Les tiges des germes
électriſés s'élevérent, & leurs deux premiéres petites feuilles s'épanouïrent auſſi
beaucoup plus promptement.

Tels ſont les principaux réſultats des recherches de M. Jallabert.

fur ce fujet: éxaminons actuellement ce qui a été fait dans des tems poſté‑
rieurs, & par d'autres Phyſiciens.

§. CIX.

M. N u n e b e r t plaça cinq oignons dans une caiſſe de bois: cinq autres
dans une caiſſe femblable : & enfin cinq dans des vaiſſeaux de terre non ver‑
niſſés. Il attacha à une des caiſſes un fil d'archal, pour pouvoir l'électrifer par
communication. Le réfultat fut celui‑ci. Les oignons électrifés germérent
plus promptement, & plus abondamment que les autres. Un d'eux s'éleva
en 24 heures à la hauteur de 13 lignes. Les oignons non électrifés étoient
non feulement plus tardifs, mais ils ne parvenoient jamais à la même hau‑
teur. — En prenant un milieu entre toutes les plantes électrifées, qui avoient
été foumifes 491 fois à l'électricité, elles s'élevérent à la hauteur de 82 lignes
& demie, pendant que les autres n'atteignoient qu'une hauteur de cinquante‑
deux lignes deux tiers. — La végétation de ces plantes étoit éxtrêmement
forte pendant les huit premiers jours: cependant M. N u n e b e r t ajoute
qu'il a vu quelquefois que les plantes électrifées s'élevoient lentement ; mais
qu'elles devenoient cependant beaucoup plus fortes que celles qui n'avoient pas
été foumifes à l'électricité.

M. A c h a r d remplit à moitié trois bouteilles de Leide de terre humec‑
tée: les couvrit d'un morceau d'étoffe de laine, qu'il ferna de creſſon. Il
électrifa toutes les heures une de ces bouteilles pofitivement, l'autre négati‑
vement; & il laiſſa la troiſiéme dans fon état naturel. Voici quel fut le fuccès
de cette éxpérience.

1. L a femence germa beaucoup plus promptement dans les deux bouteilles
électrifées, que dans l'autre.

2. I l n'y eut pas de différence entre la bouteille pofitive & la négative: la
végétation s'y fit de même.

3. L e s plantes des bouteilles électrifées s'élevérent beaucoup plus haut,
que celles des bouteilles non électrifées.

M. A c h a r d fut peut‑être fi convaincu par cette *feule* éxpérience de
l'accélération que l'électricité opére dans la végétation, qu'il en crut la répé‑
tition inutile: du moins ne voit‑on nulle part qu'il l'ait faite.

N o u s aurions defiré de pouvoir ajouter ici les éxpériences de M. Z a r‑
d i n i, dont la diſſertation fur l'électricité des végétaux a été couronnée par

l'Académie de Dijon: mais malheureufement nous n'avons pu nous procurer cet ouvrage.

§. CX.

Jusqu'ici nous n'avons fait mention que des expériences qui font favorables à l'influence de l'électricité fur la végétation , & à l'accélération qu'elle y femble produire. Peut-être ces expériences ont-elles paru fuffire aux yeux du plus grand nombre des Phyficiens: & qu'ils ont mieux aimé par cette raifon y acquiescer, que d'en faire une répétition qu'ils auront jugée inutile: peut-être enfin eft-ce la raifon qu'on ne trouve qu'un très petit nombre de Phyficiens qui fe font occupés de cet objet. En un mot, les noms des NOLLET, des JALLABERT, des MENON, des ACHARD & de quelques autres avoient affez d'autorité pour placer l'*accélération de la végétation par l'électricité* au rang des principes les mieux établis: & peut-être embrafferoit-on encore aujourd'hui fans héfiter ce fentiment, fi les expériences d'un Phyficien auffi éxact que M. INGENHOUSZ ne jettoient quelque doute fur cette affertion. Voici ce que M. SCHWANKHARDT, témoin des expériences de M. INGENHOUSZ & fon coopérateur, en dit. Ils prirent des morceaux de liége, qu'ils couvrirent de papier-brouillard, & qu'ils parfémérent de graines de moutarde. Ils laifférent nager ces ilots de liége dans des vafes remplis d'eau , placés dans une bouteille de Leide, & ayant communication avec l'armure intérieure. — On électrifa la bouteille de Leide fans difcontinuer: mais on ne put obferver aucune différence entre la germination de ces graines, & de celles qui n'avoient pas été électrifées, mais qui d'ailleurs s'étoient trouvées dans des circonftances éxactement femblables.

Ces Meffieurs répétérent ces expériences, en plaçant deréchef de pareils ilots de liége parfemés de graine de moutarde dans des bouteilles de Leide: ils en électriférent quelques-unes pofitivement: d'autres négativement: ils en laifférent d'autres dans leur état naturel: or ils ne purent s'appercevoir d'aucune différence , même lorfque les plantes étoient déjà parvenues à trois pouces de hauteur.

Ayant répété les mêmes expériences, mais avec quelque variation, ces Phyficiens obtinrent le même réfultat. Ils communiquérent l'électricité à ces graines fans difcontinuer, éxcepté la nuit pendant fix heures. On ne trouva aucune différence entre cinq morceaux de liége, couverts de graine de

moutarde , nageant fur l'eau dont étoit remplie , jufqu'à la hauteur de l'armure éxtérieure , une bouteille de Leide qu'on électrifoit continuellement , &
cinq morceaux femblables, qui nageoient dans un plat de terre , qu'on
n'électrifa pas.

I L s mirent un grand papier-brouillard parfemé de graines de moutarde
dans un plat de terre. Ils placérent une bouteille d'eau à côté de ce plat,
afin de tenir ce papier continuellement humide, au moyen d'une lifiére de
drap. Le papier fe déchargeoit de l'humidité furabondante , au moyen d'une
lifiére femblable placée de l'autre côté. Ils ifolérent cet appareil, & l'électriférent conftamment, mais ils n'apperçurent aucune différence entre la germination de ces graines & celles qui étoient placées éxactement de même ,
mais qu'on n'électrifa pas.

E N F I N ces Phyficiens affurent n'avoir également obtenu aucune différence de végétation, en répétant cette éxpérience avec deux grandes bouteilles
de Leide, dans lefquelles ces lifiéres de drap étoient fufpendues.

§. CXI.

S I nous voulions comparer entr'elles les éxpériences qui paroiffent prouver que l'électricité accélére la végétation des plantes & celles qui paroiffent
entiérement oppofées à toute influence quelconque de l'électricité fur cette végétation: nous ferions obligés, en fuppofant l'autorité des Phyficiens dont il
eft queftion égale des deux côtés, d'adopter le fentiment qui fe trouve appuyé fur le plus grand nombre d'éxpériences: & auffi nous ne faurions dis-
convenir avoir été toujours prévenus en faveur du fentiment qui établit que
l'électricité accélére la végétation des plantes : & qu'à l'éxemple de la plupart
des Phyficiens, nous avons toujours défendu fincérement cette opinion ; nous
ne faurions diffimuler encore, que, quoique les éxpériences de M. I N G E N-
H O U S Z , dont l'éxtrême éxactitude en fait d'éxpériences & la prudence quand il
s'agit d'en tirer des conclufions, font fuffifamment connues, euffent fait naître en
nous quelques doutes, nous penchions cependant toujours pour l'influence de l'électricité fur la végétation: puifque cette influence du fluide électrique s'accorde
parfaitement avec toute la théorie de l'électricité : & que l'ufage auquel le
fluide électrique eft deftiné, n'eft fûrement pas moins univerfel, que fa difper-

fion par toute la terre n'eft générale: quoique fon action fe faffe la plupart du tems d'une maniére qui ne tombe pas fous les limites de nos fens.

Nous ne tardâmes pas à conclure de cette incertitude, qu'il n'y avoit que des expériences faites avec foin qui feroient en état de confirmer nos idées en faveur de l'influence du fluide électrique, ou de les détruire. Et d'abord nous nous déterminâmes à interroger la Nature laiffée à elle-même, fans employer d'électricité artificielle. Pour cet effet nous réfolûmes d'éxaminer fi nous trouverions quelque différence entre la végétation de plantes qui refteroient en communication avec la terre: & celle de plantes qui feroient entiérement ifolées: en un mot, nous voulions éxaminer par-là, fi l'ifolement, par lequel nous tâchions d'effectuer que les plantes ne participeroient pas aux variations d'électricité que la terre éprouve, nuiroit à la végétation des plantes.

Pour cet effet nous prîmes différens vafes de terre verniffée, que nous remplîmes d'une quantité égale de la même forte de terre: & nous plaçâmes dans chaque vafe une fève de petits haricots. Ces vafes troués par deffous, étoient placés fur des foucoupes qui contenoient toutes une égale quantité d'eau, & par-là la terre pouvoit abforber l'humidité requife. Quelques-uns de ces vafes furent fufpendus à des fils de métal, afin de refter en communication avec le globe terreftre: d'autres le furent par des cordons de foye, afin d'intercepter toute communication électrique entr' eux & la terre. Le réfultat de ces premiéres éxpériences fembla favorifer notre opinion: puifque les féves non ifolées paroiffoient plus avancées que les ifolées. Ceci nous engagea à répéter cette éxpérience avec d'autres fèves de différentes fortes, avec du creffon, & de la femence de raifort. Mais nous ne pûmes remarquer aucune différence dans la végétation: le réfultat de nos éxpériences, que nous avons continuées & variées avec la plus grande patience, a toujours été inconftant: tantôt c'étoient les plantes & les femences ifolées, tantôt c'étoient les autres, qui étoient plus avancées dans leur germination: & nous ne pouvions trouver aucune raifon d'en conclure quelque chofe par rapport au fujet en queftion. Nous recourûmes donc à l'électricité artificielle.

Le 3 d'Août 1786 nous choifîmes d'entre un grand nombre de petites fèves, ou fèves de Turquie, quatre fèves qui paroiffoient à l'œil éxactement femblables. Nous les plaçâmes chacune dans un pot de terre verniffée, rempli d'une égale quantité de la même terre, pourvu d'un trou dans la partie inférieure, & pofé fûr une foucoupe qui contenoit la même quantité d'eau.

Nous

Nous en fufpendîmes deux (avec leurs foucoupes) à des fils de métal : & deux autres à des cordons de foie : afin d'électrifer celles-ci par une bouteille de Leide, dont le bouton touchoit à la partie inférieure de la foucoupe, & qui étoit pofé fur un condenfateur, afin de conferver l'électricité plus longtems.

Nous avions joint à cet appareil un électromètre très fenfible : il étoit formé de deux fils de métal éxtrêmement déliés, garnis de boules de moëlle de fureau. Nous nous fervions de cet électromètre, afin d'être avertis quand les bouteilles auroient perdu affez de leur électricité pour devoir être chargées derechef.

Nous remarquerons encore, avant que de commencer le récit de nos éxpériences, que la bouteille de Leide, placée fur le condenfateur, confervoit fon électricité très longtems : quelquefois pendant 3, 5, 6, même 8 heures : quelquefois pendant douze heures & plus, fuivant que l'air étoit plus ou moins fec. — Le degré de chaleur que nous avions choifi pour ces éxpériences, a été conftamment entre 60 & 70 degrés du thermomètre de Fahrenheit.

Du 3 au 12 d'Août nous ne vîmes rien de remarquable, finon que la terre éoit plus gercée dans les vafes qui avoient été électrifés, que dans ceux qui ne l'étoient pas. Le 13, à 8 heures du matin, les deux fèves électrifées étoient à égale hauteur hors de terre : tandis que la terre des fèves non électrifées ne fe trouvoit qu'un peu gercée. Depuis le moment qu'on avoit femé les plantes jufqu'alors, l'électricité avoit été continuée pendant 191 heures. A minuit une des deux fèves non électrifées étoit fortie de terre : l'autre ne devint vifible que le 9 d'Août, au matin : pendant qu'alors une de celles qui avoient été électrifées, avoit déja quatre pouces, & l'autre cinq pouces & un quart de hauteur.

Il feroit trop long de rapporter ici l'accroiffement de nos plantes jour par jour : nous croyons qu'il fuffira de remarquer, que le 26 d'Août, que nous terminâmes cette éxpérience, une des plantes électrifées avoit une hauteur de 16 pouces & un quart : l'autre de 21 pouces & un quart : tandis qu'une des plantes non électrifées n'étoit que de 8 pouces & un quart, & l'autre de 10. On avoit employé depuis le commencement 455 heures d'électricité.

Nous croyons devoir ajouter, que, quoique les deux fèves électrifées furpaffaffent les deux autres en hauteur, elles ne paroiffoient cependant pas plus avancées à d'autres égards, ni plus vigoureufes : car elles pouffoient leurs fecondes & troifiémes tiges à peu près dans le même temps que les deux autres : & toutes quatre fe reffembloient à cet égard.

Tome I.   S

Nous avions femé le 3 d'Août deux fêves de petit haricot, que nous traitâmes à tous égards de la même maniére : nous éléctrifâmes l'une pendant 147 heures, au moyen de l'appareil que nous venons de décrire : l'autre ne fut pas éléctrifée : elles poufférent toutes deux au même moment le 10 d'Août. Le 12 , la plante non éléctrifée furpaffa l'autre en longueur : & toutes deux elles poufférent leurs fecondes tiges au même tems : enfuite leurs troifiémes encore au même tems : & enfin la plante, qui avoit été éléctrifée pendant 414 heures, fe trouva le 14 d'Août d'un pouce & demi plus longue que l'autre , ayant acquis 8 pouces & demi de hauteur : & l'autre n'en ayant que fept.

De deux groffes fêves femées le 3 d'Août, l'une, celle qui n'avoit pas été éléctrifée, fortit de terre le 11 d'Août : l'autre, à laquelle on avoit adminiftré l'éléctricité pendant 153 heures , fortit de terre environ un jour plus tard. Ces deux plantes crurent abfolument de la même maniére jufqu'au 20 d'Août. Le 21, la plante éléctrifée paroiffoit furpaffer l'autre en longueur, mais non en force : le 23, jour auquel on termina cette éxpérience , la plante qui avoit été éléctrifée pendant 391 heures, avoit 11 pouces & trois quarts de longueur : l'autre feulement 9 pouces & un quart.

De deux autres groffes fêves, également femées le 3 d'Août : celle qui n'avoit pas été éléctrifée, fortit le 12 de terre : l'autre ne parvint au même terme , que 27 heures plus tard. La première furpaffa l'autre jufqu'au 15 : mais alors celle-ci prit le deffus : le 21, la plante qui n'avoit pas été éléctrifée, avoit 8 pouces & demi de longueur : l'autre , qui avoit fubi l'action du fluide éléctrique pendant 373 heures, n'avoit que 6 pouces & un huitiéme.

Le 23 d'Août nous femâmes derechef deux fêves de petit haricot tachetées, en employant les mêmes foins & les mêmes moyens que ci-devant : l'une d'elles fut éléctrifée pofitivement du 23 au 30 pendant 102 heures ; alors elle fortit de terre : l'autre ne le fit que le 2 de Septembre, jour auquel la première de ces plantes avoit déja acquis une hauteur de quatre pouces & cinq huitiémes. — Nous découvrîmes le 4 du mois que la plante non éléctrifée étoit malade : ce qui peut-être avoit déjà duré quelques jours : & nous crûmes en conféquence ne pas devoir continuer cette éxpérience.

Le 1 de Septembre nous prîmes trois fêves de petit haricot, qui éxtérieurement paroiffoient éxactement femblables : nous laiffâmes l'une d'entr'elles dans fon état naturel : les deux autres furent éléctrifées jufqu'au 8 du mois pendant 76 heures ; mais l'une d'elles le fut pofitivement , l'autre négativement , toujours au moyen dû même appareil. Le foir du 8 de Septembre, la plante non électrifée fortit de terre : le matin du 10 celle qui avoit été électrifée pofitivement en fit autant : & l'après-midi, celle qui avoit été électrifée négativement : celle-ci avoit été électrifée pendant 102 heures : l'autre feulement pendant 93 , à compter du moment qu'elles avoient été femées. ——— Le 12 de Septembre les trois plantes étoient parfaitement dans le même état, ce qui continua fans la moindre différence jufqu'au 20, qu'il fe manifefta une légére différence dans la longueur; ce jour, que nous crûmes qu'il étoit inutile de pouffer l'éxpérience plus loin, la plante non électrifée avoit dix pouces de longueur : celle qui avoit été électrifée pofitivement 10 pouces & demi : & celle qui l'avoit été négativement 9 pouces & demi. L'électricité avoit été continuée en tout pendant 257 heures.

Le 6 Septembre nous remplîmes trois vafes d'une quantité égale de terre. Nous verfâmes dans chaque vafe deux onces d'eau. Enfin nous choifîmes parmi un grand nombre de fèves de petit haricot quinze fèves, dont nous en femâmes cinq dans chaque vafe.

Nous laiffâmes un de ces vafes dans fon état naturel : nous électrifâmes le fecond pofitivement, & le troifiéme négativement, toujours en employant le même appareil,

Le 17, les cinq fèves du vafe non électrifé fortirent de terre : il n'en fortit qu'une dans le vafe électrifé pofitivement : & le vafe négatif n'offroit rien à la vue.

Le 20, les cinq fèves du vafe non électrifé avoient à peu près trois pouces de longueur : le vafe électrifé pofitivement offroit trois plantes, dont la plus longue avoit deux pouces : le vafe électrifé négativement en offroit également deux à peu près de cinq quarts de pouce.

Pendant les jours fuivans les cinq plantes non électrifées eurent toujours l'avantage : elles croiffoient également. Le vafe électrifé pofitivement ne fourniffoit que trois plantes : & le négatif que deux, jufqu'au 6 d'Octobre, que nous mîmes fin à cette expérience. —— Nous ne pouvons nous empêcher d'ajouter, que depuis le 20 de Septembre qu'on fema ces fèves, jufqu'au 6 d'Octobre, l'électricité a été continuée, fans aucune interruption, avec la plus grande patience, & même aux dépens de notre fommeil.

Ajoutons encore deux expériences avant que de conclure. Lundi le 21 d'Août nous prîmes à quatre heures du foir quatre petites pieces de flanelle de 4 pouces de diamètre: nous les plaçâmes fur deux foucoupes, dont l'une fut ifolée pour recevoir l'électricité pofitive au moyen de notre appareil: l'autre refta dans fon état naturel. Chacun de ces morceaux de flanelle fut humecté d'une même quantité d'eau, & parfemé d'un nombre égal de graines de creffon. Le 21, les graines des deux foucoupes étoient également enflées: le 23, quelques-unes des graines des deux piéces commencérent à germer. Nous verfâmes dans chaque foucoupe une égale quantité d'eau. Le 24, 25, 26 d'Août la végétation étoit des deux côtés: les tiges avoient la longueur d'un pouce. Le 28, 29, 30 la végétation étoit en tout fens égale. Le 1 de Septembre nous coupâmes ces tiges fur chaque piéce de laine à hauteur égale: & la végétation recommença avec une égale vigueur: fans qu'on pût s'appercevoir de la moindre différence.

Nous prîmes le 22 d'Août deux autres petites piéces de laine, de furface égale, également humectées & que nous parfemâmes derechef d'une égale quantité de graines de creffon: nous les traitâmes comme dans l'éxpérience précédente, fi ce n'eft que nous électrifâmes l'une d'elles négativement. Les réfultats furent éxactement les mêmes que dans l'éxpérience précédente. La dilatation, la germination, l'accroiffement, & la production de nouvelles tiges, après qu'on eût coupé les premiéres: tout, en un mot, arriva fur l'une des deux piéces de laine comme fur l'autre, fans que nous pûmes nous appercevoir de la moindre différence: & cela, quoique l'électrifation eût duré fans interruption pendant tout le tems de l'éxpérience.

Nous pourrions encore alléguer un grand nombre d'éxpériences, dont les réfultats ont été également inconftans, & dans lesquelles il ne s'eft rien paffé qui puiffe fournir la moindre raifon pour défendre l'influence de l'électricité fur la végétation. — Nous nous contenterons donc du détail dans lequel nous venons d'entrer, bien perfuadés, que fi l'on veut fe donner la peine de faire de pareilles recherches, & de répéter nos éxpériences avec le même foin & la même patience, on obtiendra à tous égards des réfultats femblables, & qu'on fera forcé de convenir, que l'électricité artificielle n'a aucune influence fur la végétation, quand même l'on feroit encore plus fortement prévenu que nous l'étions en faveur de cette influence.

§. CXII.

Mais, demandera-t-on, & nous nous fommes fait plus d'une fois la même queftion: comment fe peut-il que ces expériences foient fi diamétralement oppofées à celles qu'on avoit faites avant nous, & qui néanmoins font dûes à des Phyficiens dont le nom fera, par plufieurs raifons, à jamais célèbre dans les faftes de l'électricité, & auront toujours beaucoup d'autorité: en un mot, à des Phyficiens dont il n'eft pas permis de foupçonner la bonne foi, qui étoient doués de tous les talens néceffaires pour bien obferver la Nature, & qui fi fouvent ont donné des preuves de leur génie & de leur éxactitude?

Il feroit fans doute éxtrêmément difficile de donner toutes les raifons de ces différens réfultats, puifqu'il eft un grand nombre de circonftances qui peuvent accélérer ou retarder la végétation des plantes. Mais il nous paroît vraifemblable, qu'on n'aura pas pris affez de foins & de précautions dans les premiéres éxpériences qu'on a faites fur ce fujet, pour rendre toutes les circonftances des plantes qu'on électrifoit, & de celles qu'on n'électrifoit pas, parfaitement égales: peut-être n'a-t-on pas eu foin de fournir un même degré de lumiére à ces deux genres de plantes: circonftance qui néanmoins eft de la plus grande influence fur la végétation, & qui n'étoit pas fi bien connue du tems de M. Nollet, qu'elle l'eft aujourd'hui: mais que nous avons obfervée avec la plus fcrupuleufe éxactitude dans nos éxpériences, & à laquelle nous favons que MM. Ingenhousz & Schwankhardt ont eu pareillement égard. — En éxaminant d'ailleurs de plus près les éxpériences faites fur ce fujet, on ne peut s'empêcher d'être étonné que quelques Phyficiens, & furtout MM. Achard & Nunebert, ont ofé décider une queftion de cette importance d'après un auffi petit nombre de faits: précipitation dûe peut-être, à ce que ces Meffieurs ont cru la chofe fuffifammont décidée par les éxpériences de leurs prédéceffeurs, & qu'ainfi ils fe font contentés d'une feule éxpérience, qui par hazard a réuffi de maniére à les confirmer dans le fentiment pour lequel ils étoient fi fort prévenus: & la même chofe auroit pu nous arriver, fi nous avions voulu nous contenter d'un petit nombre d'obfervations: puifque nos premiéres éxpériences paroiffoient ne pas peu confirmer la doctrine de l'électricité fur les végétaux. —

C'est en conféquence de ces réflexions que nous nous étonnons moins de la

diverfité qu'il y a entre les réfultats des expériences des premiers électriciens, & celles de MM. Ingenhousz, Schwankhardt & les
nôtres. Mais nous le fommes beaucoup d'avantage, de voir que c'eft plus
en vertu du principe fi utile à la vérité, mais en même tems fi dangereux
& fi trompeur, d'*analogie*, que d'après des expériences, qu'on a écrit des
Traités entiers, où l'on a cru non-feulement avoir prouvé évidemment que
l'électricité accélére la végétation, mais où l'on a propofé en vertu de
cette théorie, des moyens de feconder la Nature dans cette opération au
moyen de l'art. Bacon nous a donné une grande leçon, que nous défirerions que tous les Phyficiens euffent conftamment fuivie; *Non fingendum aut excogitandum, fed experiendum quid Natura faciat aut ferat.*

Enfin, nous ne prétendons pas foutenir que les végétaux ne retirent
aucune utilité de l'action d'un fluide, qui eft fi univerfellement répandu
dans la Nature: mais nous ne faurions concéder que l'influence de ce fluide
eft *immédiate.* Nous fommes perfuadés que cette influence a lieu d'une
maniére plus éloignée: entant que l'électricité eft la caufe de différens météores dont l'action fur la végétation n'a pas befoin d'être ultérieurement
démontrée.

FIN DE LA PREMIÉRE PARTIE.

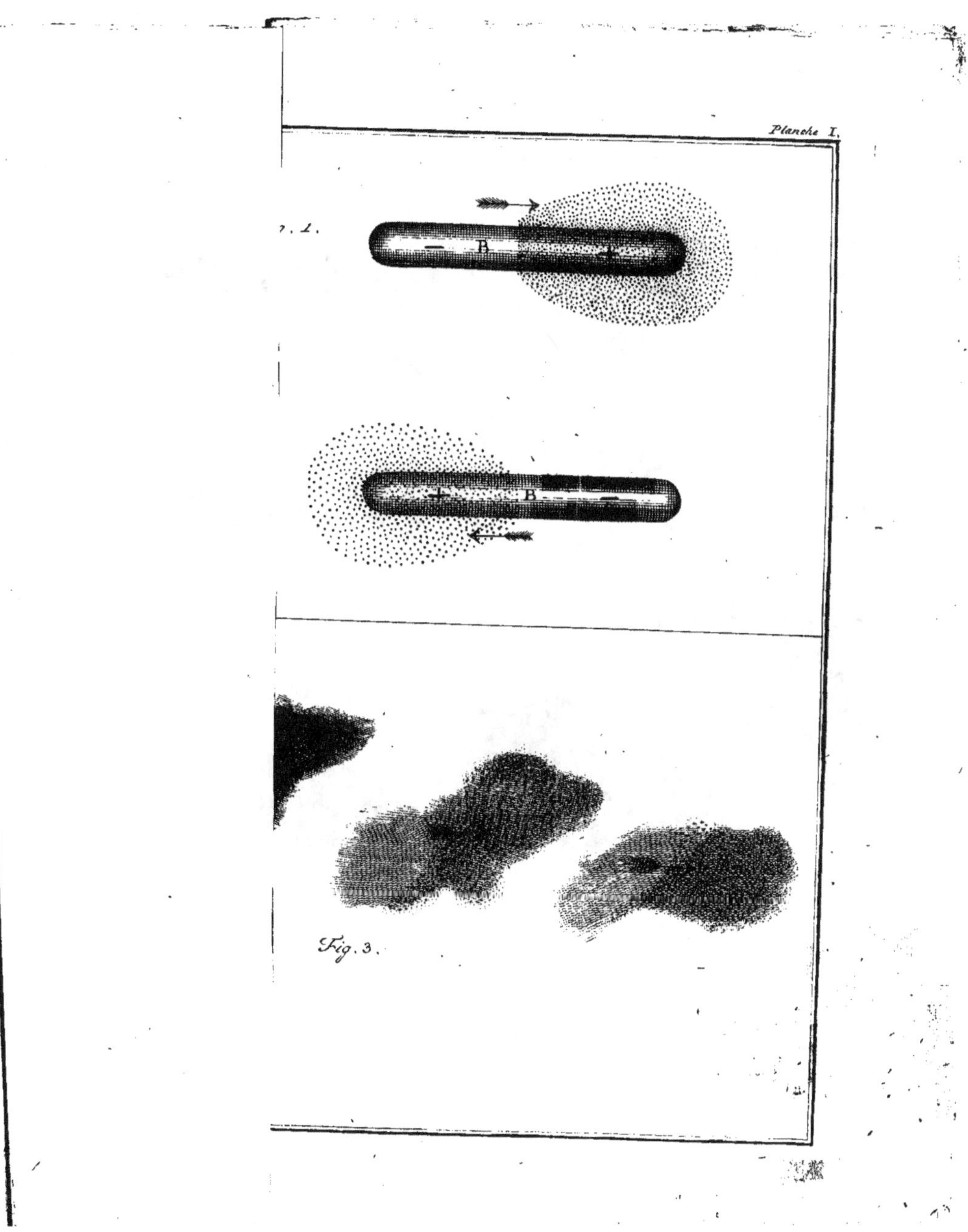

Fig. 1.
B
B
Fig. 3.

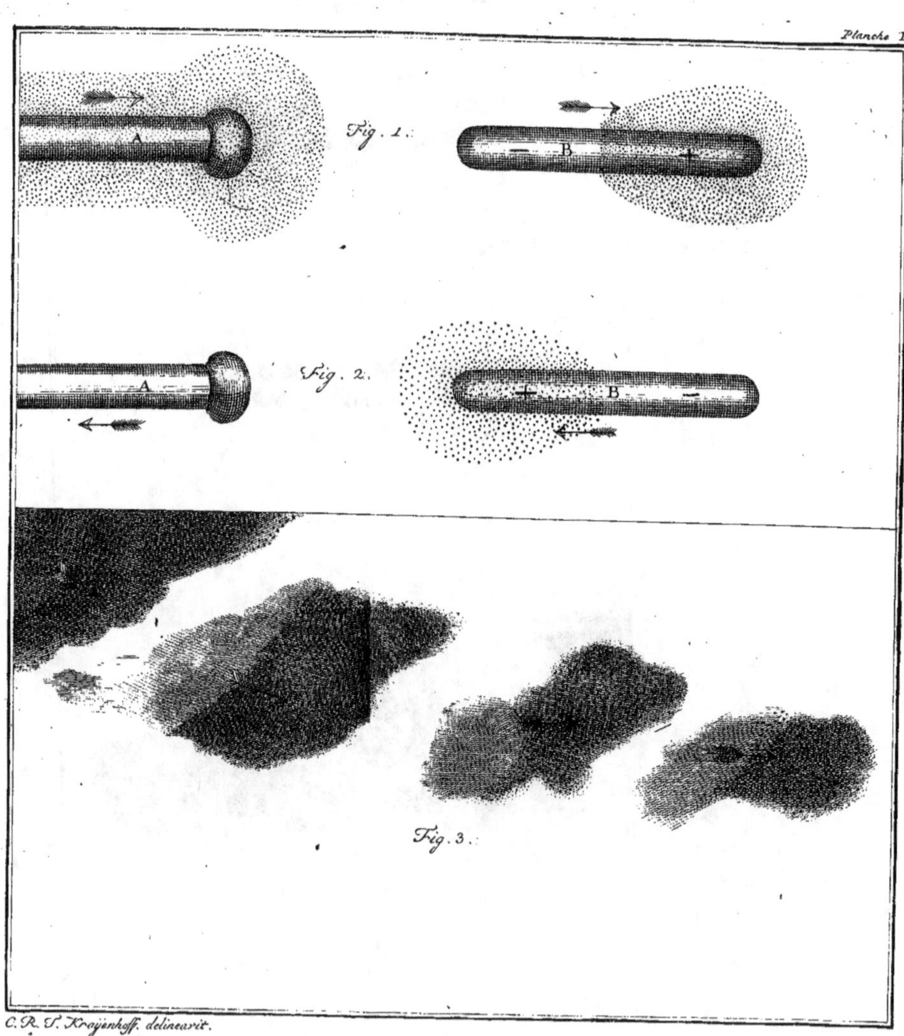
Fig. 1.
A
B
Fig. 2.
A
B
Fig. 3.

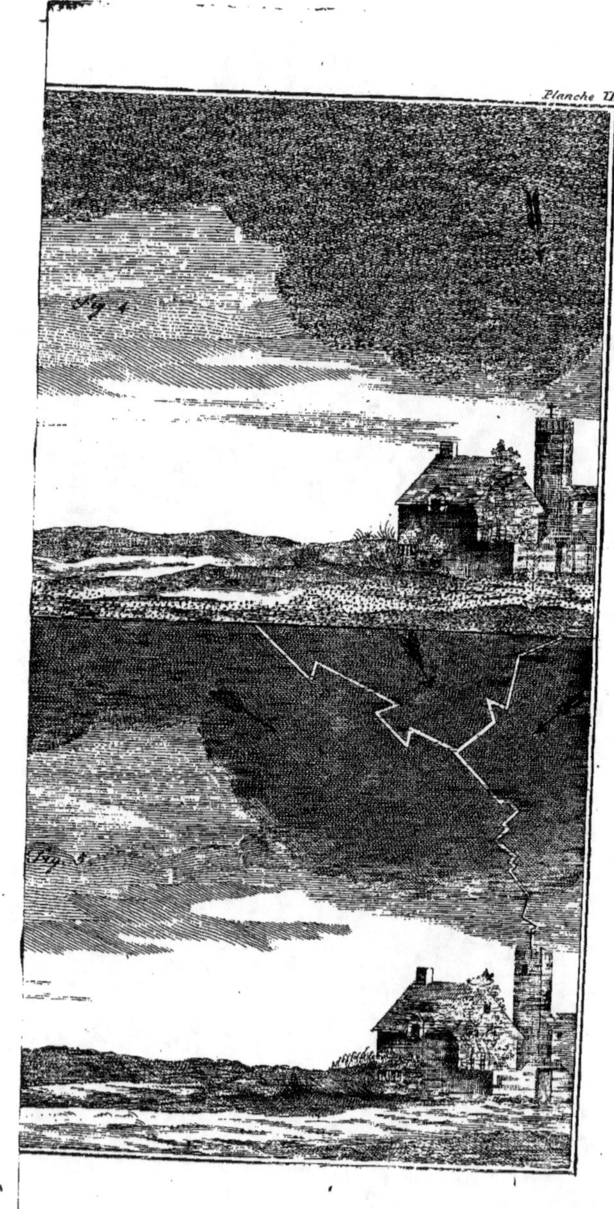
Planche II.
Fig. 1
Fig. 2

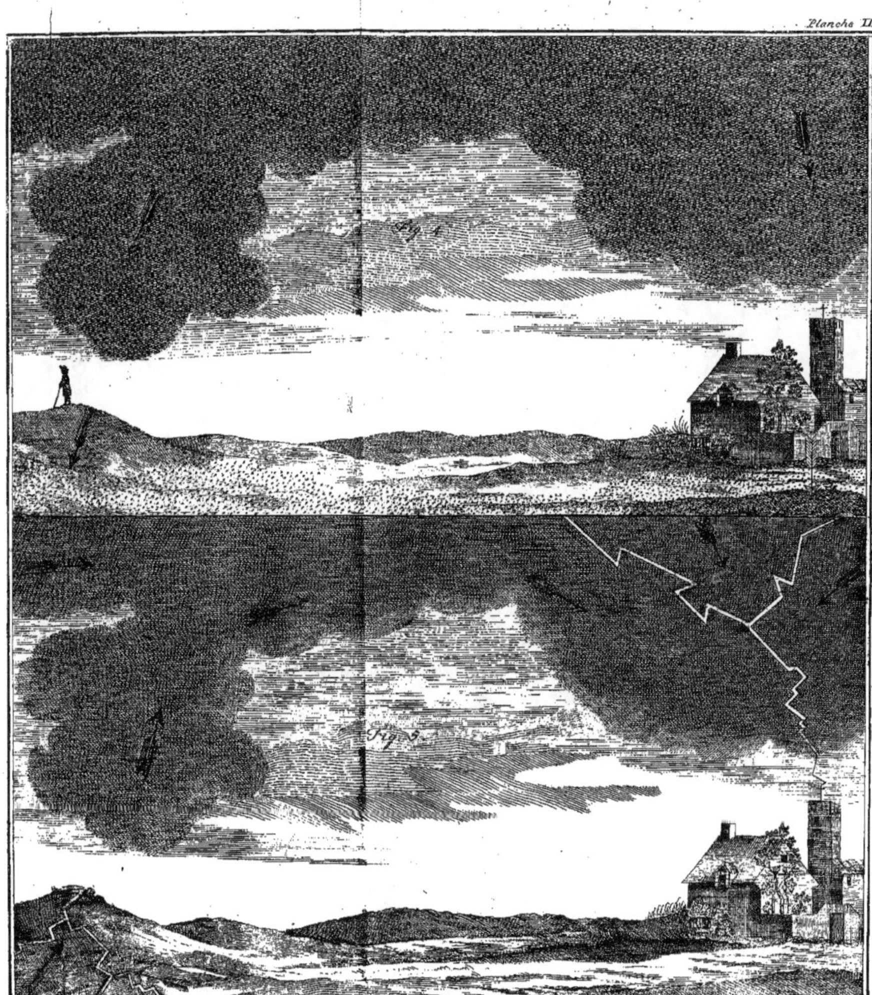

Planche II.
Fig. 4.
Fig. 5.
C. R. T. Krayenhoff. delineavit.

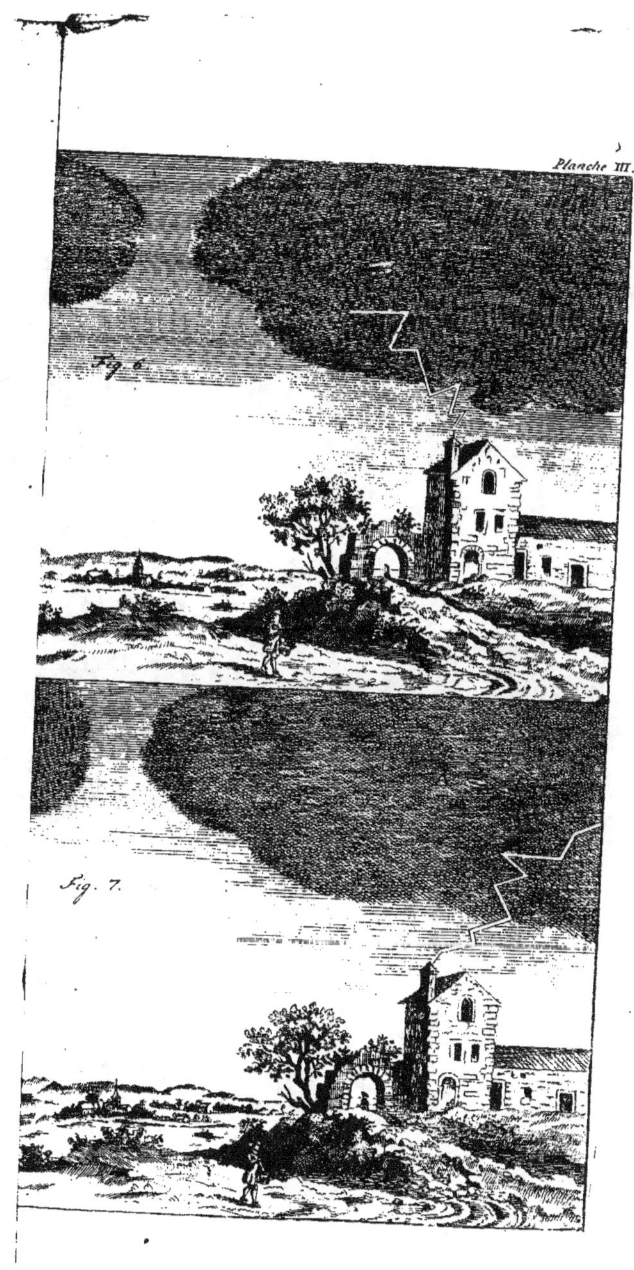

Planche III.
Fig. 6.
Fig. 7.

Planche III.

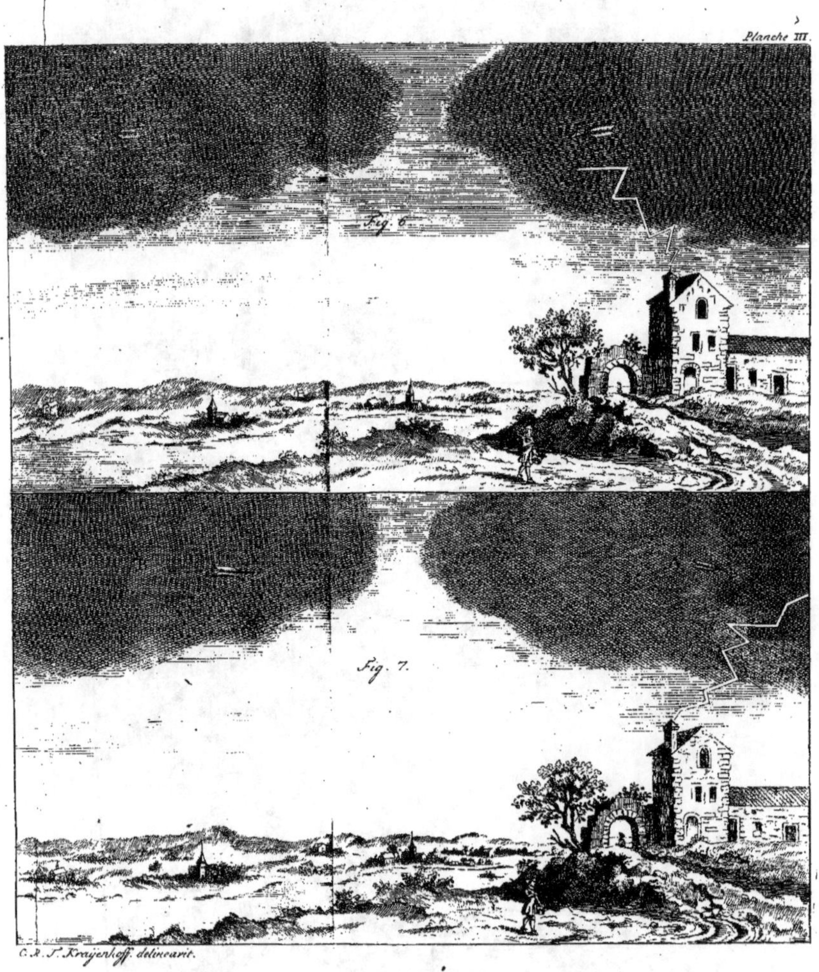
Fig. 6.
Fig. 7.
C. R. T. Krayenhoff. delineavit.

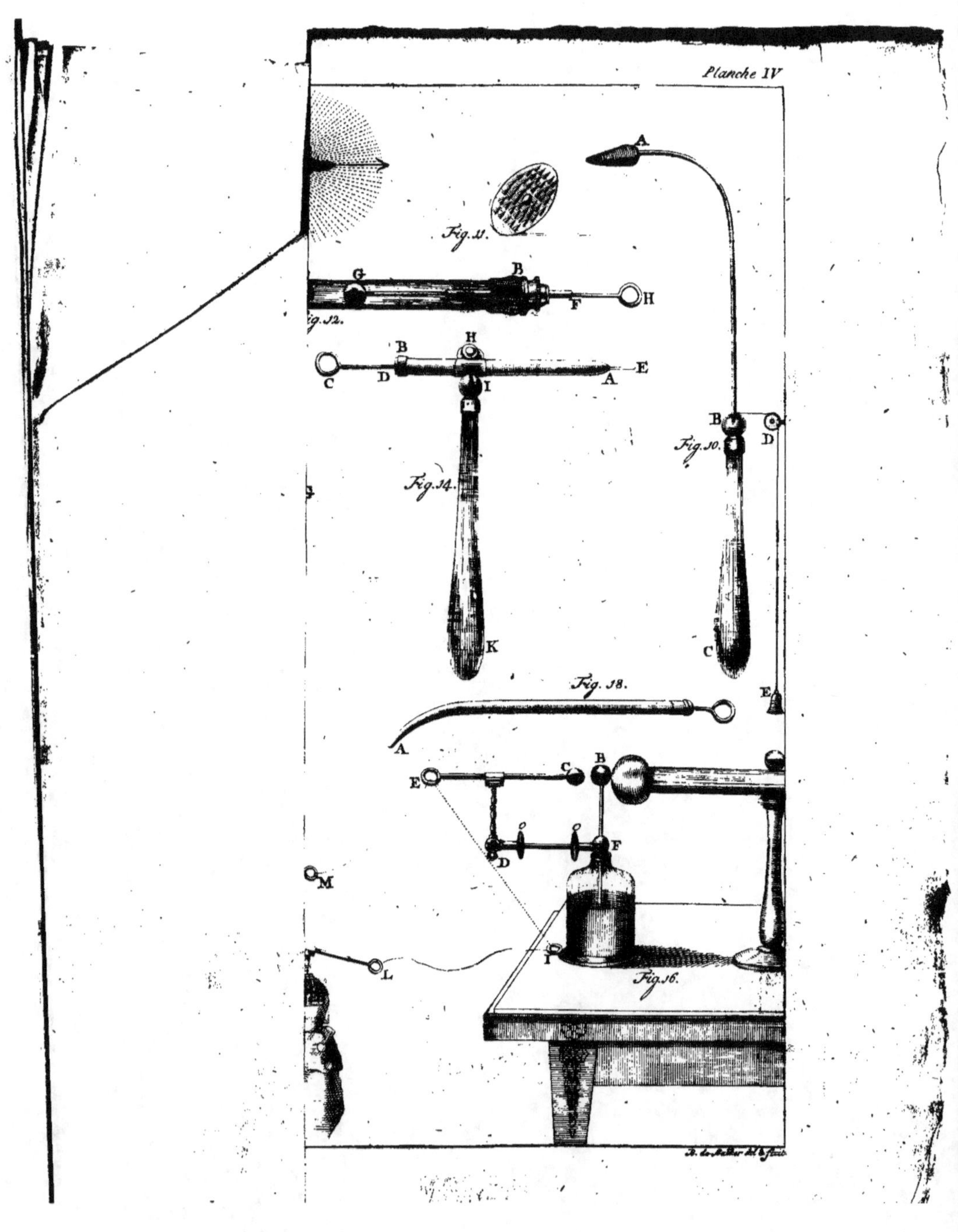
Fig. 11.
Fig. 12.
G
B
F
H
A
B
C
D
H
I
E
A
Fig. 14.
K
Fig. 10.
B
D
C
E
Fig. 13.
A
E
B
C
D
F
M
L
I
Fig. 16.

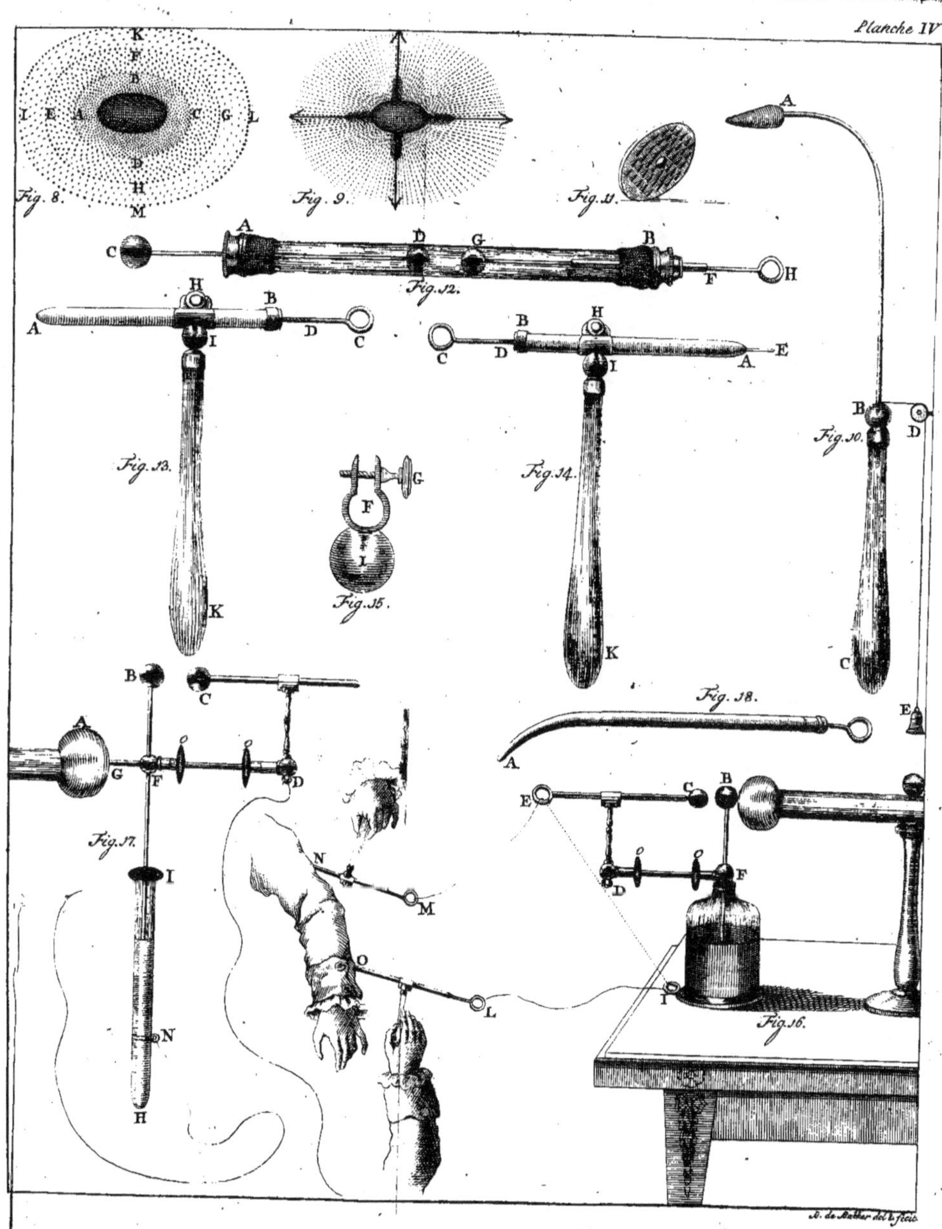

Planche IV
Fig. 8.
Fig. 9.
Fig. 11.
Fig. 12.
Fig. 13.
Fig. 14.
Fig. 10.
Fig. 15.
Fig. 18.
Fig. 17.
Fig. 16.

SECONDE PARTIE.

DE L'APPLICATION

DE

L'ÉLECTRICITÉ

À LA MÉDECINE.

S E C T I O N I.

DE LA THÉORIE DE L'ELECTRICITÉ MÉDICALE.

CHAPITRE I.

Histoire de l'Electricité Médicale.

§. I.

TELLE est la liaison intime qui se trouve entre la Physique & la Médecine, que, quand celle-là change de face & se trouve enrichie de nouvelles découvertes, celle-ci aussi-tôt en retire des avantages. A peine eut-on fait des découvertes de quelqu' importance dans l'électricité, & l'attention des Physiciens fut-elle tournée vers l'éxamen des phénoménes que l'électricité artificielle avoit fait découvrir, que l'aurore des recherches médicales sur le même sujet commença à poindre.

Dès qu'ETIENNE GREY eut découvert, par hazard en 1749, la différence des corps idioélectriques & conducteurs, ainsi que la communication de l'électricité, & qu'il eut éprouvé celle-ci sur des corps bruts, il en voulut également faire l'essai sur des corps animés, & éxaminer si l'on pouvoit y accumuler l'électricité, comme dans d'autres corps.

Partie II. T

Il en fit la premiére éxpérience le 8 d'Août 1730. Il fuſpendit à des cordons de foye dans une direction horizontale un jeune garçon, dont il ap-pliqua les pieds à un tube de verre frotté : il vit auſſi-tôt que la tête du jeune homme attira des corps légers à la diſtance de 8 & même de 10 pouces : preuve évidente que ce jeune homme iſolé avoit reçu le fluide électrique du tube, & ſe trouvoit réellement électriſé. — En portant le tube vers la tête, & les corps légers vers les pieds, la force électrique étoit plus foible ; & elle étoit inſenſible, à moins qu'il ne plaçât les corps légers deſſous la tête & qu'il ne fît approcher le tube au deſſus de celle-ci : phénoménes dont M. Grey n'oſa pas tenter de rendre raiſon, mais dont la cauſe a vraiſemblable-ment conſiſté dans le pouvoir connu des pointes que les cheveux éxer-çoient.

Mais les éxpériénces que MM. du Fay & Nollet répétérent en 1734, au moyen d'une plus forte machine, furent beaucoup plus heureuſes. Dès que M. du Fay ſe fût ſuſpendu lui-même à des cordons de foye, & qu'il ſe fût approché du verre électriſé, M. Nollet fut en état d'en tirer une étincelle, la premiére qu'on ait jamais tirée du corps humain : phénoméne dont il fut ſi frappé, qu'il témoigna qu'il n'oublieroit jamais l'étonnement que cette éxpérience produiſit ſur lui & ſur M. du Fay : — or, c'eſt préciſé-ment à cette découverte qu'on doit une grande partie de l'électricité médicale.

Après qu'on eut étendu par la ſuite la claſſification des corps idioélectri-ques & conducteurs, & qu'on l'eut confirmée par un grand nombre d'éxpérien-ces : non-ſeulement les méthodes d'iſoler les corps devinrent plus nombreuſes & plus parfaites, mais les machines électriques furent auſſi perfectionnées & miſes en état de produire une plus grande force. —— En place d'iſoler par des cordons de foye, on ſe ſervit de gâteaux de poix ; ou de cordons de foye, tendus ſur des cadres de bois ; les perſonnes qu'on vouloit électriſer par com-munication ſe plaçoient ſur ces cordons ou ſur ces cadres ; ce qui ne contri-bua pas peu à rendre plus ſenſibles & plus fortes les étincelles qu'on tiroit du corps humain. —— La ſenſation qui accompagne chaque étincelle qu'on tire du corps humain, étoit trop ſinguliére pour pouvoir échapper à l'attention des Phyſiciens : & c'eſt vraiſemblablement cette impreſſion que la communi-cation de l'étincelle faiſoit ſur chaque perſonne électriſée, qui a fait naître en même tems à pluſieurs Phyſiciens l'idée qu'un picottement de cette nature devoit avoir quelqu'influence ſur le principe vital, & qu'il pouvoit être de quelqu'utilité en médecine. ——— Mais, quoiqu'il foit vraifemblable que cette idée doit avoir eu lieu chez bien des Phyficiens, nous ne trouvons pas qu'il en ait été fait mention avant l'année 1743, que M. KRUGER, Profeffeur à Helmftadt, propofa cette conjecture comme très probable, d'abord de bouche à fes difciples, & enfuite au public dans un écrit imprimé. ——— Une conjecture de la nature de celle-ci, qui devoit paroître fi fondée, n'auroit-elle pas naturellement dû éxciter l'attention de tous les Phyficiens & de tous les Médecins, & les porter à la confirmer, ou à la rejetter par des éxpériences? C'eft néanmoins ce qui n'arriva pas: & perfonne, que nous fachions, s'eft appliqué à ce travail, que M. KRATZENSTEIN à Halle, qui confirma par éxpériences, au commencement de 1744, l'idée que fon collégue avoit avancée; & qui eut la fatisfaction d'avoir été le premier qui ait guéri par l'électricité une femme affectée d'une paralyfie du petit doigt.

§. II.

VOILÀ tout ce qui eft parvenu à notre connoiffance touchant l'hiftoire de l'électricité médicale jufqu'en 1746. — La célébre éxpérience de Leide, dont nous avons parlé dans la premiére partie de cet ouvrage, fit bientôt connoître que l'électricité eft capable de faire une impreffion beaucoup plus forte fur le principe vital : & MUSSCHENBROEK écrivit à ce fujet à M. REAUMUR, lorfqu'il étoit encore faifi de l'étonnement que cette impreffion inattendue lui avoit caufé, qu'il ne la répéteroit pas, quand on lui donneroit la France entiére: puifque cette premiére éxpérience lui avoit tellement frappé les bras & la poitrine, qu'il en avoit prefque perdu la refpiration, & que deux jours après il étoit à peine revenu de l'émotion & du mefaife qu'il avoit reffenti.

LA premiére fois que M. ALLAMAND répéta cette éxpérience, quoique ce ne fût qu'avec un gobelet ordinaire, il affura avoir été quelques momens fans pouvoir refpirer, & avoir reffenti une fi forte douleur dans le bras droit, qu'il ne laiffoit pas que d'être inquiet fur les fuites : mais heureufement que cette fenfation finguliére ceffa dans peu de tems, & ne fut fuivie d'aucune incommodité.

M. WINKLER de Leipzig affura que la premiére décharge de la bouteille de Leide, lui avoit occafionné des crampes par tout le corps, & tellement agité le fang, que craignant une fiévre chaude, il eut recours à des reme-

des rafraichiffans. Après avoir reçu le coup foudroyant, il fentit une pefanteur dans la tête, comme fi elle étoit preffée par une pierre: deux fois il en
eut un faiguement de nez, auquel il n'étoit pas fujet d'ailleurs : fon époufe ne fe
foumit que deux fois à cette éxpérience, & bientôt elle éprouva un tel affoibliffement, qu'à peine pouvoit-elle marcher huit jours après. — Enfin ayant
eu le courage d'effayer cette éxpérience une troifiéme fois, elle paya fon imprudence d'un faignement de nez. — Tels font les effets que peut produire
une imagination éxceffivement éxaltée & éxcitée par les paffions : furtout
par la crainte : fouvent cette imagination furpaffe l'impreffion de fenfations
actuelles : & elle fe repréfente le paffé avec autant de force que fi les objets
étoient préfens. Si perfonne ne peut révoquer en doute que la décharge
d'une bouteille de Leide ne caufe une fenfation finguliére à la partie du corps
par laquelle le fluide électrique paffe avec une vîteffe incroyable : perfonne
auffi n'oferoit avancer aujourd'hui, qu'il lui en refte très peu de tems après
'éxpérience, le moindre fentiment, beaucoup moins aucune incommodité.
Enfin perfonne ne doutera qu'on ne doive attribuer l'éxagération du narré de
M M. Musschenbroek & Allamand à l'inquiétude que leur caufa
une fenfation étrange & abfolument nouvelle : & nous ne faurions nous empêcher de regarder le rapport de M. Winkler comme une fable. Jamais
la décharge d'une bouteille de Leide, ou celle-même d'une batterie, n'a occafionné de faignement de nez : & l'appareil imparfait dont M. Winkler
fe fervoit, ne fauroit être mis en paralléle avec la force des bouteilles que
nous employons aujourd'hui pour l'éxpérience de Leide, fans la moindre
crainte.

Mais quelque inéxacts que fûrent les rapports de ces trois Phyficiens,
qui jouiffoient alors d'une grande réputation : leur autorité ne contribua pas
peu, furtout auprès du peuple, à faire regarder l'éxpérience de Leide comme
nuifible. Cette pufillanimité ne gagna cependant pas tous les éfprits : il y
eut des Phyficiens qui répétérent cette éxpérience fouvent, fans la moindre
crainte, & M. Bozr, Profeffeur à Wittenberg, pouffa le fanatifme au point
de défirer d'être tué par le coup foudroyant, afin que fa mort fût confignée
dans les Mémoires de l'Académie de Paris, comme un monument durable.

§. III.

Les préjugés sur les dangers de l'éxpérience de Leide s'étant un peu affoiblis, on pensa derechef à l'application médicale du fluide électrique : & il est vraisemblable que la plupart des Physiciens & des Médecins eurent la même idée. Mais nous ne trouvons pas d'éxpériences faites sur ce sujet avant l'année 1746, que Jacob Herman Klyn guérit à Amsterdam, au moyen d'étincelles & de petites secousses électriques, une femme devenue depuis plus d'un an paralytique aux deux bras à la suite d'une frayeur. Il communiqua le succès de cette cure au Professeur Gaubius, dans une lettre datée du 21 d'Octobre de la même année.

On verra par la suite de cette Histoire, combien la découverte de la bouteille de Leide a contribué à l'avancement de l'électricité médicale. L'ordre du tems nous oblige de nous arrêter à quelques éxpériences de l'abbé Nollet, qui ont donné lieu, tant à une manière éxtravagante de faire des cures électriques, en Italie & en Allemagne, qu'à une connoissance plus parfaite du pouvoir salutaire du fluide électrique dans la guérison de différentes maladies.

La découverte faite par Grey en 1729, sur l'accumulation du fluide électrique dans des corps isolés, & perfectionnée par la suite, dut nécessairement fournir l'occasion d'éssayer ce qui arriveroit, si l'on communiquoit le fluide électrique à des corps pendant quelque tems de suite & quel seroit l'effet de cette communication. M. Nollet fut le premier qui proposa cette idée & qui la mit en pratique, en faisant des éxpériences sur les effets qu'une électricité longtems continuée produiroit sur les fluides. Il trouva que tous les fluides, si on continue l'électricité assez longtems, éprouvent une évaporation, & diminuent de poids, à l'éxception du mercure, à cause de son poids, & des huiles, à cause de leur tenacité : & cette évaporation est plus forte, si les fluides sont contenus dans des vaisseaux, faits de substances conductrices, & qui soient d'ailleurs pourvus d'une large ouverture. Il trouva que les fluides volatils diminuent plus facilement de poids par l'électricité, que ceux dont la nature est moins volatile : enfin il ne put s'appercevoir d'aucune évaporation, quand les vaisseaux sont fermés de toutes part : de sorte que le fluide, quelque volatil qu'il soit d'ailleurs, ne passe pas à travers les pores des vases qui le renferment.

Vers le même tems M. Nollet fut informé par M. Boze, que l'eau

électrifée fort des tubes capillaires en forme de rayons, au lieu qu'elle n'en
fort que goutte à goutte, quand elle n'eft pas électrifée. Cette obfervation
anima tellement l'abbé NOLLET, auquel cette branche de la Phyfique a des
obligations importantes, qu'il répéta cette éxpérience, & qu'il fit voir quelles font les circonftances qui font réuffir l'éxpérience de M. BOZE, & quand
c'eft qu'elle ne réuffit pas. Ayant ainfi découvert l'action du fluide électrique
fur l'eau qui fort des tubes capillaires, il forma le deffein de répéter fes éxpériences fur des corps organifés, fur des plantes, des animaux; corps dont la
ftructure eft formée d'un grand nombre de tubes infiniment déliés. — En un
mot, un raifonnement déduit de l'analogie lui fit conclure que les fluides
étoient auffi mus plus rapidement dans cette efpéce de tubes capillaires; &
qu'ainfi l'électricité pourroit contribuer à l'avancement de la végétation dans
les plantes, & de la tranfpiration infenfible des animaux. Ce qui le confirma
dans cette conjecture fut, qu'il avoit déja obfervé que des fruits, des plantes
vertes, & des éponges humectées, avoient perdu au bout de quatre ou cinq
heures d'électrifation, plus de poids que des fruits, des plantes, ou des
éponges de même forte, & qui, à l'électrifation près, avoient été traités de
la même maniére. Mais, quoique M. NOLLET foit le premier qui ait eu
cette idée, il fut prévenu dans l'éxécution par M. MAMBRAY, qui électrifa
au mois d'Octobre 1746, deux plantes de myrthe, & crut pouvoir, d'après
le fuccès de fes éxpériences, convertir la conjecture de l'abbé NOLLET en
vérité & en principe de Phyfique: & les éxpériences des Phyficiens qui parcou-
rurent la même carriére, parurent toutes confirmer la même thèfe.

§. IV.

MAIS, quoique nous croyions avoir prouvé à la fin de la premiére
partie de cet ouvrage, que la conclufion que l'abbé NOLLET a tirée de fes
éxpériences n'eft pas jufte, on ne fauroit difconvenir que cette conclufion,
quelque peu fondée qu'elle foit, a beaucoup contribué au perfectionnement de
l'électricité médicale, & peut-être autant que fi elle avoit été conforme à la
vérité. Du moins M. NOLLET croyant avoir trouvé fa conjecture conforme
au réfultat des éxpériences, fut encouragé à faire des éxpériences fur des
animaux vivans: & il réuffit auffi-tôt à prouver que la tranfpiration infenfible augmente par l'électricité, non-feulement dans des pigeons, des
oifeaux, des chats: mais même dans l'homme. —— La diminution conftante

de poids qui avoit lieu dans tous les individus électrifés, comparée à celle qu'éprouvoient dans le même tems des individus femblables non électrifés, ne pouvoit laiſſer aucun doute: il n'eſt donc pas étonnant que l'on vit dès-lors, l'abbé NOLLET & tous les Phyſiciens qui avoient fait les mêmes expériences, s'appliquer plus férieufement à l'uſage qu'on pourroit faire du fluide-électrique en médecine.

§. V.

L'ÉLECTRICITÉ étant devenue l'occupation des Phyſiciens par toute l'Europe, les expériences faites en France & les conjectures des Phyſiciens françois fur l'application médicale de l'électricité paſſérent bientôt les Alpes & parvinrent en Italie. — M PIVATI de Veniſe fut le premier qui s'appliqua dans ce pays, à l'électricité médicale en 1747 & 1748. Les expériences faites par M. NOLLET fur l'évaporation des fluides lui fit naître l'idée d'employer des fubſtances folides, & d'éxaminer les effets que l'électricité peut y produire. — Mais, féduit par des expériences inéxactes; M. PIVATI oſa avancer que des corps odoriférans; & d'autres fubſtances, renfermés dans des vaiſſeaux de verre, qu'on électriſoit enfuite par frottement, non-feulement répandoient leur odeur à travers des pores du verre, mais encore que leurs vertus médicales fe méloient au fluide électrique, étoient tranſportées avec celui-ci & par lui; & qu'appliquées aux malades de cette maniére, ces fubſtances faifoient le même effet, que fi on les avoit priſes de la maniére ordinaire. —— Le baume du Pérou fit à peu près des miracles dans fes mains. Ayant renfermé des herbes réfolvantes dans un globe de verre, qu'il frotta enfuite, il guérit l'Archevéque DONADONI, homme fort âgé, & qui étoit attaqué de violentes douleurs de rhumatiſme: en un mot, toutes les maladies pouvoient fe guérir de cette maniére par l'électricité: & M. PIVATI communiqua par lettre cette nouvelle maniére de guérir à M. ZANOTTI.

M. PIVATI ne fut pas le feul qui prétendit pouvoir employer une maniére auſſi étrange de guérir; il fut bientôt fuivi par M. BIANCHI à Turin, & par M. WINKLER à Leipzig: auquel on doit d'ailleurs beaucoup en fait d'électricité: enfin la doctrine de l'électricité médicale fut peu à peu tellement remplie de fingularités de ce genre, qu'en 1750 M. VERATTI de Bologne ne fe fit pas fcrupule de faire imprimer que la fcammonée, l'aloë fuccotrina & la gomme gutte, tenues dans la main d'un malade électrifé, provo-

quent les felles de la même maniére, que quand on les prenoit intérieurement.

§. VI.

QUOIQUE des prétentions de ce genre durent naturellement rendre l'é-
lectricité médicale fufpecte dans d'autres pays ; on comprit qu'il ne falloit pas
la rejetter d'abord, fans avoir éxaminé par des expériences éxactes ce qu'on
prétendoit avoir trouvé ailleurs. — M. NOLLET, qui prenoit un fi grand
intérêt aux progrès de l'électricité, s'y appliqua fans délai à l'hôtel royal des
Invalides, & prouva, en préfence de Juges irréprochables fur cette matiére,
que des médicamens & des fubftances folides, renfermées éxactement dans des
vaiffeaux de verre, ne répandent aucune odeur, & n'éprouvent aucun changement dans leurs qualités : en un mot, que cette prétendue maniére de
guérir, n'eft qu'une chimère, auffi oppofée aux expériences les plus décifives,
qu'elle l'eft à la raifon. — Il y a plus: il crut devoir fe rendre en Italie pour
éxaminer la chofe de plus près : mais il en revint peu fatisfait. — A fon
arrivée on prétexta que les inftrumens ne fe trouvoient pas dans l'état requis,
& l'abbé NOLLET étant preffé de continuer fon voyage, fut obligé de
fe contenter de différens rapports, qui ne contribuérent pas peu à augmenter
fes doutes. — Au retour, il repaffa par le même endroit: mais on fe fervit
d'un autre prétexte: le tems n'étoit pas propre pour des expériences de ce
genre. Il n'eft donc pas étonnant que revenu en France, l'abbé NOLLET
rendit un compte peu avantageux de l'état où l'électricité médicale fe trouvoit alors en Italie : & il en réfulta, que cette électricité tomba tellement
en difcrédit en France, qu'on n'ofoit pas s'éxpliquer avantageufement fur ce
fujet, fans courir rifque d'être traité de charlatanerie.

LES mêmes expériences furent répétées enfuite en Angleterre, & leur
réfultat fut parfaitement conforme à celui qu'avoit obtenu l'abbé NOLLET.
On trouva que le rapport que M. WINKLER de Leipzig avoit fait de fes
expériences fur les nouvelles découvertes d'Italie, s'écartoit entiérement de
la vérité : & quoiqu'on fe fervît de la machine même que M. WINKLER
avoit envoyée, on ne s'apperçut d'aucune odeur de foufr: ou d'autres fubftances employées à l'électrifation.

QU'ON ne croye cependant pas que tous les Phyficiens d'Italie fe laiffoient
entrainer par le même fyftême. Plufieurs d'entr'eux s'y oppoférent avec
force: & furtout le Profeffeur BIANCHINI, qui répéta ces expériences en
pré-

préfence d'un grand nombre de témoins, dont plufieurs étoient prévenus en
faveur des découvertes de PIVATI & de VERATI: mais ils fe trouvérent
obligés de convenir de leur erreur, & de l'abandonner.

ENFIN le célébre FRANKLIN fit voir en Amérique par des éxpériences
éxactes, qu'il eft impoffible de mêler la vertu médicale des corps au fluide électrique: & ce concours de preuves convaincantes eût pour fuite qu'on ceffa
d'adminiftrer l'électricité de cette maniére: auffi n'en trouve-t-on plus dans la
fuite aucun veftige chez les auteurs qui ont écrit l'hiftoire de l'électricité.

§. VII.

SI l'on demande à préfent fi l'électricité a été jufqu'alors de quelque
utilité à la médecine, & par-là au genre humain, il faudra convenir que la
charlatanerie de quelques Phyficiens d'Italie a été plus nuifible qu'utile à la
médecine: car elle étouffa non-feulement les idées que quelques Phyficiens
s'étoient formées auparavant de l'utilité dont l'électricité pourroit être en médecine, & réfroidit le défir de faire des recherches ultérieures fur ce fujet:
mais elle fut encore caufe qu'il n'y eut plus de malades qui voulurent fe
foumettre au traitement électrique : & peut-être même n'eut-on plus
fongé à l'électricité médicale, s'il ne fe fût trouvé des Savans, qui fuivant
le fil des obfervations déja connues concernant l'action du fluide électrique fur
le corps animal, continuérent leurs recherches malgré le mépris où l'électricité
médicale fembloit être tombée, & qui la relevérent ainfi avec éclat de l'abaiffe-
ment où elle fe trouvoit.

C'EST à la France que l'électricité médicale doit une grande partie de fes
progrès. Tandis qu'on s'occupoit en Italie à employer le fluide électrique
comme un véhicule pour introduire les remèdes dans le corps humain, & les
faire parvenir à l'endroit défiré : on s'appliqua en France à la recherche des
effets du fluide électrique même, & l'on tâcha d'éxaminer quelle étoit fon influence fur différentes maladies, & quelles loix on pouvoit établir fur ce fujet.

ON ne fauroit contefter à M. JALLABERT de Geneve, d'avoir été le
premier qui ait entrepris ce travail avec l'éxactitude convenable, & le premier qui ait opéré une guérifon importante, par l'électricité. — On lui amena
le 26 Décembre 1747 un nommé Nogues, ferrurier, qui depuis quinze ans
étoit attaqué au bras droit d'une paralyfie caufée par un coup de marteau.
Il l'électrifa, tantôt par étincelles, tantôt par fecouffes, & eut le plaifir de

. voir le patient rétabli dès le 28 de Février fuivant.. Le Journal de tout ce que M. JALLABERT a obfervé jour par jour, mérite encore d'être confulté par tous ceux qui s'appliquent à l'électricité médicale.

M. SAUVAGES, encouragé par un auffi bel éxemple, électrifa tout de fuite un grand nombre de paralytiques, dont quelques-uns furent guéris: & d'autres ne le furent pas: il trouva, outre une falivation & une fueur abondante qu'il obferva chez quelques perfonnes, qu'en général le pouls étoit accéléré d'un fixiéme. .

DÈS que le bruit des guérifons opérées par M. SAUVAGES au moyen de l'électricité fe fut répandu, & qu'il eut été confirmé par des témoins dignes de foi, un grand nombre de Phyficiens, tant en Europe qu'ailleurs, fe trouvérent occupés comme à l'envi, à employer ce nouveau moyen de foulager les malheureux. On en fit furtout ufage dans des paralyfies, & MM. BOHADTCH en Boheme, PATRIC BRYDONE, & JEAN GODEFROY TESKE fe font finguliérement rendus célèbres dans ce genre. Cependant M. NOLLET avoua qu'il n'avoit pas trouvé l'électricité d'un fuccès conftant dans la paralyfie, quoiqu'il n'eût pas remarqué qu'elle eût jamais fait le moindre mal. Ce fait fe trouve confirmé par le Docteur FRANKLIN dans une de fes lettres à M. PRINGLE: il mande qu'il avoit pu foulager à la vérité fes malades, mais non leur procurer une guérifon complette: on doit vraifemblablement ce peu de fuccès, & M. FRANKLIN lui-même paroît avoir fenti fa faute, à ce que l'adminiftration de l'électricité n'a pas été accompagnée de toute l'éxactitude néceffaire, tant par rapport à la diéte, que par rapport à la force des coups électriques, eu égard aux circonftances de chaque malade..

§. VIII.

COMME la paralyfie eft un mal dont la caufe prochaine doit être rapportée à un relâchement des nerfs ou un empêchement dans leur action : on en conclut que l'électricité pouvoit être employée à la guérifon d'autres maladies nerveufes ; & à peine entreprit-on cette éxpérience, qu'on la vit confirmer cette idée, déduite d'un raifonnement analogique probable. Nous trouvons dès 1752 l'éxemple d'un homme, qui fut guéri en peu de tems, par des fécouffes électriques, d'une épilepfie invétérée. On trouve auffi dans le XI volume des Mémoires de l'Académie de Suéde, un éxemple d'une

guérifon pareille, & non moins remarquable, faite en 1753 pr M. Lindhult, célébre Médecin Suédois: & même les nombre des guérifons électriques augmentoit de jour en jour , & on n'obfervoit jamais, ou ce ne
fut du moins que très rarement, d'effet défavantageux de l'électricité. Les
préjugés qu'on avoit fur ce fujet s'évanouirent peu à peu , & conféquemment l'application de l'électricité médicale devint plus fréquente , furtout
en 1755, qu'un des plus célébres Médecins de ce fiécle, M. de Haen,
s'appliqua pendant fix années confécutives à cette recherche , & rendit de
grands fervices à l'électricité médicale, qu'il fit valoir par fa haute réputation. Non feulement il guérit un grand nombre de paralyfies, dues à des
caufes très différentes; il montra encore que l'électricité eft à peu près un
reméde fpécifique dans la *Danfe de St. Guy:* mais il guérit auffi les tremblemens de tout le corps, les éblouiffemens de yeux, & rétablit dans deux femmes la fuppreffion des régles. En un mot, M. de Haen fit voir par un
grand nombre d'effais heureux, qu'une application prudente de l'électricité
doit être rangée dans la claffe des fecours les plus puiffans pour un grand
nombre de maux.

En 1756 M. Hart, Médecin à Salop, communiqua à M. Watson
la guérifon d'une contraction des mufcles du bras: mais la malade, ayant
pris un froid, qui lui caufa une rechûte, elle fut électrifée de nouveau
avec le même fuccès. On trouve différens éxemples de pareilles guérifons
opérées vers le même tems par M. Lindhult en Suéde, M. Schaeffer
en Allemagne, & ailleurs par d'autres Phyficiens.

§. IX.

On confirma donc pleinement l'ufage de l'électricité employée comme
médicament dans un grand nombre de maladies : il y a plus : on s'appliqua vers le
même tems à connoître de plus près l'action du fluide électrique fur le principe vital: recherche dont les Hollandois peuvent furtout fe vanter. MM.
Bikker & van den Bos prouvérent en 1757, que non feulement la
grande artére du cœur, mais encore d'autres vaiffeaux plus petits, fe contractent dans les animaux vivans, par l'irritation de l'étincelle électrique: & enfuite M. Forsten Verschuur a obfervé une contraction femblable dans l'œfophage, & dans d'autres mufcles , après que ces
parties avoient été féparées du coprs, & coupées en piéces. Ces recherches

ont été étendues enfuite par MM. Deiman, Cuthberron, & l'un de nous, fur plufieurs autres parties du corps animal. Nous en parlerons dans la fuite plus amplement, parceque ces expériences n'ont pas laiffé que de contribuer à l'établiffement de l'électricité médicale, telle qu'elle eft aujourd'hui.

Les écrits de MM. Schaeffer & Nebel fourniffent plufieurs exemples de guérifons opérées par l'électricité dans des tumeurs tenaces, des douleurs de tout genre, furtout la goutte, les rhumatifmes, le mal de dents; dans l'hypocondrie, la paralyfie du nerf optique, & même dans des fiévres intermittentes. Le Docteur Watson guérit au mois de Janvier 1763 complettement un Tetanos univerfel, ou une roideur fpafmodique de tout le corps, dont fe trouvoit attaquée une jeune fille de fept ans, & où l'on avoit employé vainement tous les remédes que la médecine ordinaire pouvoit fournir. — L'électricité médicale doit auffi beaucoup aux travaux de M. Zetzel à Upfal, & du célébre Lovet de Worcefter, qui s'eft appliqué pendant plufieurs années à ce travail avec un foin infatigable. — Selon lui, l'électricité eft un reméde à peu près fpécifique dans toutes les violentes douleurs qui affectent certaines parties du corps, quelqu'invétérées qu'elles foient. — Il lui eft arrivé rarement de ne pas guérir la contraction des mufcles, & le marafme de quelques parties. — Il fe fervit avec fuccès du même reméde dans des affections hyftériques, des inflammations: & il parvint même à retarder la gangrène, à fondre des tumeurs, à les applanir, & à guérir une fiftule lacrymale; comme auffi à rétablir la fuppreffion des régles. — La maniére dont Lovet adminiftroit l'électricité aux malades, eft fort judicieufe, & c'eft encore celle que les perfonnes les mieux inftruites & les plus éxercées en ce genre fuivent aujourd'hui. — Il confeilloit de commencer par la fimple communication, ou par le bain électrique, & de ne jamais occafionner de grandes douleurs aux malades, en leur donnant la fecouffe: car autrement on rend fouvent nombre de guérifons infructueufes.

Lovet fut fuivi par Wesley, qui employa les obfervations de fon prédéceffeur, ainfi que fes méthodes. Il guérit toujours des fiévres tierces & double-tierces, ainfi que la cécité & la furdité. Il recommanda auffi, d'après fes expériences, l'électricité dans des contufions, des playes, l'hydropifie, les douleurs néphrétiques, & même le marafme univerfel. Mais on verra par la fuite jufqu'où il faut ajouter foi au récit de ces obfervations: toujours eft-il fûr, que plufieurs des guérifons de MM. Lovet

& WESLEY n'ont pas été confirmées une seule fois par d'autres Médecins célébres.

§. X.

CE que nous avons dit jufqu'ici de l'hiftoire de l'électricité médicale, nous paroît fuffire pour connoître l'origine & les progrès de cette fcience. Nous pafferions les bornes prefcrites à un ouvrage de la nature de celui-ci, fi ncus continuions ces détails jufqu'au moment actuel, & fi nous voulions faire connoître le mérite de tous ceux qui ont contribué à l'avancement de l'électricité médicale. Mais nous ne faurions finir cet article fans faire connoître les fources où l'on pourra puifer les matériaux pour completter cette hiftoire, & former un jugement fur de l'état de l'électricité médicale. Voici donc un catalogue chronologique des écrits fur l'électricité médicale, qui font parvenus à notre connoiffance.

I. LES principaux ouvrages latins font les fuivans.

BOHADSCH *Differtatio de utilitate Electricitatis in curandis morbis.* Pragae 1751.

DAN. WILH. NEBEL *de Electricitatis ufu medico.* Heidelb. 1758.

CH. LUD. ALBERTI *de vi electrica in Amenorrhoea.* Gotting. 1764.

HENR. MEINOLPH. WILHELM *Semicenturia obfervationum electrica-rum.* Wirceburg 1774.

KIRCHOVEL *de natura electricitatis aëreae.* 1767.

QUELMALTZ *Theoria electricitatis.*

KOESTLIN *Differtatio de effectibus Electricitatis in quaedam corpora orgæ-nica.* Tubing. 1771.

ABILDGAARDI *Tentamina electrica: in Collect. Societ. Med. Haffnienf.* Vol. II. p 725.

SOCINI *Tentamina electrica in diverfis morborum generibus:* Acta Helv. Tom. IV.

PICKELII *Differtatio inauguralis de Electricitate & Calore animali.* Wir-ceb. 1778.

GARDINI *Differtatio de effectibus Electricitatis in homine.*

CHR. WILHEL. HUFELAND *Differtatio fiftens ufum vis electricae in Afphyxia, experimentis illuftratum.* Gott. 1783.

WILKINSON *Tentamen Philofophicum de Electricitate.* Edinb. 1783.

CHR. GOTTHOLD FELLER *Dissertatio de therapia per electrum*. Lipf. 1785.

II. LA France peut fe glorifier d'avoir produit un très grand nombre d'ou·vrages fur cette matiére: car outre plufieurs ouvrages où l'on trouve quelques obfervations détachées fur l'électricité médicale, comme, les *Expériences fur l'électricité, avec quelques conjectures fur la nature de fes effets*, par M. JALLA·BERT; les *Recherches fur les caufes particuliéres des phénoménes électriques*, par *l'Abbé* NOLLET; le *Précis hiftorique & expérimental des phénoménes électriques*, par M. SIGAUDDE LA FOND; il en a paru un grand nombre, qui traitent uniquement de l'électricité médicale.   Voici ceux qui nous font connus.

OBSERVATIONS *fur l'électricité, où l'on tâche d'expliquer fon mécanisme & fes effets fur l'œconomie animale*, par M. LOUIS. 1747.

L'HISTOIRE *générale & particuliére de l'électricité*, par un auteur anonyme, (l'abbé MANGIN) *Paris* 1752: Le troifiéme tome traite uniquement de l'électricité médicale.

RECUEIL *fur l'électricité médicale. Paris* 1761. Cet ouvrage mérite d'être cité, parce qu'il eft un recueil de différens écrits: voici ceux qui y font con·tenus: 1. *Lettre de* M. PIVATI *à* M. ZANOTTI, *fur la maniére de guérir en électrifant avec des tubes de verre, dans lefquels les médicamens font ren·fermés*. 2. *Obfervations Phyfico-médicales fur l'électricité*, par M. VERATI. La Haye 1750. 3. *Lettre de* M. SAUVAGES, Profeffeur de *Montpellier à* M. BRUHIER. 4. *Extrait des éxpériences fur l'électricité*, par M JAL·LABERT: livre que nous avons cité ci-deffus. 5. LASSONE, *Differtation fur l'action de l'électricité*. 6. OVERMALTZ *Programma de viribus electricis medicis*. 7. Une Differtation *par* M. ZETZEL, foutenue à Upfal fous la pré·fidence de M. LINNAEUS. 8. *Réflexions fur les différens fuccès des tentati·ves de l'électricité, par un auteur anonyme.* Le fecond volume de ce Recueil contient, 9. Un Rapport détaillé des éxpériences faites avec des tubes, où l'on avoit renfermé des médicamens 10. Une traduction de la Differtation foutenue en 1754 à Montpellier, par M. DESHAIS: 11. Differtation de DU FAY, foutenue fous la préfidence de M. de SAUVAGES, que le fluide ner·veux n'eft pas différent du fluide électrique. Tels font les écrits contenus dans ce Recueil. Nous en ajoutons encore quelques-uns des principaux qui ont paru depuis ce tems: favoir.

GARDANE. *Conjectures sur l'électricité médicale, avec des recherches sur la colique métallique.* 1768.

SIGAUD DE LA FOND *Lettre sur l'électricité médicale.* 1772.

Guérison de la paralysie par l'électricité, de M. l'abbé SANS. La première partie parut en 1772 : la seconde en 1778. — *Suite de la guérison de la paralysie d'après la méthode de M. l'abbé* SANS, par MARRIGUES 1778.

M. MAUDUIT a publié dans les Mémoires de la Société de Médecine, différens écrits sur l'électricité médicale : savoir 1. *Mémoire sur l'électricité considérée relativement à l'économie animale, & à l'utilité dont elle peut être en médecine* : 2. *Second Mémoire sur l'électricité médicale, contenant des recherches faites dans l'intention de découvrir dans quels rapports les différentes substances sont conductrices du fluide électrique* : tous deux dans le volume pour 1776 : 3. *Mémoire sur le traitement électrique administré à quatre-vingt-deux malades* : 4. *Mémoire sur les effets généraux, la nature & l'usage du fluide électrique, considéré comme médicament : sur la manière d'employer l'électricité & sur le prognostic :* dans le volume pour 1777 & 1778 : 5. *Mémoire sur les différentes manières d'administrer l'électricité, & Observations sur les effets que ces moyens ont produits : Volume* pour 1780 & 1781, La description des traitemens électriques opérés par M. MAUDUIT, a été continuée dans les volumes suivans.

GERHARD *Observations sur la Physique.* 1779.

WILLEMET *sur l'usage du fluide électrique dans l'économie animale.*

MÉMOIRES *sur l'électricité médicale,* par M. MAZARS DE CAZELLES, *Médecin de Toulouse* : la première partie parut en 1780 : la seconde en 1782.

AVIS *sur l'électricité, considérée comme remède,* par NICOLAS, *Médecin de* Nancy. 1782.

DE *l'application de l'électricité à l'art de guérir,* par M. BONNEFOY. 1782.

NOUS citerons enfin avec distinction l'ouvrage de M. l'abbé BERTHOLON, intitulé *de l'électricité du corps humain dans l'état de santé & de maladie,* ouvrage qui a remporté le prix de l'Académie de Lyon sur la question :
„ Quelles sont les maladies qui dépendent de la plus ou moins grande quantité
„ de fluide électrique dans le corps humain, & quels sont les moyens de
„ remédier aux unes & aux autres ?" Cet ouvrage parut en un seul volume
en 1780 : mais il fut réimprimé en 1786 en deux volumes. Nous aurons

occafion dans la fuite de faire voir que la nouvelle Théorie de l'électricité médicale établie par l'auteur, eft fujette à des difficultés qui nous paroiffent infolubles.

III. Il a paru en Angleterre différens Traités, où il eft parlé de l'électricité médicale, ou qui en traitent en détail: nous comptons les fuivans parmi les principaux.

Syme *on fire.*

Beckets *Electricity.*

The *Reviewers reviewed, or the Bufh - Fighters exploded, being a Reply to the animadverfions made by the Authors of the Monthly Review on a late Pamphlet entitled, Sir Newton's aether realifed; to which is added by way of Appendix, Electricity rendered ufuful in medical intentions, illuftrated with a variety of remarkables cures performed in London by* N. Lovet. 1760.

Birch *Confideration of the efficacy of the Electricity.*

Percival's *medical and experimental Effays.*

Wesleys *Defideratum, or Electricity made plain and ufuful.*

W. Jones *Effay on Electricity.*

Wilson *Effay on Electricity.* 1750.

The Hiftory and prefent ftate of Electricity, by Jos. Priestley. 1767.

An Introduction to Electricity, by James Ferguson. Lond. 1771.

Medical cafes with remarks, by Andr. Duncan. Edinb. 1778.

Cavallo's *Medical Electricity* London. 1780.

Effay on Electricity, by G. Adams. London 1784.

The defcription and ufe of Nairne's *patent electrical machine, with the addition of fome philofophical experiments and medical obfervations.* Lond 1783.

La machine de M. Nairne, décrite dans cet ouvrage, eft parfaitement bien conftruite & peut-être employée d'une maniére très commode à la guérifon de maladies & d'incommodités. On en trouve auffi la defcription & la figure dans l'ouvrage de M. Bertholon *fur l'électricité du corps humain.* Tome II. p. 230.

IV. La plupart des ouvrages qu'on a publiés en Allemagne fur l'électricité médicale, ont été écrits en latin: & nous en avons déjà fait mention: on a fait outre cela des traductions allemandes d'un grand nombre de livres écrits en d'autres langues fur la même matiére. Mais voici les titres de quelques ouvrages originaux.

Schaef-

Schaeffer *die krafft und wurcking der Electricität.*

Spengler *Briefe und Erfahrungen der électrifche wurckungen in krank-heiten.*

Kratzenstein *Abhandlungen von den nutzen des Electricitäts in der Artzeney Wiffenfchaf.*

Muller *Schreiben von der urfache und den nutzen der Electricität.*

J. F. Hartman *die angewandte Electricität bei krankheiten des Menfch-lichen Körpers.* 1770.

Karl Gottlob Kuhn *Gefchichte der Medicinifchen und Phyficalifchen Electricität.* Leipzig 1785: ouvrage qui mérite beaucoup d'éloges.

V. On a peu écrit en Hollande fur l'électricité médicale. Voici les ouvra-ges que nous connoiffons fur cette matiére. 1. *Geneeskundige proeven en waar-neemingen omtrent de goede uitwerking der Electriciteit in verfcheide ziekten*, door J. R. Deiman. Cet éxcellent ouvrage, d'un de nos meilleurs Médecins, contient un recueil d'environ 300 Obfervations remarquables, faites par des perfonnes très verfées dans la phyfique & dans la médecine, depuis les pre-miers tems qu'on a employé l'électricité médicale, jufqu'en 1779, & qui avoient été publiées en différentes langues. Il eft fàcheux que cet ouvrage ne puiffe gueres fervir qu'aux Hollandois, puifqu'il eft écrit dans une langue peu répandue, & qu'il foit par conféquent bien moins connu qu'il ne mérite-roit de l'être. Mais peut-être verrons-nous nos fouhaits fur ce fujet remplis, & cet ouvrage paroître dans une langue plus univerfelle, & augmenté d'une fuite.

2. La Réponfe à la Queftion propofée par la Société de Phyfique Expéri-mentale à Rotterdam : „ Quelle influence l'électricité naturelle, & fes diffé-„ rens états aans notre Atmofphére ont-elles fur le corps humain dans „ l'état de fanté & de maladie ? de quelle maniére agit-elle à cet égard ? „ dans quelles incommodités ou maladies eft-elle propre à guérir ou à foula-„ ger ? de quelle maniére agit-elle à cet égard ? quelle eft la meilleure „ maniére de s'en fervir pour ce but ?" Cet ouvrage, auquel le Prix a été adjugé en 1783, eft de MM. A. Paets van Troostwyk & J. R. Deiman ; il vient d'être publié en 1787, dans le 8. Tome des Mémoires de ladite Société.

Nous poffédons enfin un ouvrage de M. W. van Barneveld, im-primé à Amfterdam en 1785, & intitulé *Geneeskundige Electriciteit* : on y trouve un grand nombre d'obfervations importantes.

Tome II.　　　　　　　　X

VI. Nous ajoutons à ces différens ouvrages, les Mémoires des diverses Académies que nous avons été à même de consulter, ainsi que quelques autres ouvrages, où l'on trouve des observations détachées sur l'électricité médicale: tels sont

a. Commentarii de rebus in scientia naturali & medicina gestis. — Nova Acta Physico medica. — Acta Succica. — Acta Hafniensia. — Acta Palatina. — HALLERI disputationes ad morborum historiam & curationem facientes. — Ejusdem Elementa Physiologiae, Tom. IV. — ANTONII DE HAEN Ratio medendi. — BIKKER Dissertatio de natura humana. Lugd. Batav. 1757. — W. FORSTEN VERSCHUUR Dissertatio de arteriarum & venarum vi irritabili.

b. Mémoires de l'Académie des Sciences. — Mémoires de la Société de Médecine. — Collection Académique. — Mémoires de l'Académie de Berlin. — Mémoires de l'Académie de Bruxelles. — Journal de Physique. — Journal Britannique. — Journal de Paris. — Gazette Salutaire. — Encyclopédie. — Tableau annuel des progrès de la Physique, 1772.

c. Philosophical Transactions. — Medical Observations and Inquiries. — Medical Commentaries. — Gentlemans Magazine. — London's Magazine. — Scots Magazine. — Monthly Review, &c.

d. Regensburger Staats-relationes der neusten Europaischen begebenheiten von jahr 1752. — Hannoverisch Magazin. — Dreesener Magazin. — Physikalische belustigingen: outre les Mémoires de plusieurs Académies & Sociétés, publiés en Allemand, comme des Académies d'Erford, de Mayence, de Munich, de Suéde, &c.

e. ENFIN nous possédons en Hollandois les Mémoires de la Société de Haarlem, de la Société de Flessingue, de celle de Rotterdam, d'Utrecht & de Batavia: outre le Recueil de M. SANDIFORT, qui porte pour titre : Natuur- en Geneeskundige Bibliotheek.

CHAPITRE II.

Des effets de l'Electricité sur le corps animal.

§. XI.

S'IL est néceſſaire que le médecin, jaloux d'obtenir des ſuccès dans la pratique de ſon art, tâche de rechercher, d'après une connoiſſance phyſique du
corps humain, des obſervations multipliées & des raiſonnemens ſains, quels
ſont les phénoménes, les caraĉtéres, & les cauſes des maladies; il n'eſt pas
moins important qu'il ſoit verſé dans la connoiſſance des médicamens qu'il doit
employer pour rétablir les dérangemens du corps dans l'état de maladie, & en
détruire les cauſes. —— Celui-là ſeul mérite le beau nom de médecin éxpé-
rimenté: c'eſt à celui-la ſeul qu'on peut confier avec aſſurance le ſoin des malades, qui joignant à la connoiſſance des maladies celle des médicamens, ſait
diriger avec jugement l'éxercice, toujours dangereux de ſon art, d'après ce
que la raiſon & l'éxpérience indiquent.

QUOIQU'ON ne puiſſe diſſimuler qu'on doit au hazard la connoiſſance d'un
grand nombre de médicamens, & que c'eſt à l'aide de la ſeule expérience
qu'on s'eſt conduit dans les premiers âges de la médecine: on doit convenir,
qu'on a trouvé, depuis qu'on a cultivé d'avantage la chymie & la phyſique,
par voye de diſſolution, de compoſition, & par différentes préparations raiſon-
nées, un grand nombre de médicamens efficaces, dont on ne peut attribuer la
découverte au pur hazard. Enfin on peut ſe glorifier, qu'on procéde de nos
jours avec plus de prudence que par le paſſé dans l'eſſai des médicamens:
qu'on ne ſe contente pas d'obſerver leurs effets ſalutaires: mais en outre qu'on
tâche de connoître par des éxpériences phyſiques & chymiques quelle eſt leur
nature, & la maniére dont ils agiſſent.

L'ÉLECTRICITÉ peut ſervir de preuve à ce que nous venons d'avancer. —— Son application dans un grand nombre de maladies enchaîna dès les
commencemens l'attention des phyſiciens & des médecins. De tems en tems
une curioſité louable les engagea à rechercher quels changemens & quels effets
ce moyen méchanique opéreroit ſur des animaux vivans: & par-là on apprit
à mieux connoître dans quels cas on peut appliquer l'éleĉtricité avec ſuccès,
& quand c'eſt qu'on l'employeroit inutilement.

X 2

Dans le deffein où nous fommes d'éxpliquer en détail quel eft l'état de l'électricité médicale: l'ordre des matiéres éxige que nous éxaminions d'abord les effets que l'életricité produit fur le corps animal vivant.

§. XII.

C'est une propriété générale des corps conducteurs: non-feulement de pouvoir, lorfqu'ils font ifolés, recevoir une quantité de fluide électrique plus grande que celle qu'ils poffédent ordinairement: mais encore de pouvoir être privés d'une partie de celle-ci. Dans l'un & l'autre cas ils donnent des marques de l'état où ils fe trouvent, c'eft-à-dire de leur électricité, tant par les phénoménes d'attraction & de répulfion qu'ils éxercent, qu'en donnant ou recevant des étincelles, lorfqu'on place d'autres conducteurs à une diftance convenable. On peut encore placer au rang des loix conftantes pour les corps conducteurs, qui laiffent paffer la décharge d'un verre armé, c'eft-à-dire d'une bouteille de Leide, lorfqu'ils font placés dans la fphére d'action: cependant il eft des corps conducteurs qui font à cet égard préférables à d'autres: & il en eft qui fourniffent une fi grande réfiftance à ce paffage, que la décharge des verres armés ne peut fe faire par leur moyen que difficilement & graduellement.

Le corps animal, qui occupe un rang diftingué dans la claffe des corps conducteurs, fuivra donc les loix de ces corps, lorfqu'il fera ifolé & qu'on lui fournira une quantité de fluide électrique plus grande que celle qu'il pofféde naturellement, ou qu'on le privera d'une partie de celui-ci. Dans l'un & l'autre cas, il devient ce qu'on nomme électrifé & il eft mis en état d'attirer & de repouffer des corps légers: de donner des étincelles, s'il eft pofitivement électrique: d'en recevoir, s'il l'eft négativement: enfin de faire paffer la décharge d'une bouteille de Leide, s'il eft placé dans la fphére d'action: quoique l'ifolement ne foit pas requis pour cette derniére éxpérience.

Tous ces phénoménes font propres au corps animal confidéré comme conducteur: & il peut les préfenter dans l'état de mort, comme dans celui de vie. —— Mais il eft d'autres phénoménes que le corps animal ne peut préfenter que lorfqu'il eft vivant, & qu'on ne fauroit guéres attribuer qu'à une certaine propriété de ce corps, qu'on nomme *principe vital*, dont le corps animal eft comme animé, & qui, éxcité par quelque irritation, donne fur le champ des marques de fon éxiftence par le mouvement & la contraction. —— Il n'eft pas néceffaire de démontrer que le fluide électrique doit être confidéré

comme un ſtimulant du principe vital: puiſqu'il ſuffit de tirer une ſeule étincelle pour en être convaincu.   Mais il eſt digne du Phyſicien & du Médecin
de rechercher avec éxactitude comment ce fluide agit comme ſtimulant,
ſelon qu'on l'adminiſtre de différentes maniéres : car c'eſt de-là ſeul qu'on
pourra déduire ce qu'il eſt permis d'établir ſur la puiſſance médicale de l'électricité.   Voici donc l'ordre que nous propoſons de ſuivre dans cette
recherche:

I. Nous éxaminerons d'abord les phénoménes qu'on obſerve dans le corps
animal, lorſqu'on le ſurcharge pendant un tems conſidérable de fluide électrique, après l'avoir iſolé.

II. Nous rechercherons les phénoménes qui ont lieu, lorſqu'on prive le
corps animal pendant un certain tems d'une partie de ſon fluide électrique.

III. Nous éxaminerons le pouvoir du ſouffle électrique.

IV. Celui des aigrettes électriques.

V. Nous parlerons des phénoménes qui ont lieu, quand on employe les
étincelles:

VI. Enfin de ceux qui accompagnent l'adminiſtration des ſecouſſes électriques, ou de la décharge d'une bouteille.

§. XIII.

I. *Bain électrique poſitif.*

Lorsqu'on iſole un corps animal vivant, & qu'on le ſurcharge d'une
quantité de fluide électrique, on le dit électriſé poſitivement: ou qu'il ſe
trouve dans un bain électrique poſitif: ou qu'il eſt entouré d'une atmoſphére
d'effluves électriques. *Quelle eſt donc l'action du fluide électrique ajoutée à l'électricité
naturelle du corps ? quelle affection le principe vital éprouve-t-il par-là ? quels
ſont les phénoménes que cette affection produit ?* Pour réſoudre ces queſtions
avec ordre, il s'agira de recourir aux loix générales de l'électricité: ſavoir, que
*les particules du fluide électrique élaſtique ſe repouſſent mutuellement, tandis qu'elles
ſont attirées par la matiére propre des corps.* Lors donc que la force répulſive
des particules électriques eſt égale au pouvoir attractif que les particules des
corps éxercent ſur elles, ces deux forces ſe trouveront en équilibre, & produiront dans le corps dont il eſt queſtion un état, où l'on n'obſervera aucun
phénoméne d'électricité: état qu'on nomme *état naturel* des corps, dans lequel

le fluide eft également difperfé par toute leur maffe, à caufe de l'égalité d'affinité ou d'attraction que toutes les particules du corps éxercent fur toutes les particules du fluide électrique.

Cet équilibre ou cet état naturel des corps conducteurs peut être troublé de trois maniéres: d'abord par une *translocation* de fluide, lorfqu'une partie de la quantité naturelle de ce fluide, lequel eft mobile dans les corps, eft pouffé ou attiré d'une partie vers l'autre, & qu'ainfi le corps acquiert deux fortes d'électricité. Nous avons déja parlé de cet état dans la partie phyfique de ce Mémoire, & nous l'avons employé comme un *principe* pour expliquer les phénoménes de la foudre.

La feconde maniére dont l'équilibre du fluide électrique, ou l'état naturel des corps peut être troublé, a lieu, lorfqu'on *communique au corps un éxcès* de fluide électrique: & la troifiéme maniére, lorfqu'on *diminue fa quantité naturelle*, ou qu'on le prive d'une partie de fon fluide électrique naturel. Nous ne parlerons ici que de la feconde maniére: réfervant l'éxamen de la troifiéme pour la fuite.

Quand on place un corps conducteur ifolé à une certaine diftance du premier conducteur de la machine électrique, agiffant pofitivement; le fluide électrique qui fe trouve dans ce corps eft obligé de changer de place: de quitter la partie la plus voifine du premier conducteur, pour fe réfugier dans l'autre, s'y accumuler, & former une efpéce d'atmofphére autour de ce corps: comme nous l'avons déja éxpliqué ci-devant, & éclairci par la fig. 1. de la Pl. I: mais nous avons cru devoir rappeller ce principe. Dans ce cas: le corps ifolé ne reçoit pas d'électricité du premier conducteur; parceque le fluide qui fe trouve condenfé dans le corps B, & que nous avons indiqué par la marque +, eft en état, à cette diftance-là, de réfifter aux efforts du fluide accumulé dans le premier conducteur de la machine, & conféquemment d'empêcher qu'il ne paffe dans la partie négative de B, marquée par le figne —: mais fi l'on diminue peu à peu la diftance qui fe trouve entre les deux corps, le fluide qui s'accumule fans ceffe dans le premier conducteur prendra de plus en plus le deffus: jufqu'à ce qu'ayant enfin vaincu la réfiftance du fluide tranfpofé dans le corps B, & accumulé dans la partie +, elle paffe fous la forme d'étincelle dans la partie négative de ce corps: d'où il réfulte que ce corps B acquiert alors en entier une *électricité* pofitive; & qu'il fera intérieurement rempli de particules du fluide électrique, comme il en fera éxtérieurement entouré de tout côté.

Si c'est donc, en vertu de la diftance qui fe trouve entre le premier conducteur de la machine & le corps B, que le fluide contenu dans celui ci peut, après fa translocation, réfifter à toute la maffe du fluide accumulé dans le premier conducteur : & fi, comme l'expérience le prouve, cette réfiftance diminue, à mefure que la diftance devient plus petite, il s'en fuivra naturellement, que cette puiffance fera nulle, ou du moins très petite, lorfque les corps viendront à fe toucher ; que le fluide électrique paffera alors librement du premier conducteur dans le corps B, & le mettra peu à peu dans le même état, où il fe met tout d'un coup par le paffage d'une étincelle : & conféquemment ce corps B fera auffi alors rempli intérieurement de particules du fluide électrique, & éxtérieurement entouré d'une atmofphére électrique.

§. XIV.

Considérons actuellement l'état de ce corps de plus prés.

On ne fauroit douter que la formation d'une atmofphére électrique ne foit un effet de la deftruction d'un équilibre qu'il y avoit entre l'attraction du corps fur le fluide électrique qu'il poffède, & la répulfion des particules du fluide électrique: équilibre, qui conftitue, ainfi que nous l'avons vu, l'état de repos, ou l'état naturel des corps. S'il eft donc vrai, comme on peut l'avancer fur de bonnes preuves, que fitôt que le fluide électrique s'accumule par une électrifation pofitive, dans un corps ifolé, la répulfion de fes particules augmente, & que conféquemment l'attraction que ce corps exerçoit fur les particules de ce fluide, devient proportionnellement plus petite, il doit s'enfuivre que le fluide électrique ne pourra plus fe contenir dans le corps, mais qu'une partie en fera pouffée au dehors par la force répulfive de fes propres particules, & s'arrangera autour du corps en forme d'atmofphére. Mais, quoique l'état naturel du corps foit troublé de cette maniére ; quoique la répulfion mutuelle des particules du fluide électrique foit augmentée, & que l'attraction du corps fur ces mêmes particules foit devenue proportionnellement plus petite: il eft néanmoins fûr, que le corps a encore une plus grande affinité avec ce fluide que l'air ambiant, qui étant un corps idioélectrique n'éxerce que peu ou point d'attraction fur le fluide électrique: & c'eft de-là qu'on peut déduire la raifon, pour laquelle l'atmofphére électrique refte attachée au corps ifolé, quand même celui-ci change de place, ou fe meut avec une grande vîteſſe : comme cela a lieu, par éxemple, dans les nuages, ainſi que nous l'avons déjà remarqué dans la première partie de ce Mémoire.

§. XV.

Qu'on ne croie cependant pas, que les effluves électriques qui s'accumulent autour d'un corps poſitivement électrique, & qui en forment l'atmoſphére, ont la même denſité que le fluide condenſé dans le corps même : ou que cette denſité eſt la même pour toutes les couches de cette atmoſphére. — Deux loix conſtantes de la Nature nous obligent à établir le contraire : car comme la force d'attraction entre deux corps diminue en raiſon doublée des diſtances, tant en général, que dans les attractions d'un genre particulier, il s'enſuit que non ſeulement les particules du fluide électrique ſeront plus condenſées dans le corps qu'au dehors : mais auſſi que l'atmoſphére qui l'entoure, doit devenir graduellement plus rare, en même raiſon, & contenir moins de particules ſous le même volume, comme Mylord Mahon l'a prouvé par éxpérience, & par des raiſonnemens mathématiques.

Nous ajoutons une ſeconde loi : que la répulſion qu'il y a entre deux corps ſuit la raiſon des maſſes : & qu'ainſi les particules les plus éloignées de l'atmoſphére électrique, doivent éprouver d'avantage cette répulſion que les particules qui ſe trouvent plus près du corps. Eclairciſſons ceci par une figure.

La maſſe de particules électriques accumulées dans le corps, repouſſe avec une certaine force la partie de l'atmoſphére qui eſt repréſentée par le contour A B C D (*Fig.* 8. Pl. IV.) Prenons le fluide contenu dans le corps & celui de la couche A B C D pour la maſſe qui agit ſur la couche ſuivante de l'atmoſphére, repréſentée par le contour E F G H, alors cette ſeconde couche ſera repouſſée avec d'autant plus de force, que la maſſe du corps & de la première couche A B C D enſemble, ſera plus grande que celle du corps : & ainſi le fluide contenu dans la couche E F G H ſera plus rare que celui de la couche A B C D. Prenant enſuite la maſſe des fluides contenus & dans le corps, & dans la première couche A B C D, & dans la ſeconde E F G H, pour la maſſe qui agit ſur la couche ſuivante I K L M ; on verra que cette couche ſera repouſſée par une force encore plus grande, & qu'ainſi elle ſera encore plus rare que les deux couches précédentes E F G H, A B C D,

A B C D. Mais fi en prenant l'inverfe: nous confidérons la couche I K L M comme la première: elle agira fur la fuivante E F G H avec une certaine force, & preffera fes particules électriques vers le corps: fi nous prenons deux couches de cette atmofphére, les couches, I K L M, & E F G H, pour la maffe qui agit: cette maffe étant plus grande que la première, agira auffi avec plus de force fur 'a couche A B C D. Les particules du fluide électrique doivent donc être d'autant plus condenfées qu'elles font plus voifines du corps même, autour duquel elles fe meuvent, auquel elles appartiennent, & vers lequel elles font pouffées comme vers un point fixe, au-delà duquel elles ne fauroient s'étendre.

Il faut donc conclure de ce principe, non feulement que le fluide électrique eft plus condenfé dans le corps même que dans fon atmofphére : mais encore qu'en vertu des forces attractrives & répulfives qui concourent à fa formation, cette atmofphére doit devenir de plus en plus plus rare; & même en raifon doublée des diftances du corps jufqu'à ce qu'elle devienne infenfible, ou ceffe entiérement.

Nous avons obfervé en paffant, que l'air eft un corps idioélectrique, & que c'eft la caufe pour laquelle le fluide électrique du corps & de fon atmofphére ne fe diffipe pas tout de fuite. Nous difons *tout de fuite*: car cette difperfion ou cette perte a lieu peu à peu, & cela felon que l'air eft plus ou moins rempli de particules étrangéres, qui peuvent attirer le fluide électrique: de forte qu'il eft néceffaire de continuer l'électrifation, c'eft-à-dire de fournir continuellement de nouveau fluide au corps, fi l'on veut qu'il refte entouré d'une atmofphére: d'où il s'enfuit, fans admettre aucune hypothéfe, que, & le fluide accumulé dans ce corps, & celui de fon atmofphére, ne font jamais en repos : mais qu'ils fe trouvent dans un mouvement continuel: mouvement qui ne peut fe faire que du centre du corps vers l'extérieur, comme il eft indiqué par la fig. 9. de la Pl. IV. Car, quand les particules placées à l'extrêmité de l'atmofphére électrique, font enlevées par les fubftances conductrices qui fe trouvent dans l'air ambiant, les particules fuivantes doivent remplir leur place, & conféquemment fe mouvoir vers la circonférence. —— Mais on demandera peut-être; *fi le fluide électrique qui fe trouve dans la fubftance même du corps, fe meut avec la même vîteffe que celui de fon atmofphére ?* Il ne fera pas difficile de répondre à cette queftion, après avoir remarqué que les corps idioélectriques & les corps conducteurs différent effen-

tiellement en ceci, que les premiers fourniſſent de la réſiſtance au fluide électrique, & que les autres lui laiſſent un paſſage libre. Or il ſuit de cette obſervation, qui eſt conſtatée par l'éxpérience, que le fluide électrique ſe meut
beaucoup plus facilement dans les corps conducteurs qu'au dehors de
ces corps, c'eſt-à-dire dans l'air qui réſiſte à leur mouvement: de plus, que ce
mouvement dans l'intérieur du corps ſe fait avec plus ou moins de vîteſſe, ſelon
que ces corps ſont des conducteurs plus ou moins parfaits: & que le fluide
électrique n'éprouvera aucune réſiſtance dans des conducteurs parfaits.
Enfin que ce fluide étant mû avec une certaine vîteſſe dans l'intérieur du
corps conducteur, cette vîteſſe doit diminuer, dès que le fluide atteint
la ſurface du corps, & tâche de paſſer dans l'air. Nous ferons dans la ſuite
uſage de ces principes. L'ordre éxige que nous abandonnions cette théorie
générale, & que nous l'appliquions au corps animal.

§. XVI.

SUPPOSONS donc qu'on iſole un corps animal, & qu'il occupe ainſi la
place du corps que nous venons de conſidérer. Qu'on faſſe communiquer ce
corps animal avec le premier conducteur de la machine électrique poſitive:
ce corps animal, conſidéré comme conducteur, ſuivra auſſi les loix des ſubſtances conductrices: & conſéquemment il ſe remplira de fluide électrique intérieurement, & il ſera entouré d'une atmoſphére du même fluide, dont la denſité décroîtra en raiſon doublée des diſtances. Enfin le fluide électrique ſe
mouvra tant dans le corps même, que dans ſon atmoſphére, mais avec des
vîteſſes différentes, du dedans au dehors, c'eſt-à-dire du centre à la circonférence. — Voilà ce que le corps animal vivant aura de commun avec tous
les autres corps conducteurs qui ſe trouveront dans la même poſition: mais
voyons quel changement le fluide électrique, tant celui qui eſt accumulé
dans le corps, que celui qui l'entoure, produira ſur le *principe vital*.

CE changement ſera ou *chymique*, ou *mécanique*. Quant au premier point,
il n'eſt juſqu'à préſent aucune éxpérience, aucune obſervation dans toute
l'électrologie, qui puiſſe fournir la moindre raiſon de ſoupçonner que l'action
du fluide électrique ſoit chymique: au contraire, nombre d'éxpériences nous
obligent de recourir à la ſeconde ſorte d'action & d'établir que les phénoménes que le fluide électrique produit ſur le corps animal, ſont uniquement dûs

à l'irritation qu'il produit: *Mais comment, & où le fluide éléctrique produira-t-il cette irritation?*

Si le fluide éléctrique parcourt facilement la fubftance de bons conduc‐ teurs, & s'il ne trouve de réfiftance que dans les corps qui appartiennent à la claffe des idioéléctriques, ou du moins des conducteurs imparfaits: on en pourra conclure que le fluide éléctrique ne trouvera pas de réfiftance en paf‐ fant par le corps animal, qu'on peut mettre à l'égalité des métaux par rap‐ port au pouvoir conducteur. — Si l'on nous accorde ce principe, fondé fur la raifon & fur l'éxpérience, pourra-t-on dire qu'il fe fait une irritation du fluide éléctrique fur les parties internes du corps animal? Ne fera-t-on pas plus porté à croire, que pour éxciter une irritation il faut une certaine réfiftance, qui faffe faire au fluide éléctrique quelqu'effort pour paffer par la fubftance des corps? — Eprouvons-nous la moindre affection, quand nous touchons le premier conducteur, ou qu'un flux continuel de fluide éléctrique paffe par notre corps vers le fol fur lequel nous fommes? Ce flux, quelque longtems qu'il dure, & quoique procédant des machines les plus puiffantes, ce flux caufe-t-il le moindre changement dans le pouls: ou produit-il aucun des effets que des *irritans* produifent d'ordinaire? L'expérience nous enfeigne le con‐ traire: elle s'accorde éxactement avec la théorie, & nous permet d'établir, finon avec toute la certitude poffible, au moins avec la plus grande probabi‐ lité, que le fluide éléctrique accumulé par communication dans le corps ani‐ mal vivant & ifolé, fe meut dans l'intérieur de ce corps fans aucune réfi‐ ftance, & n'éxcite aucun mouvement éxtraordinaire dans le principe vital.

§. XVII.

Mais il en fera bien autrement de la furface du corps éléctrifé. Car dès que le fluide éléctrique eft forcé de fortir de ce corps, il éprouve de la réfi‐ ftance de la part de l'air qui entoure ce corps, & qui étant idioéléctrique ne fauroit abforber facilement ce fluide. Les effets doivent donc être ici différens de ce qu'ils font au deffous de la furface, & dans le corps même. Les forces oppofés de la réfiftance de l'air, & de l'effort du fluide pour fortir du corps, doivent affecter d'une certaine maniére les nerfs éxtrêmement fenfibles de la peau: affection que nous éprouvons quelquefois très fenfiblement aux parties du corps qui ne font pas couvertes, & qu'on a depuis longtems comparées à

la fenfation que produit l'attouchement d'une toile d'araignée: & cette impreſ-
fion eſt furtout remarquable , quand on reçoit, par un temps favorable, le
fluide électrique d'une machine puiſſante ; ou qu'on place près de nous d'autres
corps conducteurs, qui par leur attraction mettent le fluide électrique en état
de s'oppoſer avec plus de force à la réſiſtance de l'air.

S'IL eſt donc vrai que le fluide électrique affecte le corps animal, ou plutôt ſa furface extérieure par une irritation, feulement lorſqu'il abandonne cette
furface & tâche de paſſer dans l'air ambiant, il s'enſuivra évidemment que le
reſte des particules de l'atmoſphére électrique , qui ſe trouvent à quelque
diſtance du corps, même à une diſtance très petite, n'exercent aucun pouvoir ſur le principe vital : car dès qu'elles ont une fois abandonné le
corps, elles ne ſauroient y retourner, puiſqu'elles ſont perpétuellement repouſ-
ſées par le fluide électrique, que la machine électrique communique ſans interruption au corps. — La ſeule action que nous puiſſions & devions attribuer
à ces particules qui ſe trouvent à une certaine diſtance, c'eſt qu'elles réſiſtent
par leur répulſion aux particules électriques du corps, & que ſe joignant à la
réſiſtance de l'air, elles travaillent comme de concert, à exciter ſur les nerfs
de la peau l'irritation dont nous avons parlé , quoiqu'elles ne ſoyent pas en
contact avec ceux-ci, & n'exercent leur action qu'à une certaine diſtance.

§. XVIII.

MAIS peut-être nous fera-t-on quelques difficultés. La première , qu'un
animal, ou un homme, électriſé par communication, ſe trouve entouré d'une
atmoſphére électrique, ou plutôt, que l'air qui l'entoure eſt chargé de particules de ce fluide ; qu'ainſi il reſpirera un air électriſé, qui agira ſur les nerfs extrêmement ſenſibles des poumons, & y excitera une irritation ſemblable à celle
qui ſe fait ſur les parties extérieures du corps.

MAIS nous ne ſaurions accorder cette conſéquence. Car le fluide électrique retenu dans le corps, & conſéquemment dans les poumons, eſt plus
denſe & plus concentré que celui de l'atmoſphére : ſa force répulſive eſt donc
plus grande & vaincra la force répulſive plus foible de l'air. Le fluide électrique contenu dans l'air ſera donc repouſſé, chaſſé, & l'on reſpirera dans ce
cas un air pur, dépouillé des particules électriques. Nous diſons *dans ce cas* :
car il en eſt tout autrement, quand une perſonne non électriſée ſe place dans
une atmoſphére électrique & en reſpire l'air : certainement que le fluide électri-

que entre alors dans le corps par la refpiration : mais auffi alors ce fluide aura à peine touché la bouche, qu'il rencontrera des conducteurs parfaits, & par-là ne trouvant pas de réfiftance, il n'éxcitera aucune irritation.

ON pourroit encore objecter : que le corps animal poflede des cavités intérieures : telles, par éxemple, que l'eftomac, & les inteftins, qui font quelquefois gonflées d'air : ne fe fera-t-il donc pas, pendant l'électrifation, à la furface intérieure de ces parties, qui font appliquées à l'air, une irritation femblable à celle qui fe fait fur les intégumens éxtérieurs du corps? Les circonftances ne font-elles pas égales de part & d'autre? Nullement : l'air qui fe trouve dans les cavités eft entiérement rempli d'une vapeur fubtile, éxtraite des petites ouvertures des artéres qui fe trouvent dans ces cavités : il eft donc *conducteur*. D'ailleurs en ce cas le fluide électrique n'eft pas obligé de pafler à travers de cet air ; mais il pourra, & même il devra, en vertu des loix conftantes de l'électrologie, pafler le long des meilleurs conducteurs, par éxemple des intégumens des inteftins : il n'éprouvera donc aucune réfiftance : & en conféquence il n'éxcitera aucune irritation dans le principe vital.

NOUS avons donc fait voir quel eft l'état dans lequel fe trouve le corps animal vivant, lorfqu'il eft électrifé pofitivement : nous avons vu ce que cet état doit vraifemblablement opérer fur le principe vital, doué d'irritabilité. Examinons donc à préfent quelles font les fuites de cette irritation, afin de connoître de plus près les effets d'une atmofphére électrique pofitive, ou d'un bain électrique pofitif, confidéré comme reméde. Examinons pour cet effet les éxpériences d'autres Phyficiens, & les nôtres propres fur ce fujet : & tâchons de montrer l'accord du fentiment que nous embrafferons avec la Théorie que nous venons d'établir.

§. XIX.

DÈS les premiers tems qu'on a appliqué le fluide électrique au corps humain, on a difputé fi cette communication augmentoit la circulation du fang, & accéléroit par conféquent le pouls : & même il n'eft point de théfe dans toute l'électrologie, qui ait été fujette à plus de conteftations que celle-ci. M. TREMBLEY fut le premier qui crut s'être apperçu de ce phénoméne : & il a été fuivi par MM. KRATZENSTEIN, SAUVAGES, JALLABERT, SCHAEFFER & un grand nombre d'autres Phyficiens.

CEPENDANT l'abbé NOLLET & quelques autres Phyficiens qui ont éxa-

miné ce fait avec beaucoup d'éxactitude, ne s'apperçurent d'aucune accélération dans le pouls.

CETTE diverfité de fentimens fur un article d'une auffi grande importance
pour la Médecine, a engagé de tems en tems un grand nombre de Phyficiens
à faire des éxpériences fur ce fujet avec la plus grande éxactitude & de tâcher de parvenir à quelque chofe de fixe.   Mais elle refta indécife : & encore
aujourd'hui l'accélération du pouls eft regardée comme démontrée par les uns :
tandis que d'autres perfiftent à la nier.

PEUT-ÊTRE paroîtra-t-il fingulier qu'on ait difputé fi longtems, & qu'on
difpute encore fur un fujet qui paroît pouvoir être décidé tout de fuite par
l'éxpérience.   Cependant cet étonnement ne fauroit avoir lieu parmi des Electriciens éxercés, au moins parmi ceux qui fe font occupés d'une répétition fréquente de cette forte d'éxpériences : puisqu'ils y auront fans doute trouvé des
variations qui doivent empêcher tout Phyficien prudent de conclure facilement : & nous n'héfitons pas à avouer que nous avons éprouvés nous-mêmes
des variations finguliéres dans le cours de nos éxpériences fur cet article :
fouvent nous ne nous fommes apperçus d'aucune accélération du pouls, quoique nous éléctrifions dans la même féance plufieurs perfonnes : quelquefois nous
obfervions une accélération de cinq ou fix pulfations fur quelques perfonnes :
aucune accélération fur d'autres : & cela, quoique toutes les circonftances qui
ont du rapport à l'éléctricité, fuffent éxactement les mêmes. — Il y eut une
perfonne, dont le pouls s'accéléra de 80 à 122 pulfations, après qu'elle eût
été quatre minutes dans le bain éléctrique : une autre éprouva une accélération de 87 à 106 : mais une autre fois elle n'en éprouva aucune : en un mot,
nous n'avons jamais pu obtenir de réfultat conftant, & cette variété nous a
fait conclure que cet article ne peut pas être décidé par l'éxpérience. ——
En attendant : il ne fera pas inutile de remarquer que fi nous comparons le
nombre d'éxpériences dans lefquelles on n'a obfervé aucune accélération : foit
que ces éxpériences ayent été faites par nous-mêmes, ou par d'autres Phyficiens : aux éxpériences où l'on s'eft apperçu d'une accélération : on auroit
plus de raifons de pencher vers le parti qui eft appuyé fur le plus grand nombre d'éxpériences : — fi donc l'on a plus fouvent trouvé qu'il ne fe fait pas
d'accélération dans le pouls par l'éléctricité, comme nous fommes obligés d'en
convenir avec un grand nombre de Phyficiens, il faudra regarder l'accélération dans la circulation du fang, dont on s'eft quelquefois apperçu dans des

perfonnes électrifées, comme des exceptions à la régle : & l'attribuer plutôt à
des circonftances étrangéres qu'à l'électricité même : furtout puifque les loix
de l'électricité font éxtrêmement conftantes, & qu'il y a rarement quelqu'éxception dont on ne puiffe pas trouver facilement la caufe.

D'AILLEURS cette conclufion négative paroît s'accorder au mieux avec la
théorie du bain électrique que nous avons propofée. Il feroit en effet difficile de concevoir comment l'irritation douce , & la plupart du tems
infenfible que l'électrifation éxcite fur les nerfs de la peau ,· pourroit
affeéter le principe vital des parties intérieures affez puiffamment pour accélérer la circulation du fang. Quelque portés que nous foyons à admettre une
fympathie générale, & très étroite des nerfs , nous croyons que l'irritation
des intégumens eft d'une petite conféquence pour s'étendre plus loin que
l'endroit où elle fe fait , à moins que de fuppofer une fenfibilité éxtrême , &
qui doive être rangée fous la claffe de maladie. Mais ici nous ne devons nous
arrêter qu'à l'état naturel , c'eft-à-dire à celui de fanté. Et nous difons que
dans cet état , l'irritation que le fluide électrique éxerce fur les intégumens,
ne fauroit, à notre avis, produire d'accélération dans le pouls.·

§. XX.·

IL eft certainement des circonftances & des caufes auxquelles on doit attribuer l'accélération qu'on remarque dans le pouls de quelques perfonnes placées
dans un bain électrique pofitif, & qui peut-être ne nous font pas toutes fuffifamment connues : on ne fauroit guéres recourir·à une *Iliofyncrafie* : & la
peur, ou la crainte, que l'électrifation caufe à quelques perfonnes, ne fauroit
être regardée ici comme caufe unique : mais l'importance de la matiére éxige
que nous entrions dans quelque détail.·.

QUANT à l'*Idiofyncrafie* : comme l'électricité n'a aucune aétion fur le pouls
dans la plupart des corps : & que ce n'eft que dans un petit nombre d'éxemples qu'elle eft fuivie d'une accélération dans le pouls : on pourroit être tenté
de croire que cet effet eft dû à une certaine difpofition du corps : puifqu'il
n'y a aucune contradiétion, que l'irritation que le fluide électrique éxcite
dans les nerfs de la peau quoiqu'elle ne caufe pas ordinairement d'accélération
dans le pouls , foit en état d'en éxciter une dans des cas où il y auroit un
principe plus fenfible, comme une *Idiofyncrafie* : c'eft ainfi, par éxemple, que
les yeux d'écreviffe ont quelquefois produit des effets femblables à ceux de

l'arfenic, ou d'autre poifon ; & que l'odeur & le goût, ou même la vue de quelques alimens font agréables aux uns, tandis qu'ils éxcitent chez d'au‑ tres un dégoût, des naufées, & même un vomiffement, fans qu'on puiffe cependant regarder une pareille conftitution particuliére comme état de maladie.

Mais quelque fpécieux que ce raifonnement paroiffe au premier abord, il nous paroît inadmiffible, dès qu'on l'éxamine de plus près. Il fuffira d'ob‑ ferver que chaque *Idiofyncrafie* a fes loix conftantes, & n'éxige que des circonftances femblables pour fe manifefter de la même maniére: tandis que la communication de l'électricité à des perfonnes dans lefquelles on voudroit foup‑ çonner une fenfibilité particuliére, une *Idiofyncrafie*, n'eft pas conftamment fuivie des mêmes effets ; qu'elle accélére le pouls d'une feule & même per‑ fonne, tantôt plus, tantôt moins ; que quelquefois elle ne produit aucune accé‑ lération : d'où il réfulte qu'on ne fauroit recourir à une *Idiofyncrafie* pour l'éxpli‑ cation de ce phénoméne, ou de l'accélération du pouls qu'on obferve fur quélques fujets : puifqu'en ce cas cette accélération devroit être conftante dans la communication de l'électricité : & qu'au contraire, nous avons rencontré des fujets, chez lefquels dans l'éfpace de trois à quatre heures on obfervoit tantôt un léger changement dans les battemens du pouls: tantôt un change‑ ment confidérable, & tantôt aucun: quoique toutes les circonftances de l'élec‑ tricité fuffent conftamment les mêmes durant cet intervalle.

Examinons ce qui concerne la crainte : Il eft vrai qu'on obferve rare‑ ment une accélération du pouls chez des perfonnes accoutumées aux opéra‑ tions de l'électricité, & plus fréquemment chez celles, pour qui ces phénomé‑ nes font nouveaux, & en qui elles éxcitent par cette raifon de la crainte & de l'admiration. Mais nous obferverons auffi que nous avons quelquefois ob‑ fervé une accélération de pouls, quand la perfonne électrifée fe trouvoit dans un appartement éloigné de celui où l'on électrifoit: où il lui étoit impoffible de favoir fi on lui communiquoit l'électricité ou non : & conféquemment d'être affecté de crainte ou d'étonnement: & d'autrefois, en nous fervant du même appareil, en électrifant les mêmes perfonnes, nous n'avons pu obfer‑ ver aucune accélération du pouls: de forte que l'éxpérience ne décide rien à cet égard.

En attendant, il nous paroît éxtrêmement probable, que non‑feulement la crainte, mais même une fituation fixe, une attention foutenue, le fujet de

l'at‑

l'attention ou de la converfation, ont été dans le plus grand nombre de cas les caufes de la légére accélération que plufieurs Phyficiens ont obfervée, & que nous avons obfervée nous-même: pour ne pas dire qu'il eft arrivé plus d'une fois à des électriciens peu prudens, d'avoir fait leurs éxpériences fur des perfonnes qui venoient de faire quelque mouvement, comme, par éxemple, de tourner la manivelle de la machine électrique, & qui par-là ont déduit de leurs éxpériences des conclufions très erronnées par rapport à l'accélération du pouls: enfin, nous remarquerons qu'il n'eft pas rare que le nombre des battemens de pouls change, indépendamment de toute électricité, pendant un court intervalle de tems: & que la différence peut aller à cinq ou fix pulfations par minute: différence qu'on doit attribuer, foit à l'organifation de notre corps même, foit à différentes affections de l'ame, caufées par la penfée, la converfation &c. Il faut donc, quand on établit des conclufions, faire attention à ces caufes morales, comme à toutes les autres circonftances: & alors on ne pourra s'empêcher d'avouer que le changement qu'on a obfervé dans la circulation du fang, eft plutôt un effet de caufes pareilles, que de l'action du fluide électrique.

§. XXI.

Avant que de quitter ce fujet, il faudra faire mention de quelques autres éxpériences, qu'on a quelquefois alléguées comme des preuves que la circulation du fang eft accélérée par la fimple communication de l'électricité. Il s'agit des éxpériences de M. Boeclere, repétées enfuite par M. Jallabert. M. Boeclere fit ouvrir la veine à une perfonne pendant qu'on 'électrifoit, & il remarqua que le fang en fortoit fous des jets divergens, & fe mouvant avec vîteffe: & que le jet diminuoit, fi l'on ceffoit un moment l'électrifation: éxpérience qui lui a fuffi pour regarder l'accélération dans la circulation du fang comme démontrée. Mais nous ne faurions accorder cette conféquence. La Phyfique nous enfeigne que les particules du fluide acquiérent par l'électricité le pouvoir de s'éloigner l'une de l'autre, & de fe difperfer comme une aigrette; cela dut donc avoir lieu également pour le jet de fang qui fortoit de la veine. L'électricité eft caufe que le fang, quittant la veine, s'étend en rayons divergens: mais cela ne démontre pas que le fang, renfermé dans les artéres & dans les veines, avoit en effet acquis plus de vîteffe.

Nous ne saurions passer sous silence une autre expérience remarquable. On sait que quand on fait sortir du corps d'une grenouille une partie du méséntére , & qu'on électrise alors cet animal , après l'avoir isolé , on peut voir très facilement au moyen d'un microscope la circulation du sang s'accélérer dans cette partie du mesentére : tandis que ce mouvement diminue, dès qu'on interrompt la communication de l'électricité. — Nous concédons la vérité de cette expérience, que nous avons répétée plus d'une fois avec un succès toujours égal: elle démontre pleinement que le principe vital est excité par l'irritation dans toutes les surfaces qui font alors éxposées à l'air. Le fluide électrique passant dans un air résistant cause cette irritation sur la partie du méséntére , laquelle se trouve hors du corps , & c'est par-là que la circulation du sang doit être accélérée: mais lorsque le méséntére est renfermé dans le corps & qu'il n'est pas éxposé à l'air , cette irritation & l'accélération du mouvement qui s'ensuit, ne sauroient avoir lieu. On ne peut donc conclurre de cet état forcé à ce qui a lieu dans l'état naturel : pour ne pas ajouter que la playe occasionne de la douleur : & que c'est à celle-ci qu'il faut attribuer une grande partie de l'accélération. Nous ne doutons, pas qu'on ne soit disposé d'établir d'après ces considérations, que l'accélération de la circulation du sang par l'électricité, ne sauroit être employée comme un principe fondamental dans l'électricité médicale.

§. XXII.

Un second effet que le fluide électrique accumulé dans le corps animal, & conséquemment mis dans un état d'activité, doit produire selon le sentiment de quelques Physiciens , est une augmentation de la *chaleur animale.* On appuye ce sentiment sur le raisonnement & sur l'éxpérience.

Quant au premier point: la cause de la chaleur naturelle du corps animal est, dit-on, le frottement réciproque des globules du sang entr'eux & entre les parois des vaisseaux qui renferment le sang : car dès que ce frottement cesse, le corps acquiert le même degré de chaleur que l'air ambiant posséde. Un grand nombre d'éxpériences font voir que des fluides forcés de passer par des tubes fort étroits, acquiérent une chaleur proportionnée à la célérité du mouvement : surtout lorsque les fluides, ou les vaisseaux qui les conduisent, font élastiques. Or, comme les artéres du corps humain possédent cette élasticité, & que les globules du sang acquiérent, ainsi que Leeuwenhoek l'a observé il y a longtems, lorsqu'ils passent par des vaisseaux fort déliés, une figure oblon-gue, & se changent derechef en globules, quand il rentrent dans des vais-seaux plus larges : il faut nécessairement que l'accélération du mouvement pro-duite par l'électricité augmente la chaleur à un degré remarquable. Nous ne croyons pas devoir refuter avec beaucoup de détails un raisonnement fondé sur deux principes entiérement précaires : le premier, l'accélération que l'élec-tricité produit dans la circulation du sang, est absolument erronné, comme nous l'avons vu : & l'autre, que le frottement est cause de la chaleur animale, n'est qu'une supposition sujette à un grand nombre de difficultés très considé-rables. Tournons-nous plutôt vers l'expérience sur laquelle on se fonde : & éxaminons celle-ci avec toute l'attention possible.

On nous allégue des éxpériences faites par différens Physiciens célébres, & qu'on croit démontrer sans réplique, que l'électricité augmente réellement la chaleur naturelle du corps. ,, Un thermométre de FAHRENHEIT," dit M. JALLABERT, ,, qui, appliqué sur ma poitrine, ou sous l'aisselle, ne ,, montoit qu'à 92 degrés, s'éleva jusqu'au 97, après que je me fus fait élec-,, trifer fortement." MM. MUSSCHENBROEK & SCHAEFFER avancent la même chose : il en est de même de MM. KOESTLIN & GERHARD, dont le premier vit monter la liqueur de 10 degrés : M. SIGAUD DE LA FOND vit monter le thermométre de REAUMUR de deux degrés pendant un quart-d'heure qu'il électrisa un jeune homme, lequel tenoit la boule du thermométre dans la bouche : Enfin M. NAIRNE a trouvé que le Mercure du theromométre de FAHRENHEIT monta de 67 à 90 pendant qu'il commu-niqua à la boule placée entre deux poupées de bois un courant d'étincelles électriques.

VOILÀ donc un grand nombre d'éxpériences : & néanmoins on ne sauroit en conclurre quelque chose touchant l'augmentation de chaleur par la commu-nication de l'électricité. — Car d'abord les éxpériences de M. JALLABERT ont été repétées, tant par d'autres Pysiciens, que par nous-même, sans qu'on ait jamais observé le moindre changement dans le thermométre. (a) Quant aux témoignages de MM. SCHAEFFER, MUSSCHENBROEK, KOESTLIN,

____

(a) Peut-être que l'élévation du mercure, que M. JALLABERT regardoit comme un effet de l'électricité, doit être attribuée au frottement que la boule du thermométre éprouve, quand on ne la place pas avec prudence sous l'aisselle, ou entre la poitrine & les vétemens.

GERHARD, SIGAUD DE LA FOND & de plufieurs autres : ces Phyficiens difent bien en général que l'électricité augmente la chaleur animale : &
vraifemblablement qu'ils ont entendu par-là l'adminiftration d'étincelles ou de
fecouffes : & en ce cas nous croyons leurs éxpériences fort juftes, comme
nous le ferons voir plus amplement par la fuite : mais alors auffi ces éxpériences n'ont aucun rapport à notre fujet actuel, à la fimple communication de
l'électricité, ou au bain électrique. Enfin nous remarquerons fur les éxpériences de NAIRNE, que le courant d'étincelles électriques, entant qu'il
produit du frottement fur la boule du thermomètre, peut éxciter la chaleur
naturelle de cet inftrument, comme cela a lieu de tout frottement quelconque, & conféquemment en faire monter la liqueur : mais on ne fauroit en conclure que la communication fimple du fluide électrique augmente la chaleur
naturelle du corps animal : puifque les circonftances ne font pas les mêmes
dans les deux cas ; mais au contraire très différentes : ce qu'il feroit inutile de
faire voir plus en détail.

§. XXIII.

UN troifiéme effet qu'on attribue à la communication de l'électricité, eft
l'augmentation de la tranfpiration infenfible, & la production de la fueur. —
On a non-feulement fait beaucoup d'éxpériences fur ce fujet ; mais encore il
eft fait mention dans la plupart des obfervations médicales d'une augmentation
de tranfpiration, foit pendant l'adminiftration de l'électricité, foit après qu'on
l'a ceffée. — MM. NOLLET, MUSSCHENBROEK, JALLABERT &
plufieurs autres fe font particuliérement appliqués à ce genre d'éxpériences,
& l'on fait qu'ils ont regardé cet effet de l'électricité comme un phénoméne
conftant. MM. SAUVAGES, HARTMAN, NEBEL, GARDANE & plu-
fieurs autres électriciens de nom en font de même. M. MAUDUIT obferva
une fueur abondante, quoiqu'il fît fort froid : & une longue éxpérience nous
a également fait connoître que l'augmentation de la tranfpiration eft un effet
conftant de la communication de l'électricité : auffi n'eft-il pas d'effet dont
l'éxplication nous paroiffe plus facile au moyen de la Théorie que nous avons
établie. Car dès que le corps eft électrifé pofitivement, l'effort que le fluide
électrique fait pour rétablir l'équilibre, doit fe faire du centre vers la circonférence, ou la furface : & le fluide électrique qui abandonne la furface pour
paffer dans l'air „ doit occafionner une irritation dans les nerfs & les organes

de la fueur : une irritation qui attirera au dehors la matiére de la tranfpiration , & la fueur même : tout comme on voit qu'une particule de poufliére
pouffée dans l'œil, y éxcite les larmes par l'irritation qu'elle caufe : ou que les
évacuans ordinaires attirent dans les inteftins par l'irritation qu'ils y produifent,
une plus grande quantité de matiéres, & facilitent ainfi les felles : ou , fi l'on
refufoit d'adopter cette comparaifon ; comme le chatouillement de flanelle ou
d'autres étoffes de laine fur la peau fert beaucoup à augmenter la tranfpiration
animale.

On peut éxpliquer par ce principe comment M. l'abbé NOLLET & d'autres Phyficiens ont obfervé l'augmentation de tranfpiration dans des animaux
qui fe trouvoient feulement dans le voifinage de corps électrifés, fans qu'on
leur communiquât l'électricité à eux-même. Car l'atmofphére électrique d'un
autre corps éxcite la même affection fur la peau , que l'atmofphére qui appartient à l'animal même.

§. XXIV.

IL eft des Phyficiens qui attribuent à la fimple communication de l'électricité pofitive, outre l'augmentation de la tranfpiration infenfible, & l'éxci-
tation de la fueur , la falivation, un relachement de ventre, des urines plus
abondantes, & d'autres évacuations, qu'on a obfervées en électrifant des malades. Mais nous fommes perfuadés que c'eft fort témérairement qu'on a mis
de pareils effets fur le compte du bain électrique : puifqu'il ne nous eft jamais
arrivé d'en obferver de femblables, foit chez des perfonnes faines, foit chez
des malades : c'eft-à-dire , lorfque nous nous contentions fimplement d'accumuler une plus grande quantité de fluide dans le corps. —— Nous dirons dans
la fuite ce qui nous eft arrivé, lorfque nous affections le corps plus vivement,
en employant des étincelles ou des fecouffes. Nous ofons établir ici, comme
un principe conftant, que la fimple communication du fluide électrique n'a
jamais caufé à des perfonnes faines, ni falivation, ni cours de ventre, ni urines : & que fi on a quelquefois obfervé une augmentation de ces évacuations
chez des malades ; elle a été dûe à l'état de maladie, à des mouvemens de
l'ame, ou à d'autres circonftances, & non à l'action immédiate de la communication électrique.

§. XXV.

Ce que nous avons dit jusqu'ici des effets que le bain électrique pofitif produit fur l'économie animale , doit fuffire pour nous convaincre qu'on avoit
coutume de lui en attribuer un trop grand nombre : car , à l'éxception
de l'augmentation de la tranfpiration animale, & de la production de la fucur ,
nous n'oferions avancer que l'électricité adminiftrée de cette façon au
corps animal , eft accompagnée en général de quelqu'autre phénoméne. ——
Mais nous ne voulons pas nier qu'une conftitution éxtraordinaire de fenfibilité
ou de maladie, ne puiffe quelquefois être caufe que le fluide électrique accumulé dans un pareil corps produit des phénoménes fort finguliers.   Non-feulement le nombre de maladies guéries par le bain électrique, mais encore la belle
obfervation fuivante de M. van Barneveld confirment cette opinion.
Une Dame , née en Suiffe , âgée de 38 ans , étoit entiérement paralytique
aux éxtrêmités inférieures, & tellement fenfible que le moindre mouvement,
foit au dehors, foit caufé par elle-même, occafionnoit de fortes convulfions:
elle ne pouvoit pas fouffrir , par éxemple, qu'on remuât fa chaife : affife ,
elle ne pouvoit rien lever de terre: elle ne pouvoit être conduite au lit , ou
fortir du lit, fans être affectée de violentes convulfions, tant dans les parties
paralyfées , que dans les faines , pendant l'efpace de quelques minutes, &
quelquefois d'une demi-heure ou plus. —— On tâcha de la guérir par l'électricité : & on réfolut, vu fa finguliére fenfibilité , de ne lui adminiftrer que le
bain électrique: elle en fut néanmoins fi affectée, qu'à peine eût-on tourné la
machine qu'elle tomba dans les convulfions les plus fortes ; ce qui fit ceffer
l'opération: on réitera l'opération le lendemain: l'effet fut le même: on continua de la même maniére pendant quelques femaines, jufqu'à ce qu'enfin cette
éxceffive fenfibilité diminua peu à peu : & qu'au bout de trois mois, elle
ceffa entiérement, ainfi que les convulfions: la malade fe trouva entiérement
rétablie.   Cette obfervation fait voir, ce que nous venons d'avancer, qu'une
conftitution maladive des corps peut quelquefois être caufe que le fimple bain
électrique fournit des phénoménes éxtraordinaires : & peut-être qu'une pareille
fenfibilité éxtraordinaire eft la feule raifon pour laquelle quelques malades ont
éprouvé une falivation, d'autres un cours de ventre, d'autres un flux d'urine.
Mais on ne fauroit regarder de pareils éxemples comme des effets conftans de
l'électricité : & ce ne font peut-être que les maladies qui proviennent d'une

trop grande senfibilité, dans lefquelles l'adminiftration douce du fimple bain peut être d'un heureux fuccès, & qu'elle l'a été en effet. Mais voilà qui fuffit fur ce fujet: difons encore un mot du *bain électrique négatif.*

II.

Le bain électrique négatif.

§. XXVI.

Nous avons obfervé ci-devant, que l'état naturel des corps, ou leur équilibre électrique, peut être troublé de trois maniéres différentes: par le *déplacement par l'augmentation*, enfin par la *diminution* du fluide électrique qui eft propre ou naturel au corps: éxaminons de plus près ce dernier point.

Quand on prive un corps ifolé d'une partie de fon fluide électrique, on dit qu'il eft électrifé *en moins* ou *négativement.* La différence de l'électricité pofitive & de la négative confifte donc en ceci, que dans le premier cas on accumule dans un certain efpace une quantité de fluide électrique plus grande que celle qui s'y trouve naturellement: & que dans le fecond le même efpace en contient une quantité plus petite. Or, comme dans ce cas la répulfion des particules du fluide électrique eft diminuée, l'attraction ou l'affinité des particules du corps, & du fluide électrique contenu dans d'autres corps, en eft augmentée: & ainfi tout corps qui eft privé d'une partie de fon fluide électrique tâchera d'enlever des corps qui l'environnent, autant de fluide qu'il leur en faut pour revenir à leur état naturel.

Mais, comme les corps ifolés ne font entourés que d'air, il faut néceffairement que celui-ci communique à ces corps une partie de fluide électrique, & devienne conféquemment lui-même-négativement électrique; de forte que cette électricité négative diminuera en raifon doublée des diftances, felon la loi qu'on obferve généralement dans les attractions. On nomme cet air ambiant ainfi dépourvu de fluide électrique jufqu'à une certaine diftance, atmofphére négative, ou bain négatif: & dans celui-ci le mouvement du fluide électrique fe fait vers le corps, & eft l'inverfe de ce qui a lieu pour les atmofphéres pofitives.

La force d'attraction eft-elle donc plus grande à mefure que les particules approchent d'avantage de corps négatifs, il faudra auffi que la vîteffe produite par cette attraction augmente graduellement, & foit la plus grande à la moindre diftance poffible du corps. Mais, quelle que puiffe être cette vîteffe, il eft toujours fûr que la réfiftance de l'air lui caufe de l'empêchement & que les particules électriques fe mouvront avec plus de vîteffe encore, dès qu'elles auront atteint la furface d'un corps conducteur, tel que le corps animal vivant. — Ainfi, au lieu qu'il fe fait à la furface de corps une retardation du fluide électrique dans le bain pofitif; il s'en fait à préfent une accélération: & il doit également réfulter de ce changement une irritation fur les nerfs de la peau: irritation qui n'aura plus lieu, dès que le fluide aura atteint des conducteurs plus parfaits : c'eft-à-dire qu'il fera parvenu dans l'intérieur des corps.

Si donc ce principe eft fondé, comme nous en fommes perfuadés, fur une Théorie éxacte des loix de l'électrologie, nous ne ferons aucune difficulté d'être d'un fentiment oppofé à ceux qui établiffent que le bain négatif doit diminuer, oppreffer le principe vital des corps animaux, & produire des effets abfolument oppofés à ceux du bain électrique pofitif: qu'il diminue les battemens du pouls, retarde la tranfpiration infenfible & les fueurs: en un mot, que comme on doit placer le bain électrique pofitif dans la claffe des irritans, il faut ranger le bain négatif dans celle des calmans. — Nous ne faurions adopter ces principes: parceque l'action du fluide électrique eft purement mécanique & ne dépend que de fon mouvement. Il n'y a, tant dans le bain négatif, que dans le pofitif, que les intégumens des corps vivans qui foyent affectés mécaniquement par le fluide électrique. L'électricité fera donc les mêmes changemens fur ces intégumens, foit que le fluide tâche de fortir du corps, foit qu'il tâche d'y entrer. Dans l'un & l'autre cas, les organes de la tranfpiration infenfible & de la fueur font également affectés: & conféquemment l'électricité négative augmentera la tranfpiration & la fueur, tout auffi bien que la pofitive.

Quant à l'accélération du pouls, l'augmentation de la chaleur naturelle, & des évacuations, ou la production des phénoménes particuliers, dont nous avons fait mention, nous croyons que le fimple bain négatif eft auffi peu en état de les produire que le pofitif, à moins qu'une conftitution maladive particuliére n'y contribue, ainfi que nous l'avons dit ci-deffus. Nous conclurons donc, que les bains, pofitif & négatif, font abfolument les mêmes par rapport à leurs effets fur le corps animal; & qu'on peut les employer indiftinctement

comme

comme médicament dans les mêmes cas : comme nous en avons d'ailleurs fait l'éxpérience plus d'une fois.

III.

Le Souffle Electrique.

§. XXVII.

Quand on s'approche à quelque diftance d'un conducteur ifolé, électrifé, foit pofitivement, foit négativement, on fent aux parties du corps qui fe trouvent éxpofées à l'air une impreffion, qu'on compare à celle que fait l'attouchement d'une toile d'araignée. Cette impreffion n'a lieu que lorfqu'on fe fert d'un conducteur bien arrondi, & qui eft abfolument dépourvu de pointes. Si, au contraire, il en eft pourvu, on fent un fouffle, un vent, abfolument différent de l'impreffion dont nous venons de parler. On éprouve également ce fouffle quand on s'ifole, qu'on fe fait électrifer, foit pofitivement, foit négativement, ou qu'on approche alors d'un conducteur pourvu d'angles & de pointes, les parties du corps qui ne font pas couvertes. — Il n'y aura aucune différence de fenfation, & l'effet fera abfolument le même dans les deux cas : auffi la caufe eft-elle éxactement la même pour l'un & pour l'autre, & confifte dans le mouvement de l'air, que le fluide électrique pouffe ou attire, felon que le fluide fort de la pointe d'un corps pofitif, ou entre dans celle d'un corps négatif. Dans l'un & l'autre cas, une partie de l'air eft mife en mouvement, & éxcite par conféquent un fouffle : or il eft indifférent que l'air foit mû par le fluide électrique, ou par quelqu'autre puiffance ; mais il y aura une grande différence dans la qualité de l'air qui eft mû : puifqu'il fera chargé d'un éxcès de fluide électrique dans le premier cas ; ce qui n'aura pas lieu dans le fecond : & en conféquence l'effet d'un courant d'air pur, & celui d'un courant d'air électrifé, ne fauroit être le même. On demande donc jufqu'à quel point ces deux courans fe reffemblent & jufqu'où ils doivent produire des effets différens ?

§. XXVIII.

Quant au premier point : dès qu'une partie de l'air qui nous environne, eft mife en mouvement par quelque caufe que ce foit, & que cet air touche

des parties découvertes de notre corps: il y éxcite la fenfation que nous nommons
vent, fouffle; impreffion, qui eft fuivie, comme on le fait par éxpérience, non-
feulement d'une contraction des vaiffeaux les plus déliés de la peau, d'un
épaiffiffement des humeurs, d'une obftruction des pores: mais qui eft encore
fuivie de tous les effets qu'on peut attribuer à un empêchement de la tranfpiration infenfible.

UN courant d'air pouffé contre notre corps par l'électricité fera donc également en état de produire tous ces effets. Cette conclufion eft non-feulement
conforme à ce que la raifon prefcrit: mais l'éxpérience la confirme. On n'a
pas à la vérité fait d'éxpériences éxpreffes à deffein de s'affurer que le fouffle
électrique retarde, comme des vents coulis, la tranfpiration & produit des
maladies, des rhumes, mais il n'en eft pas moins vrai qu'un hazard nous a tout
récemment convaincu de cette vérité. M. CUTHBERSON ayant fait une
machine électrique d'une grandeur peu commune, & voulant en éprouver
avec nous la force négative: les angles de cette machine produifirent un fouffle
fi violent fur le vifage de cet éxcellent artifte, qu'il fut attaqué tout de fuite
d'un rhume, comme s'il eût été faifi d'un courant d'air: effet qui prouve
felon nous fuffifamment que le vent ou fouffle éxcité par le fluide électrique,
convient en ce point avec tout courant de vent ordinaire. — Mais en quoi
en différera-t-il?

NOUS avons déjà remarqué que l'air, qui eft mis en mouvement par
l'électricité, eft chargé de particules du fluide électrique, & doit par conféquent produire d'autres effets qu'un courant d'air ordinaire & qui n'eft pas
électrifé. C'eft une fuppofition que nous avons faite, & qu'il s'agit d'éxaminer à préfent avec foin.

§. XXIX.

QUAND on fait paffer le fouffle électrique, au moyen d'une pointe, fur la
main, les joues, le front, on n'y éprouve pas plus de picottement ou d'irritation, que fi l'on faifoit paffer l'air par un tuyau. Mais à peine attaque-t-on
des parties plus fenfibles, où l'on découvrira tout de fuite, que le fouffle
électrique a bien plus de force que le vent ordinaire. Qu'on dirige le fouffle
électrique vers l'intérieur du nez, & qu'il affecte la membrane extrémement
fenfible de cet organe: on éprouvera, indépendamment de l'odeur propre du
fluide électrique, que l'impreffion en eft non-feulement plus diftincte, plus

aiguë, plus continue, que celle d'un fouffle ordinaire, mais qu'elle éxcite en outre l'éternuement: ce qui n'arrive pas quand on feroit paffer dans l'intérieur du nez, au moyen d'un tuyau, le fouffle deux ou trois fois plus fort d'air ordinaire. — Si le fouffle électrique touche la langue, celle-ci conferve, encore longtems après l'éxpérience, le fentiment d'une âcreté chaude, comme fi elle eût été affectée par quelque forte épicerie. Au contraire, le fouffle ordinaire n'y produit qu'une fenfation de fraîcheur momentanée, qui ceffe en même tems que l'éxpérience, & ne laiffe aucune impreffion. Mais ce font furtout les yeux qui peuvent nous convaincre de la différence qu'il y a entre les deux fouffles, celui de l'air ordinaire & le fouffle électrique; tandis que le premier nous affecte à peine, quoiqu'il foit continué pendant quelque tems, celui-ci éxcite un picottement, une chaleur ardente, les larmes, & rend tout l'œil rouge: ce qui n'arrive pas, ou du moins à peine, par le fouffle ordinaire. Enfin nous avons fait l'éxpérience fuivante dans le deffein de conftater plus éxactement la force du fouffle électrique; & nous l'avons fouvent repétée, toujours avec le même fuccès. Ayant fait au moyen d'une lancette deux petites bleffures fur la furface éxtérieure de la main, nous avons affecté l'une pendant cinq minutes par le fouffle ordinaire; & l'autre pendant le même tems par le fouffle électrique: & il en réfulta conftamment, que la bleffure électrifée étoit marquée d'une rougeur plus vive que l'autre: qu'elle étoit plus enflammée le lendemain: enfin qu'elle fuppura plus longtems: tandis que l'autre fe ferma & fe guérit plus promptement & fans aucune fuppuration. D'où nous pouvons conclure, ainfi que des éxpériences que nous avons alléguées, que le fluide électrique adminiftré au corps humain, au moyen de pointes qui éxcitent un fouffle, poffède un pouvoir remarquable d'irriter le principe vital des parties fenfibles, & qu'il peut être employé utilement, comme un très bon médicament dans plufieurs cas, dont nous ferons ci-après l'énumération. Nous devons encore nous arrêter un moment, & indiquer comment on peut à volonté diriger & tempérer le fouffle électrique.

§. XXX.

Nous ne nous arrêterons pas au détail des circonftances, qui ont toujours la même influence fur toutes les maniéres d'électrifer quelconques, & qui font connues même des plus minces électriciens; telles que font la différente force des machines, la conftitution de l'air, la fenfibilité plus ou moins grande des malades : circonftances qui contribuent à rendre l'impreffion du fouffle plus ou moins forte : mais nous confidérerons feulement la figure des pointes, la matiére dont elles font faites, & la diftance à laquelle elles agiffent.

1.) D'ABORD la force du fouffle électrique eft d'autant plus grande, que les pointes qui le produifent font plus aiguës : de forte que la pointe la plus aiguë eft la plus propre pour éxciter un violent fouffle , & que la force des pointes peut être tempérée uniquement par leur forme: bien entendu toujours rélativement à la même machine : car on fait que ce qui eft un corps mouffe rélativement à une machine foible, agit dans de grandes comme une pointe.

2.) LA force du fouffle électrique différe à raifon des différentes fubftances dont les pointes font faites, & que ces fubftances font plus ou moins conductrices. C'eft ainfi, par éxemple, que l'impreffion que caufe le fouffle de pointes de laiton eft plus forte que celles de pointes d'ivoire, de bois d'ébéne noir, de bouis, ou de frêne : & les pointes faites de ces bois furpaffent l'effet de l'ébéne noir, du bois de poirier, & du bois de jeaune. Ces trois derniéres fubftances occafionnent un fouffle très doux & très agréable, qu'on peut adminiftrer fans crainte aux parties les plus fenfibles des corps, aux yeux ; & par cette raifon on doit les préférer à d'autres. Il faut encore ob-ferver que le fouffle, produit par les bois dont nous venons de parler, peut être très différent, felon que ces bois font plus ou moins fecs : preuve évidente que l'on doit attribuer cette diverfité uniquement à ce que ces différentes fubftances font des conducteurs plus ou moins bons.

3.) ENFIN, quant à la diftance, à laquelle fe fait le fouffle électrique ; il eft évident qu'il eft plus fort à mefure que la diftance qui fe trouve entre les pointes & la partie du corps fur laquelle elles agiffent, eft plus petite, & réci-proquement : furtout puifque Milord MAHON a démontré que les pointes agiffent en raifon inverfe doublée des diftances. On peut donc modifier à volonté l'électricité au moyen de cette régle. Il faut feulement avoir foin que la diftance ne devienne pas trop petite, & qu'il n'y parte pas de rayons électriques de la pointe à la partie du corps qu'on électrife : car alors le fouffle proprement dit ceffe, & l'électrifation par *aigrettes*, dont nous parlerons tout à l'heure, commence. Enfin en augmentant le nombre de pointes, on peut adminiftrer le fouffle électrique à une affez grande furface du corps animal : &

MM. Bertholon & Cavallo s'en font fervis, comme d'un moyen très puiffant.

IV.

L'Electrifation par Aigrettes.

§. XXXI.

L'ÉLECTRISATION par aigrettes eft le quatriéme moyen d'adminiftrer l'électricité: ce moyen reffemble au précédent, en ce qu'il fe fait également par des pointes: & il n'en différe qu'en ce qu'on agit alorsfur une furface beaucoup plus petite du corps humain, que quand on fe fert du fouffle; de forte que les rayons de fluide électrique paffant fans interruption de la pointe à la partie du corps fur laquelle ils tombent, préfentent dans l'obfcurité la forme d'une *aigrette*: & de-là le nom d'électrifation par aigrette.

Nous avons déja remarqué, que toutes chofes d'ailleurs égales, le pouvoir des pointes électriques eft en raifon inverfe doublée des diftances auxquelles elles agiffent: & il en réfulte, que puifque l'adminiftration de l'électricité par aigrettes ne différe qu'à raifon de la diftance, de l'électricité par fouffle, les effets de ces deux maniéres ne peuvent différer qu'en degré, & que l'impreffion des aigrettes électriques fera plus fenfible, que celle du fimple fouffle.

L'ÉXPÉRIENCE confirme ce raifonnement: car là où le fouffle de pointes électriques ne caufe pas de changement vifible dans les parties moins fenfibles du corps, les aigrettes produiront, au contraire, des rougeurs & une efpéce de frottement. L'impreffion du fouffle fur la langue, l'intérieur du nez, & les yeux, deviendra prefqu'intolérable, fi l'on fe fert d'aigrettes: ou du moins elle produira une irritation, & une fenfation brûlante, que ces parties du corps ne peuvent fupporter que peu de tems. L'impreffion que les aigrettes font, eft d'une plus longue durée; & l'inflammation de playes, ainfi que leur fuppuration, eft très remarquable. On voit par-là, que l'irritation des aigrettes électriques peut être confidérée en bien des cas comme un reméde excellent & puiffant, mais qu'il ne faut adminiftrer qu'avec prudence aux parties fenfibles.

Pour ce qui eft des circonftances qui rendent l'électrifation par aigrettes plus ou moins puiffante, elles font les mêmes, que celles qui ont lieu pour le simple souffle : la forme, la matiére, la distance des pointes produisent la même modification dans les effets des aigrettes, que dans ceux du souffle : & il seroit inutile d'en faire une repétition. Nous remarquons seulement que la sensation causée par une aigrette négative est plus douloureuse que celle d'une aigrette positive : la raison en est, que les pointes se déchargent plus facilement d'un excès de fluide, qu'elles n'attirent celui qui leur manque : d'où il résulte qu'elles doivent faire dans le dernier cas sur les corps qu'on leur présente, une impression plus forte que dans le premier cas : ce qui doit nécessairement produire une différence marquée dans la sensation qu'elles produisent.

V.

Etincelles Electriques.

§. XXXII.

Quand on approche quelque partie d'un corps animal vivant à une certaine distance d'un corps positivement électrique, cette partie soutirera le fluide électrique de ce corps, sous la forme d'une étincelle : ou, si ce corps est électrisé négativement, il lui donne, par une étincelle, une partie de son fluide, & il la donne, ou s'en décharge, par une étincelle. On nomme cette maniére d'administrer l'électricité, électrisation par étincelles sans isolement du corps animal, pour la distinguer d'une autre maniére de tirer des étincelles, qui se fait en isolant le corps animal, qu'on met en communication avec le conducteur de la machine, qui devient conséquemment électrique, soit positivement, soit négativement, & doit fournir des étincelles, dès qu'on en approche quelque corps conducteur à la distance convenable.

On peut diviser les effets qui ont lieu dans cette maniére d'administrer l'électricité, en effets locaux & en effets généraux. Quant aux premiers : quand les étincelles électriques ont quelque force, ils occasionnent aux parties sur lesquelles elles ont lieu, une douleur de piqûre, tout comme s'il y sautoit une étincelle de feu sur ces parties. — Si on continue pendant quelque tems sur le même endroit, ces étincelles deviennent non-seulement intolérables, mais elles forment sur la peau une tache d'abord blanche, ensuite rouge, qui s'éleve enfin en forme de petite pustule, remplie d'humeur aqueuse. Elles causent d'ailleurs une contraction de muscles : & celle-ci suit la loi, suivant la-

quelle les muscles se meuvent d'ordinaire. Quand, par éxemple, un musf
cle extenseur éprouve l'irritation de l'étincelle électrique, elle étend les parties qui dépendent de son action: au lieu qu'un muscle fléchisseur, mis en
action par l'etincelle électrique, éxerce l'action de fléchir ou de plier les parties, sans que la volonté soit en état de s'opposer à ce mouvement.

§. XXXIII.

Mais ce ne sont pas seulement les parties éxternes du corps animal, qui
sont affectées & irritées par les étincelles électriques: ce sont encore les
parties internes qui donnent des marques de l'action que l'étincelle électrique
éxerce sur le principe vital. M. Nebel fut en 1750 un des prémiers qui
éprouva l'étincelle électrique sur les parties internes du corps animal; il posa
le cœur encore vivant d'un pigeon sur un papier, jusqu'à ce qu'on n'y apperçût plus aucun mouvement; il y fit passer une étincelle électrique, & vit la
contraction comme ressusciter, & durer pendant un assez long tems. Ce mouvement s'étant éteint, il le ranima de nouveau par une seconde étincelle,
jusqu'à ce qu'enfin le principe vital fut entiérement détruit, sans pouvoir être
éxcité derechef, soit par des acides, soit par l'électricité.

Il observa sur le cœur d'un jeune chien mourant, que lorsque l'irritation
de l'acide vitriolique étoit devenue impuissante, l'étincelle électrique étoit
néanmoins en état d'éxciter encore le principe vital.

Ensuite il ouvrit une anguille vivante à dix heures & demie du matin,
& laissa les parties découvertes dans leur situation naturelle: à une heure le
mouvement du cœur continuoit encore, quoiqu'il devînt peu à peu plus lent,
jusques vers deux heures après-midi, que tout mouvement cessa. Une étincelle électrique le rétablit. Les muscles, également touchés par une étincelle, furent contractés, & cette contraction étoit visible à chaque étincelle,
lors même que le cœur étoit déjà insensible à toute irritation.

MM. Bicker & van den Bos ont fait ensuite des expériences semblables: ils ont éxaminé l'effet des étincelles électriques sur la grande artére:
& le Professeur Forsten Verschuur a vu une pareille contraction
dans l'œsophage d'animaux, après y avoir fait passer une étincelle électrique:
il en a observé autant dans des muscles séparés du corps & coupés en petits
morceaux. MM. Deiman, Cuthberson, & nous-même nous avons
souvent observé la même chose sur la langue & quelques autres parties internes

du corps. Nous avons obfervé dans des chiens & des lapins, que le mouvement périftaltique des inteftins s'eft rétabli par l'étincelle électrique; fans parler de la contraction de la veffie, de l'écoulement de l'urine, & d'autres phénoménes qui indiquoient manifeftement la finguliére influence de l'étincelle
électrique. Nous paffons fous filence plufieurs autres expériences faites par
différens Phyficiens, & qui toutes confirment ce que nous venons d'avancer.

Tous ces phénoménes ont également lieu, que les étincelles proviennent
d'une électricité pofitive, ou d'une électricité négative: il n'y aura qu'une
légére différence dans la fenfation même : l'étincelle négative fera fuivie
d'une douleur plus aigue, ou plus brûlante, & plus continue : car, ainfi que
nous l'avons déjà remarqué, les corps cédent plus facilement de leur éxcès de
fluide, qu'ils n'en réparent le défaut : & par-là même ils ont dans le dernier
cas plus de peine à fe remettre dans leur état naturel, ou d'équilibre, que
dans le premier : auffi le fluide électrique fe meut-il plus lentement dans des
corps électrifés négativement, & il doit conféquemment affecter la partie de
la peau qu'il touche, par une irritation plus continue & plus fenfible : fi
l'on touche le bouton d'une bouteille chargée, & placée fur des corps conducteurs, on éprouvera une fenfation qui a beaucoup de rapport à celle
d'une étincelle négative.

§. XXXIV.

Quant aux effets généraux, que l'électrifation par étincelles produit, on
peut compter les fuivans.

1. L'accélération du pouls, ou celle de la circulation du fang, qui
eft un effet naturel de l'irritation que l'éruption continue d'étincelles
électriques fait fur les intégumens du corps. Nous difons l'éruption continue : parce que, pour accélérer la circulation du fang, il faut employer
pendant quelque tems cette maniére d'électrifation : il faudra auffi affecter
par de fortes étincelles toute la furface du corps : & encore arrive-t-il quelquefois, nonobftant tous ces moyens, qu'on ne remarque aucun changement dans le pouls. La fenfibilité même des malades produit ici une grande
différence : il faut en dire autant de la force de l'électricité, & du temps pendant lequel on continue l'éxpérience : puifque l'effet des étincelles électriques eft en raifon compofée de ces trois circonftances.

2. L'augmentation de la tranfpiration infenfible, & de la fueur, eft
un

un fecond effet général de l'électrifation par étincelles, c'eft un phénoméne qu'on obferve très fouvent, qui accompagne prefque toujours cette maniére d'adminiftrer l'électricité, qu'on éxplique très facilement par l'augmentation d'action dans le principe vital , & qui, tout comme l'accélération de la circulation du fang, peut dépendre de beaucoup de circonftances: enfin, qui fuit toujours la raifon compofée de la conftitution particuliére des corps qu'on électrife , de la force de l'électricité, & furtout du tems pendant lequel on continue l'électrifation.

3. Il n'eft pas impoffible, comme on l'a cru, que de fimples étincelles accélérent la falivation, les urines, les felles, & rendent la fuppuration des véficatoires & des bleffures plus abondante, fans que les étincelles affectent immédiatement ces parties; mais nous n'avons jamais pu parvenir à produire ces différens effets, excepté la falivation, que nous n'avons cependant remarquée qu'après avoir électrifé par étincelles la langue & d'autres parties adjacentes aux glandes falivaires. De forte que cet effet doit plutôt être rangé fous la claffe des effets locaux des étincelles: furtout parceque nous croyons que l'inquiétude & la crainte que l'électrifation produit chez beaucoup de patiens, peuvent être les feules caufes de plufieurs effets qu'on regarde à tort comme des effets immédiats de l'électrifation.

4. L'ÉTINCELLE électrique peut détruire entiérement le principe vital. GRALATH fut le premier qui obferva cet effet fur des efcarbots : & le P. GORDON affure que de petits oifeaux périffent après avoir reçu feulement deux étincelles. Nous ne révoquons nullement en doute ce que dit M. GRALATH, & nous concédons également que les fortes étincelles qu'on produit aujourd'hui font affez puiffantes pour tuer de petits oifeaux, comme nous nous en fommes convaincus par éxpérience: mais nous ne croyons pas que le P. GORDON ait pu produire cet effet par les machines dont il fe fervoit: au moins M. NEBEL ne put réuffir dans cette éxpérience, quoiqu'il affurât avoir employé une force beaucoup plus confidérable que celle dont le P. GORDON fe fervoit.

§. XXXV.

TELS font ces effets locaux & généraux de l'adminiftration de l'électricité par étincelles. Mais peut-être demandera-t-on s'il n'y a aucune différence entre les étincelles qu'on éxcite en ifolant le corps, & celles qui ont lieu fans ifolement ? Si les étincelles ne font pas plus puiffantes, quand elles paffent entre un homme ifolé & les corps qu'on lui préfente, que quand une perfonne non ifolée les tire du conducteur d'une machine ? La queftion mérite de nous occuper : comparons pour cet effet éxactement ces deux circonftances: & nous en déduirons la réponfe qu'il faut faire à la queftion propofée.

Lorsqu'on éxcite des étincelles fans ifolement, le corps animal conferve fa quantité naturelle de fluide électrique, & foutire par étincelles celui du premier conducteur ; mais ce fluide fe mêle à la terre fur le champ & par le plus court chemin, fans éxciter aucune fenfation. Si le premier conducteur eft négativement électrifé, l'effet fera le même, mais en fens inverfe; le corps animal fournira au conducteur du fluide électrique qu'il foutire deréchef & fur le champ de la terre.

Mais dans l'électrifation avec ifolement, le corps animal acquiert un éxcés de fluide électrique, & par conféquent une atmofphére électrique, fi le conducteur eft chargé d'une électricité pofitive : d'où il fuit, que comme le corps ifolé ne fait pour ainfi dire qu'une maffe avec le premier conducteur, la furface électrifée eft plus grande: ce qui rend l'étincelle plus forte : & à chaque fois qu'il y part une étincelle, toute l'atmofphére électrique eft détruite, ainfi toute la furface du corps en eft affectée: ce qui n'a pas lieu dans l'électricité fans ifolement: & nous croyons que c'eft à cette action fur toute la furface, qu'il faut attribuer une grande partie de l'accélération de la tranfpiration.

Quand on employe, au contraire, une électricité négative, le corps ifolé fe trouvera être en partie dépourvu du fluide électrique, & fe trouvera entouré d'une atmofphére également dépourvue des particules de ce fluide. En faifant paffer une étincelle, l'équilibre fe rétablit d'abord dans tout le corps & conféquemment dans une furface plus grande, que quand on n'employe pas d'ifolement; ce qui augmentera l'action ou l'irritation des étincelles. De plus, comme l'atmofphére qui entoure le corps, participe de l'état du corps, cette atmofphére fera auffi rétablie dans le même tems: & ce rétabliffement inftantané fera une nouvelle impreffion fur la peau, laquelle n'a nullement lieu, quand on éxcite une étincelle négative, fans ifolement. Cette comparaifon fournit la réponfe à la queftion propofée: favoir, que les étincelles avec ifolement font plus puiffantes, & conféquemment plus utiles dans l'adminiftration de l'électricité médicale, que les étincelles fans ifolement.

§. XXXVI.

ON conclura facilement de ce que nous avons dit, quels doivent être les effets que peut produire un grand nombre de petites étincelles éxcitées à la fois. C'eſt une éxcellente méthode d'adminiſtrer l'électricité : & qu'on peut employer de deux maniéres. La première, quand on couvre d'un morceau de flanelle, bien appliquée, les parties du corps humain iſolé, qu'on veut électriſer ; qu'enſuite on paſſe & repaſſe ſur cette flanelle l'éxcitateur, garni d'un gros bouton, & qui ait communication avec la terre, afin d'en rendre le pouvoir conducteur plus fort. On éxcite alors un très grand nombre de petites étincelles. Quand les habits ne ſont pas trop épais, ils peuvent faire l'effet de la piéce de flanelle dont nous venons de parler.

MAIS la ſeconde maniére eſt bien plus commode. On ſe ſert d'une ſurface de bois ronde, couverte d'un côté d'une feuille d'étain, laquelle eſt recouverte de drap : & garnie de l'autre côté d'un manche conducteur, afin de pouvoir remuer la ſurface garnie de métal & de drap ſur la peau du corps qu'il s'agit d'électriſer, & d'éxciter ainſi un grand nombre de petites étincelles. Cette maniére d'électriſer, dont la premiére idée a été propoſée par M. CAVALLO, pourroit être nommée *électriſation par picottement*. M. MAUDUIT, & d'autres Phyſiciens la recommandent comme très puiſſante : nous pouvons ajouter que non ſeulement elle pique la peau d'une maniére preſqu'intolérable, éxcite une ſenſation de chaleur, une rougeur qui dure longtems ; mais en outre qu'elle augmente la tranſpiration, au moins localement, & que les humeurs ſont portées des parties internes vers la ſurface du corps : effets qui s'éxpliquent comme d'eux-mêmes par tout ce que nous venons de dire.

VI.

L'Electricité par Secouſſes.

§. XXXVII.

IL nous reſte à éxaminer quel doit être le pouvoir de la commotion ou des ſecouſſes électriques : ſenſation qu'on éprouve quand le corps animal ſe trouve en entier ou en grande partie dans le circuit des conducteurs, par leſquels le fluide d'une bouteille de Leide doit paſſer quand on la décharge, & qu'on rétablit ainſi l'équilibre entre les ſurfaces intérieure & éxtérieure de la bouteille.

Les phénoménes que cette éxpérience produit ſur le corps animal, ſont nombreux & ſinguliers. Il n'eſt perſonne qui, éprouvant cet effet pour la premiére fois, ne faſſe connoître ſon étonnement par des paroles, ou des geſtes: & perſonne n'eſt en état de donner à d'autres la moindre idée de ce qu'il éprouve. — Communique-t-on la ſecouſſe à un ſeul muſcle: elle ne produit qu'une contraction prompte, ſon effet eſt peu de choſe & ne différe de celui d'une très forte étincelle qu'en degré. Quand on affecte plus d'un muſcle, ou même un membre entier, non-ſeulement tous les muſcles ſe contractent à la fois, mais les jointures ſont ſurtout attaquées & comme diſloquées. — Quand on fait paſſer, par éxemple, la charge entiére d'une bouteille chargée, ſoit poſitivement, ſoit négativement, car cela ne feroit aucune différence, par tout le bras, depuis l'épaule juſqu'aux bouts des doigts, on éprouve l'impreſſion dont nous venons de parler, ſurtout dans les jointures de l'épaule, du coude, & de la main, comme tous ceux qui en ont fait l'éxpérience, ne fût-ce qu'une ſeule fois, en conviennent. Voici comme on éxpliquoit ci-devant cette éxpérience.

Dès que le fluide électrique paſſe par un conducteur interrompu, il ſe décharge à l'endroit de l'interruption une étincelle, qui ſautant d'une partie ſur l'autre, cauſe un mouvement de trépidation, & ſe fait ſentir comme une ſecouſſe ou un choc entre les jointures du corps humain : qu'on peut conſidérer comme des conducteurs interrompus. Mais ce dernier article eſt préciſément le point que nous nions: puiſque ces jointures ſont couvertes & entourées de muſcles & de ligamens, qui ſont de meilleurs conducteurs que les os. Il ne s'elancera donc pas d'étincelles d'une jointure à d'autres. L'éxplication dont nous venons de parler n'eſt donc nullement ſatisfaiſante, ſurtout puiſqu'on peut éxpliquer cette éxpérience plus éxactement de cette maniére. Prenons deréchef le bras entier pour éxemple. Lorſque le fluide électrique de la bouteille pénétre par tous les muſcles : ceux-ci ſont très irrités, & conſéquemment contractés. —— La contraction des muſcles occaſionne du mouvement dans les parties auxquelles ils ſont attachés, & qui ſont mobiles. Or, comme les jointures ſont placées entre l'origine & l'inſertion des muſcles, il faut néceſſairement qu'il s'y faſſe un mou-

vement de fecouſſe, quand les muſcles, irrités par le fluide électrique, ſe
contraƐtent. En appliquant cette éxplication aux phénoménes que la commotion électrique produit ſur toutes les parties de notre corps, on la trouvera
ſatisfaiſante en tout point. Par éxemple, on voit par-là pourquoi la commotion, quand elle paſſe par les bras & la poitrine, eſt accompagnée d'une
ſenſation extrêmement incommode comme de ſuffocation ; car dès que le
fluide électrique affeƐte les muſcles intercoſtaux ; & que ceux-ci ſe contractent, les côtes s'élevent d'avantage que dans l'état naturel ; la cavité intérieure de la poitrine ſe dilate plus qu'à l'ordinaire : ainſi l'air éxtérieur y
entrera tout d'un coup avec plus de force, pour remplir cette cavité, &
cauſera par cette tenſion momentanée des poumons la ſenſation opprimante
de ſuffocation. Il eſt vraiſemblable que les muſcles de la poitrine & des
épaules ſont contraƐtés & que les bras ſont pouſſés l'un contre l'autre dans le
même tems : aƐtion qui eʃt oppoſée à celle des muſcles intercoſtaux, & qui
peut conſéquemment contribuer auſſi à cette ſenſation d'oppreſſion dont nous
venons de parler.

Il ſeroit inutile de démontrer ultérieurement, que la ſecouſſe électrique
eſt un puiſſant ſtimulant pour le principe vital, & qu'il peut contribuer plus
efficacement que les ſimples étincelles à augmenter la circulation du ſang, la
tranſpiration, & à produire d'autres effets dont nous avons déjà fait l'énumération. — Nous ne nous y arrêterons pas d'avantage, mais nous éxaminerons
les circonſtances qui occaſionnent d'ordinaire une grande variété dans les phénoménes de la commotion électrique : telles ſont, les différens ſujets qu'on
employe pour l'éxpérience: les différentes parties du corps auxquelles on l'applique; enfin le différent degré de force dont on ſe ſert.

§. XXXVIII.

De même que tous les médicamens qui éxcitent une irritation, ſont plus
ou moins aƐtifs ſelon la différence de l'âge, du ſexe, de la maniére de vivre,
du tempérament, en un mot ſelon la conſtitution plus ou moins ſenſible des
ſujets : de même auſſi l'éxpérience nous apprend qu'il y a une loi ſemblable
pour l'aƐtion de la commotion électrique.

Les enfans & les femmes ſont ordinairement plus fortement affeƐtés que
les hommes. Le tems des régles, de la groſſeſſe, de l'accouchement eſt moins
propre pour les ſecouſſes électriques, & produit quelquefois des phénoménes

très finguliers. Enfin, quant à la maniére de vivre, on remarquera d'ordinaire, que la fecouffe électrique affecte plus fortement ceux qui ont été élevés
délicatement, que ceux qui par leur maniére de vivre fe trouven moins
fenfibles : les tempéramens fanguins & colériques feront donc plus fortement affectés, que les phlegmatiques & les mélancoliques; quoique cela
ne s'obferve pas conftamment dans toutes les circonftances. On trouve
auffi des éxemples de gens qui font infenfibles au choc électrique: M. Mu s-
schenbroek en avoit rencontré trois de ce genre, & M. Sigaud de
la Fond en rencontra un; & comme le hazard voulût que celui-ci fut
eunuque, le bruit fe répandit que ceux qui le font, ne font pas fenfibles à
l'électricité: ce qui engagea MM. Herbert & Steiglehner d'éxaminer
ce point en employant des chiens & des chapons, n'ayant pas d'occafion
d'employer des hommes: mais le réfultat de leurs éxpériences fut abfolument
contraire à ce que l'on prétendoit, puifque ces animaux furent autant affectés de la commotion électrique, que ceux du même genre qui n'étoient pas
mutilés. Enfin M. Sigaud de la Fond décida la queftion en faifant
l'éxpérience fur trois muficiens de la chapelle du Roi de France, dont l'état
n'étoit nullement douteux : & prouva que les eunuques ne font pas moins
fenfibles au choc électrique, que ceux qui ont confervé leur caractére diftinc-
tif. Pourroit-on s'empêcher d'être étonné que trois Phyficiens fe foient crus
obligés d'éxaminer par éxpérience une circonftance qu'on prévoyoit facilement ne pouvoir avoir aucune influence fur le point en queftion! Mais
nous revenons à notre fujet, & nous dirons que nous avons nous-même rencontré, il y a quelques années, un jeune homme, qui n'étoit aucunement
affecté de la décharge d'une bouteille de Leide de trente-deux pouces de furface : ce qui nous porta à effayer fi la même infenfibilité refteroit, quand
nous employerions une plus grande charge: nous fîmes donc ufage d'une bouteille de 86 pouces, & nous trouvâmes qu'elle ne caufa aucune impreffion.
Nous nous fervîmes enfuite d'une bouteille de 240 pouces de furface, & nous
remarquâmes que ce jeune homme étoit autant affecté par cette violente
fecouffe, que nous aurions pu l'être par la décharge d'une bouteille de 32
pouces. Nous croyons que la même chofe aura lieu fur tous les fujets qui paroiffent infenfibles pour le choc: favoir, que cette infenfibilité n'eft pas abfolue,
mais feulement rélative à la force de la bouteille qu'on employe: malheureufement
nous n'avons pas eu d'occafion de confirmer cette conjecture par des éxpé-

riences ultérieures. Mais quelle est la cause du plus ou moins de sensibilité à la décharge d'une bouteille? Nous avouerons aimer mieux confesser notre ignorance à cet égard, que d'en donner une explication qui ne seroit uniquement fondée que sur quelque hypothése.

§. XXXIX.

M ais, si les effets de la secousse électrique différent sur différens sujets à raison de leur sensibilité plus ou moins grande, les différentes parties du même corps nous présentent les mêmes phénoménes. C'est ainsi, que les effets de la secousse sont moins forts, quand on fait passer la décharge par les bras, ou les jambes, que quand on la fait passer par la poitrine. Le muscle *biceps* du bras éprouve une plus forte contraction que d'autres muscles, qui en sont voisins. Des commotions données aux vertébres du col, du dos, & des reins affectent à peu près tout le corps: mais moins que des secousses qui passent par la cervelle; quelquefois celles-ci produisent des mouvemens irréguliers, des tremblemens par tout les membres, & même quelquefois des convulsions: d'ailleurs la direction selon laquelle on affecte la tête, produit ici une grande différence : les effets de la secousse sont toujours les plus violens, quand on les fait passer de la première vertébre du col, jusqu'à la cloison sagittale.

Toutes ces expériences prouvent si évidemment la sensibilité plus ou moins grande des différentes parties du corps, que nous croyons qu'il seroit inutile de nous arrêter d'avantage sur ce sujet, surtout parceque nous aurons occasion de voir dans la suite, que la même chose a lieu pour les animaux bruts.

§. XL.

Le différent degré de force des secousses mêmes, est une troisiéme circonstance qui doit encore nous occuper un moment. Il est non-seulement conforme à ce que nous venons de dire, que les effets seront d'autant plus remarquables, que la force de la charge électrique est plus grande: mais l'éxpérience peut facilement confirmer ce point. Celle-ci nous a appris depuis longtems, que de foibles secousses, quoiqu'elles affectent le corps sensiblement, causent rarement le moindre dérangement dans la santé: tandis que de fortes secousses ont quelquefois retardé la guérison qu'on desiroit d'obtenir

furtout celle de la paralyfie ; mais qu'elles l'ont quelquefois rendue impoffible. Il faut proportionner l'éxpérience à la conftitution de chaque fujet:
il faut commencer par de petites fecouffes , & quelquefois l'on peut & l'on
doit graduellement en employer de plus fortes : & il eft également certain
qu'une force trop confidérable ne peut être que nuifible. Il fuffit pour s'en
convaincre, de fe rappeller qu'on peut tuer des animaux par la fecouffe électrique. L'importance de la matiére éxige que nous rapportions ici quelques
éxpériences, que nous avons faites à deffein de connoître plus particuliérement
les effets qu'une violente décharge éléctrique fait fur les différentes parties
du corps: nous avons entrepris ces éxpériences avec d'autant plus d'activité,
que nous pouvions nous flatter qu'elles nous feroient en même tems voir quelle
eft la caufe immédiate de la mort des êtres vivans qui périffent par la foudre.
Voici le narré fuccint des phénoménes que nous avons invariablement obfervés.

§. XLI.

Nous avons employé dans toutes nos éxpériences une batterie contenant
quarante-cinq pieds de verre armé. Nous avons fait paffer la décharge de
cette batterie uniquement par les pattes de derriére d'un lapin: & nous ne
nous fommes apperçus d'aucun autre effet que d'une paralyfie de ces parties. Ayant fait paffer la même décharge par les deux pattes de devant,
l'animal fut pris de légeres convulfions; & ces pattes étoient devenues paralytiques. Ayant mis un des côtés dans la fphére d'action, la même chofe eût lieu:
favoir une paralyfie de ce côté. Cette paralyfie ceffa , ainfi que les précédentes, au bout de quelques heures, fans que nous ayons pu nous appercevoir
d'ailleurs dans ces animaux de la moindre incommodité.

Nous avons fait paffer la décharge par le ventre, fous différentes directions: cela n'a eu aucune mauvaife fuite.

Ayant fait paffer la décharge par la poitrine, depuis la clavicule, jufques
fous les fauffes côtes de l'autre côté, l'animal fut pris tout de fuite de violentes convulfions, & mourut dans peu de momens. Une répétition fréquente de ces éxpériences nous a fait voir conftamment que la poitrine eft
une des parties dans lefquelles la fecouffe éléctrique eft accompagnée de
fuites mortelles.

Ayant fait paffer la décharge depuis le derriére de la tête jufqu'à l'*os
facrum* , fuivant la direction des vertébres , il s'enfuivit de violentes convulfions,

fions, & l'éxpérience fut mortelle, au bout de quelques inftans. MM. Herbert & Steiglehner ont vu le même phénoméne, & ils ont regardé
cet endroit comme le plus propre pour tuer toutes fortes d'animaux par l'é-
lectricité; mais des éxpériences réiterées nous ont fait voir que toute la partie
fupérieure de l'épine du dos eft dans le même cas: & que la décharge trans-
mife par la partie inférieure, depuis la derniére côte, jufqu'au deffous de l'os
facrum, n'a laiffé qu'une paralyfie de la partie inférieure du corps, qui étoit
rétablie dès le lendemain.

Nous avons fait paffer des décharges par la tête, fous toutes fortes de
directions : elles n'ont produit que des convulfions violentes & répétées,
qui caufoient la mort de chacun au bout d'un petit nombre d'heures. Mais,
ayant fait paffer la décharge depuis la première vertébre du col jufqu'à la future
coronale, les convulfions furent tout d'un coup des plus violentes, &
les animaux moururent fans éxception, dans le moment.

§. XLII.

Nous entrerions dans un trop grand détail, fi nous voulions feulement
donner une légére éfquiffe de toutes nos éxpériences. Ce que nous venons
de dire, fuffit pour démontrer combien des fecouffes fortes peuvent être
nuifibles. Nous croyons même être en état d'après nos éxpériences de faire
voir quelle eft la caufe prochaine de la mort des animaux qui ont été frappés par l'électricité, foit artificielle, foit naturelle, ou par la foudre. Car
puifque les décharges violentes d'électricité caufent une paralyfie dans toutes
les parties par où elles paffent, il eft évident que fi l'on caufe cette paralyfie
aux parties qui font abfolument néceffaires à la vie, les fuites n'en peuvent
être que mortelles. Si donc la poitrine eft frappée, les parties qui font
néceffaires à la refpiration deviennent paralytiques, & la refpiration étant
empéchée ou coupée, on ne fauroit continuer de vivre. Quant au cerveau
& à la partie fupérieure de l'épine, on fait que c'eft de-là que plufieurs parties
qui font néceffaires pour la vie reçoivent leurs nerfs: qu'ainfi ces nerfs ne
peuvent refter intacts dans ce cas, mais qu'ils feront affectés fympathique-
ment: cette affection ou cette inaction des nerfs fera fuivie de paralyfie, &
celle-ci de la mort.

On pourroit ajouter, pour confirmer d'avantage ce que nous venons d'a-
vancer, qu'à l'ouverture des cadavres d'animaux tués par l'électricité, on n'a

trouvé ni rupture de vaiſſeaux , ni épanchement de ſang, ni quelque vice mécanique , ſoit intérieurement , ſoit éxtérieurement, & qu'ainſi on ne trouve aucune autre circonſtance , à laquelle on puiſſe attribuer avec quelque raiſon la cauſe
de la mort. — On peut encore rendre raiſon par l'éxplication précédente, pour.
quoi , quand on ne fait paſſer la décharge que par la partie inférieure de l'épine
du dos, depuis la derniére côte juſques à l'os *ſacrum*, le coup n'eſt pas mor-
tel : c'eſt qu'il ne ſort de cette partie de la moëlle épineuſe aucune ramifica-
tion de nerfs vers les parties du corps qui ſont néceſſaires à l'éntretien de
la vie : & conſéquemment la ſecouſſe ne ſera ſuivie que d'une paralyſie des
parties inférieures , laquelle n'eſt pas mortelle par elle-même , & qui , comme
nous l'avons dit, ſe rétablit par les ſeules forces de la nature au bout de peu
d'heures.

§. XLIII.

Si donc des raiſonnemens déduits prudemment de l'analogie peuvent jamais fournir des applications légitimes à la Phyſique & à la Médecine ,
comme on ne ſauroit ſe diſpenſer d'en convenir , nous pourrons avancer que
la cauſe prochaine de la mort des animaux tués par la foudre , eſt uniquement
dûe à une paralyſie. Dans ce cas le principe *vital* eſt forcé , en un inſtant ,
& même détruit après quelques momens , ou quelquefois tout d'un coup ,
comme il l'eſt par l'électricité artificielle dans des animaux plus petits. ——
Peut-être cependant nous objectera-t-on quelques phénoménes obſervés
ſur des perſonnes tuées par la foudre , & que nous devons conſéquemment
faire cadrer avec notre éxplication : tels ſont que les vaiſſeaux ſanguins de
la peau ſont remplis de ſang , comme ſi on y avoit injecté par art une
ſubſtance colorée de rouge. M. BECCARIA en allégue un éxemple. M.
FRANKLIN a communiqué à M. LE ROY l'éxemple d'un homme , qui avoit
été frappé de la foudre , & ſur la poitrine duquel on trouva les vaiſſeaux
ſanguins remplis , & formant l'apparence d'un arbre chargé de branches ;
enfin tout récemment, le 1 d'Août 1786 , M. BESILE fut témoin oculaire
à Riom en Auvergne d'un pareil phénoméne : toutes les ramifications des vais-
ſeaux de la peau étoient entiérement remplies de ſang, non ſeulement ſur
la poitrine , mais auſſi ſur le ventre , ſur les bras , du cadavre d'un jeune
homme tué par la foudre. Comment éxpliquer ces faits par la cauſe que
nous avons alléguée ? Cela ne ſera pas difficile. Quand une perſonne eſt

frappée de la foudre, la quantité de fluide éle&trique eft fi grande & fi
puiffante, qu'elle frappe toutes les parties du corps, même les plus
petites, & les oblige de fe contra&ter. Le cœur & les artéres poffédant
plus de force que des vaiffeaux plus petits, qui en font plus éloignés, & qui
fe trouvent placés plus près de la furface du corps; il doit néceffairement
arriver que le fang, pouffé avec la plus grande violence, par la contra&tion
du cœur & des artéres, fe mouvra vers des vaiffeaux plus étroits qui font
à la furface du corps, & qu'il s'y trouvera dans une quantité bien plus
grande que dans l'état naturel. Mais dès que la nature a fait ce dernier &
violent effort, elle fe trouve épuifée tout d'un coup: le cœur, les artéres,
tous les vaiffeaux font paralyfés: le fang ne fauroit donc fe rendre
de ces petites ramifications à l'intérieur: mais il fe coagule, & devient vifible même à travers les intégumens.

§. XLIV.

La putréfa&tion fubite, & quelquefois inftantanée qu'on dit avoir lieu dans
les cadavres de perfonnes frappées de la foudre, pourroit auffi être alléguée
comme une obje&tion, puifqu'il ne paroît pas probable, qu'une fimple paralyfie pourroit en être la caufe, & qu'ainfi on devroit en conclure que la
foudre produit encore d'autres effets fur le corps animal, auxquels on devroit attribuer une diffolution auffi prompte. — Mais quelque forte que puiffe
paroître cette obje&tion, il fuffira de l'éxaminer de plus près pour la faire
évanouir. On a coutume de s'affurer de la préfence de la putréfa&tion, furtout dans les commencemens, par l'odeur: & l'on s'imagine qu'il y a de la
putréfa&tion partout où l'on s'apperçoit d'une odeur defagréable. Nous
n'éxaminerons pas pour le préfent jufqu'où cette conféquence eft fondée en
général: mais nous croyons qu'elle ne l'eft aucunement dans le cas dont il
s'agit. C'eft une obfervation conftante, qu'une forte fecouffe éle&trique ra-
nime l'odeur particuliére des plantes, & même de celles qui n'en donnent
fans cela que peu: de forte qu'elles affe&tent notre organe beaucoup plus
fortement, & nous ofons regarder cette obfervation comme une loi conftante
par rapport aux animaux. L'odeur particuliére des chiens & des lapins devient
abfolument intolérable, même à une grande diftance, dès que ces animaux, ont
été tués, ou même fortement frappés par l'éle&tricité. Et comme cette loi s'obferve fur tous les animaux, comme fur les plantes, nous ne voyons pas qu'il y

ait de raifon de faire une éxception pour le corps humain, qui certainement eft également doué d'une odeur qui lui eft propre, & à l'aide de laquelle le chien fait très bien fuivre & reconnoître fon maître. Ainfi, quoique nous ne nous appercevions pas ordinairement de l'odeur du corps humain, il eft très poffible, & même fort probable, que cette odeur fe manifefte immédiatement après qu'un homme a été tué de la foudre; & que c'eft de cette odeur qu'on aura conclu mal à propos qu'il s'y manifefte dès-lors des fignes de putréfaction. Nous nous flattons que cette éxplication eft mieux fondée qu'aucune autre qu'on a propofée, de quelque fentiment qu'on foit d'ailleurs fur la caufe prochaine de la mort des perfonnes tuées par la foudre.

CHAPITRE III.

De la nature du Fluide Électrique confidéré comme reméde: & des cas généraux, dans lefquels il convient d'en faire ufage.

§. XLV.

Ce que nous avons dit dans le Chapitre précédent des effets du fluide électrique fur le corps animal dans l'état de fanté, nous préfente des principes dont nous pourrons, à ce qu'il nous femble, déduire par voye de conféquence, à quel genre de médicamens il faut rapporter ce fluide, & quels font les cas généraux de maladie dans lefquels on peut en attendre des effets falutaires.

Il eft rare de trouver, dans les nombreux écrits qu'on a publiés jufqu'ici fur ce fujet, une Théorie fatisfaifante. Plufieurs auteurs ont traité cette matiére avec peu de foins, & ils n'ont guéres fait attention aux loix conftantes du fluide électrique. Il en eft enfin qui lâchant la bride à une imagination trop ardente, ont fuppofé une fympathie intime entre le fluide électrique & le fluide nerveux: ou même qui ont foutenu l'identité de ces deux fluides avec autant de fécurité que fi leur opinion étoit appuyée fur les preuves les plus folides.

Nous croyons qu'il eft fort facile de faire voir en quoi confifte la nature du fluide électrique confidéré comme médicament; on n'a pour cet effet qu'à réfléchir fur les effets qu'il produit, quand on l'adminiftre de différente maniére au corps animal: & nous avouerons qu'il n'eft point de médicament, dont la maniére d'agir foit plus facile à éxpliquer.

Le Fluide électrique, de quelque maniére qu'on l'adminiftre, affecte par irritation le principe vital du corps animal, voilà le feul principe que nous admettons: principe que les éxpériences nous obligent d'admettre, & qui ne fauroit conféquemment éxiger d'autres preuves. Nous avons fuffifamment démontré par éxpérience, dans le Chapitre précédent, que les effets de l'irritation électrique ne différent qu'en degrés, en raifon de l'électrifation plus ou moins forte, & de la fenfibilité plus ou moins grande des parties fur lefquelles elle agit. C'eft donc fur ce principe que nous continuerons d'établir tout ce

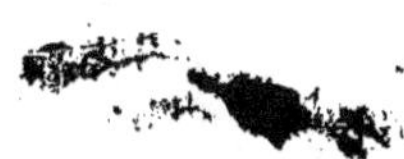

que nous aurons à dire, foit fur la maniére d'expliquer l'action du fluide électrique confidéré comme reméde, foit fur les cas généraux où l'on peut en attendre *a priori* des effets falutaires.

§. XLVI.

1. E n fuivant le même ordre que dans le Chapitre précédent, nous commencerons par le bain électrique.   Pour peu qu'on faffe attention aux petites caufes qui peuvent accélérer la tranfpiration du corps animal, ou la retarder, on avouera facilement, que les organes deftinés à cette fecrétion, font éxtrêmement fenfibles, & qu'il ne leur faut qu'un léger degré d'irritation pour revenir à leur activité première, au cas que la matiére, qui devroit être évacuée par tranfpiration, foit retenue par quelque épifliffement ; ou qu'une contraction fpafmodique des nombreufes petites ouvertures, par où cette matiére doit fortir, en empêchat la tranfpiration : foit enfin que ces deux caufes agiffent à la fois, comme c'eft le cas le plus fréquent. — Dans le premier cas, la matiére ne peut fe décharger à caufe de fon épaiffiffement ou de la contraction fpafmodique des vaiffeaux : & dans le fecond, l'obftacle eft encore plus grand, puifqu'il dépend en partie de l'épaiffiffement de la matiére elle-même, en partie de la contraction des organes éxcrétoires. — Si donc l'on peut opérer par le bain électrique dans l'état de fanté, fur les organes deftinés à la tranfpiration, une irritation fuffifante pour augmenter cette tranfpiration & même pour la faire paffer à l'état de fueur, comme nous avons montré qu'on peut le faire, on pourra auffi s'attendre à pouvoir produire une pareille irritation dans l'état de maladie, & conféquemment à pouvoir éxciter dans les mêmes organes, une plus grande mobilité par laquelle ils pourront vaincre la réfiftance que la matiére épaiffe préfente ; & ainfi la tranfpiration fe trouvera rétablie. — La tenfion, ou le mouvement fpafmodique qui affecte les organes de la tranfpiration, pourra également être rétablie par le mouvement ondulatoire du fluide électrique fur la furface du corps ; ce qui contribuera également à rétablir la tranfpiration, lorfqu'elle eft caufée uniquement par le fpafme des organes, ou que cette caufe fe joint à l'épaiffiffement même de la matiére.

Q u o i q u e le bain électrique ne poffède proprement aucun autre pouvoir que celui d'irritation, & de réveiller le principe vital ; on doit cependant, eu égard aux effets, le placer au rang des *apéritifs*, des *antispafmodiques*, & des *diaphorétiques* : & le regarder comme un reméde qui peut dans quelques cas être d'une utilité plus grande que d'autres remédes des claſſes que nous venons de citer: car, au lieu que ces derniers n'affectent pas immédiatement les organes de la tranſpiration inſenſible, & ne poſſédent pour ainſi dire qu'une puiſſance de propulſion, en dirigeant le fluide des parties intérieures du corps à ſa ſurface ; le fluide électrique, au contraire, affecte immédiatement ces organes, éxtrêmement ſenſibles d'eux-mêmes, & il peut conſéquemment produire plus facilement l'évacuation dont il eſt queſtion par *révulſion* ou par attraction: ſurtout quand on adminiſtre l'électricité pendant quelque tems de ſuite, & que ſa premiére irritation a déjà détruit la cauſe qui empêchoit la tranſpiration. Sous ce point de vue, le bain électrique peut être placé dans la claſſe des *attractifs*, ou *révulſifs*.

2. L'ELECTRISATION par ſouffle & celle par aigréttes ne différent entr'elles qu'en degré, comme nous l'avons dit ci-deſſus, & la derniére eſt la plus active. Toutes deux, elles cauſent au principe vital une irritation plus forte que le bain électrique: ſurtout quand on l'applique aux parties les plus ſenſibles, par éxemple, aux yeux. La ſenſation de brûlure, les larmes abondantes, la rougeur que ces maniéres d'adminiſtrer l'électricité produiſent, nous fourniſſent des raiſons valables pour les employer dans l'état de maladie, non-ſeulement comme *ſtimulans*, mais encore, en vertu de cette force premiére qui leur eſt propre, comme *toniques*, *dérivans*, *diſcuſſifs*, & même *ſuppuratifs*, au cas qu'on voulût s'en ſervir dans des tumeurs tardives, & des playes languiſſantes, pour la guériſon deſquelles les forces de la Nature ne ſuffiroient pas, & qui éxigent conſéquemment d'être remiſes en plus grande activité.

3. DANS l'état de ſanté les étincelles électriques produiſent des effets topiques & généraux : du nombre de ceux-là ſont la douleur piquante, & qui devient intolérable, ſi on continue l'électricité plus longtems : les taches rouges & blanches: les veſicules remplíes de fluide aqueux, & enfin la contraction viſible des muſcles qui ont été affectés: contraction qui eſt plus forte que celle qu'exciteroit tout autre moyen. — Tous ces effets nous forcent de conclurre que cette maniére d'adminiſtrer l'électricité aux malades, peut remplacer les *frictions*, les *ventouſes*, les *urtications*, les *véſicatoires*; qu'elle peut agir comme les remédes qui éxcitent la ſalivation ou les *ſialagogues*, ſi on l'applique aux glandes ſalivaires : enfin comme *réſolvant* & *dés-obſtruant*, pour autant qu'elle tâche d'éxciter & d'augmenter l'activité par

irritation les forces languiſſantes des vaiſſeaux obſtrués , & que par-là elle fait changer de place à la matiére qui y étoit retenue , & la ramene enfin dans la maſſe de la circulation.

Quant aux effets généraux des étincelles électriques , ils conſiſtent dans l'augmentation de la tranſpiration , & l'accélération de la circulation ; & conſéquemment cette maniére d'éxciter l'électricité poſſéde une force *diaphorétique* & *éxcitante.* On peut d'ailleurs éxciter par ce moyen , ſoit par tout le corps , ſoit dans telle ou telle partie , une fiévre artificielle , qu'on peut regarder , dans des maladies de langueur , comme un reméde ſouverainement utile , puiſque la nature même ſe ſert ſouvent de la fiévre pour évacuer la matiére morbifique , & rétablir la ſanté.

Comme l'électriſation par *piottem?nt* conſiſte uniquement à éxciter un grand nombre d'étincelles à la fois , elle ne différe pas dans ſes effets de l'élec-triſation par étincelles : quoique la ſenſation que ce grand nombre de petites étincelles produit , ſoit plus continuë , & par-là même plus puiſſante : & c'eſt par cette raiſon que nous attribuons à cette maniére une force *diſcuſſive* & *révul-ſive* plus conſidérable.

4. Comme les ſecouſſes électriques ſurpaſſent uniquement en degré d'irrita-tion la force des étincelles , les effets ne différent des effets des étincelles qu'en force , & non en nature. On peut donc ſe ſervir en médecine de ſecouſſes toutes les fois que les autres maniéres d'adminiſtrer l'électricité ſeront inſuffiſantes pour éxciter le principe vital. Elles ont encore l'avantage d'af-fecter violemment tout le corps , & elles peuvent par cette raiſon prendre la place de *vomitifs* & de *ſternutatoires* , dans les cas où l'on employe ceux-ci , moins pour évacuer , que pour éxciter dans tous le corps un fort mouve-ment , que l'éxpérience nous enſeigne être d'une très grande utilité dans nom-bre de cas.

§. XLVII.

Ce que nous venons de dire de la nature du fluide électrique conſidéré comme reméde , ſuffira pour en pouvoir déduire pluſieurs conſéquences. Nous avons fait voir par éxpérience que ce fluide n'a dans le fond , & primitivement qu'une ſeule force , celle d'irriter très ſenſiblement la fibre nerveuſe & muſculaire : Nous en avons conclu , qu'il doit poſſéder encore d'autres forces très remarquables , & qu'il mérite d'être placé dans différentes claſſes de médicamens ; de ſorte qu'il

nous

nous présente une *matière médicale* confidérable. Nous pourrions nous arrêter encore à l'éxamen des *vertus fpécifiques* qu'on a voulu attribuer à ce fluide : mais comme l'action de ce fingulier fluide peut être déduite, ainfi que nous l'avons fait voir, d'un principe fimple, & qu'il feroit inutile de recourir à quelque idée de fpécifique, c'eft une hypothéfe gratuite, qui tombe d'elle-même : Nous préférons donc d'éxaminer en peu de mots quelles font en général les différentes fortes de maladies, dans lefquelles on peut employer le fluide électrique comme un reméde falutaire.

§. XLVIII.

A. LA vertu médicale du fluide électrique confifte-t-elle primitivement, en ce que ce fluide irrite la fibre nerveufe & mufculaire, & en réveille l'activité ; il s'enfuit qu'il peut être employé comme un reméde falutaire *dans toutes les maladies qui font caufées par une diminution d'activité dans le principe vital.*

B. CE fluide agit-il, en conféquence de fa vertu primitive, comme un reméde diaphorétique & antifpafmodique, on pourra l'employer utilement dans des incommodités qui ont immédiatement pour caufe l'*empêchement de la tranfpiration, ou quelque humeur âcre, qu'on peut fouvent éxpulfer du corps en augmentant la tranfpiration.*

C. CE fluide mérite-t-il d'être rangé dans la claffe des *révulfifs*, des *rubefacientia* & des *véficâtoires*, on pourra l'employer, mais en agiffant prudemment, dans *les maladies qui font caufées par la metaftafe de la matiére morbifique vers les parties intérieures & nobles du corps.*

D. CE fluide a-t-il le même pouvoir que les *réfolvans* & les *desobftruans*, peut-il produire, pour ainfi dire, une fiévre artificielle, on pourra l'employer avec fuccès *dans tous les cas, où l'on obferve une lenteur dans le mouvement des fluides, une ftagnation, & dans tous les cas qui dépendent d'une diminution dans les fecrétions & excrétions naturelles.*

E. CE fluide peut-il par fes irritations alternatives, par fon pouvoir difcuffif & révulfif, rendre mobile une matiére âcre, qui attaque les nerfs, & la faire changer de place, il pourra être employé utilement dans les *anomalies des nerfs* : même alors, quand il agite par fes fecouffes tout le corps, comme le feroient des *vomitifs* & des *fternutatoires*, qu'on employe fouvent comme des antifpasmodiques & des désobftruans.

F. E**nfin** le fluide électrique pourra être d'une grande utilité non-feule‐
ment *dans des playes tardives, des ulcéres languiſſans*, la féparation de la
grangrêne: mais auſſi *dans la foulure des tendons:* *le relâchement dans les*
ligamens: *la coagulation de fluides dans les jointures:* dans beaucoup de
cas, où l'on employe des *ſuppurans,* des *toniques,* des *ſtimulans,* & des
révulſifs.

§. XLIX.

S**i** donc on peut déterminer ainſi *a priori*, d'après la connoiſſance de la
nature du fluide électrique & des principes théoriques, les cas où l'on peut
employer le fluide électrique comme reméde, on pourra également apprécier
les cas où l'uſage de ce fluide feroit abfolument nuiſible. Car, ſi ce fluide a
une ſi grande influence fur le principe vital, peut-il affecter violemment ce
principe par fes irritations, il eſt ſûr qu'on ne doit pas l'employer du
tout, ou du moins qu'on ne doit pas l'adminiſtrer de la maniére la plus vio‐
lente, quand le principe vital eſt trop actif: quand les nerfs font d'eux-mêmes,
& non par l'action de quelque matiére morbifique, trop fenfibles & trop mobiles;
quand la fibre mufculaire eſt trop tendue, ou en général, quand l'irritabilité eſt
trop grande: de plus, quand il y a de l'inflammation, ou que la maladie éxige
des raffraîchiſſans, & des remédes affoibliſſans: quand la conſtitution délicate
des vaiſſeaux fait craindre une hémorragie, ou qu'il y a des vices *intérieurs,*
auxquels l'irritation du fluide électrique feroit nuiſible. Ce font-là des circon‐
ſtances qu'un médecin habile doit éxaminer & déterminer, en comparant avec
foin la nature de la maladie & celle du reméde.

SECTION II.
APPLICATION DE L'ELECTRICITÉ MÉDICALE.

CHAPITRE I.

Des différentes maladies, dans lesquelles on a employé avec succès le fluide électrique comme reméde.

§. I.

Dans la section précédente nous avons parlé théoriquement de l'électricité médicale : nous allons à présent comparer cette théorie à l'éxpérience: & nous éxaminerons si l'on peut être convaincu que le fluide électrique considéré comme reméde, peut en effet produire dans les différentes maladies tous ces effets salutaires dont nous avons fait ci-devant l'énumération. Nous suivrons l'ordre du §. 48 : & en conséquence nous commencerons par l'éxamen *des maladies qui sont causées par une diminution d'activité dans le principe vital.* On peut d'abord rapporter à cette classe. :

I. *Plusieurs sortes de Paralysies.*

Le sentiment & le mouvement sont des conséquences immédiates de l'activité du principe vital ; & l'on juge de l'activité plus ou moins grande de ce principe, selon que ce sentiment & ce mouvement sont plus forts ou plus foibles dans quelque partie du corps. On dit qu'une partie du corps est paralytique, quand elle est privée de sentiment & de mouvement, ou de l'un des deux, ou quand ce sentiment & ce mouvement ont moins d'énergie que dans l'état de santé: dans le premier cas la paralysie est parfaite, dans le second elle est imparfaite. Ces deux sortes de paralysie sont accompagnées d'un affoiblissement plus ou moins grand dans les fibres nerveuses & musculaires: & comme le sentiment est causé par les nerfs, on nomme aussi ce défaut de sentiment *paralysie nerveuse*; tandis qu'on donne le nom de *paralysie musculaire* au défaut de mouvement. De même, on donne dans la paralysie imparfaite le

nom de *ſtupeur* à la diminution du ſentiment : & celui de *torpeur* à la diminution du mouvement des fibres muſculaires. On peut donc conſidérer
toutes ces affections comme des ſuites d'une diminution ou d'une éxtinction
totale d'action dans le principe vital : & conſéquemment les ranger dans notre
premiére claſſe de maladies.

Tout ce qui empêche l'influence de *l'énergie nerveuſe* ſur les muſcles, eſt regardé comme cauſe prochaine des paralyſies ; il en eſt qui y ajoutent
une moindre affluence du ſang artériel : mais comme cette cauſe eſt plutôt
ſuivie d'une maigreur dans les muſcles que d'une paralyſie proprement dite,
la plupart des médecins regardent l'interception de l'énergie nerveuſe, comme
la ſeule cauſe prochaine de la paralyſie.

Quant aux cauſes plus éloignées, elles ſont trop nombreuſes, pour que
nous puiſſions en traiter ici en détail. Nous ne nous arrêterons donc qu'aux
principales, & aux plus générales : & nous ne parlerons que des paralyſies
dont la cauſe éloignée conſiſte

1. Dans des obſtructions :
2. Dans le déplacement de quelque matiére morbifique :
3. Dans de violentes affections de l'ame :
4. Dans une tenſion conſidérable des fibres muſculaires :
5. Dans des convulſions & des douleurs précédentes :
6. Dans une colique de Poitou, qui a eu lieu auparavant :
7. Dans une apoplexie :
8. Enfin dans l'uſage immodéré de liqueurs ſpiritueuſes.

§. LI.

1. Quand quelque fluide du corps humain, qui, dans l'état de ſanté,
circule dans ſes propres vaiſſeaux, éprouve quelque réſiſtance dans ſon mouvement, & qu'il eſt obligé de s'arrêter ; ſoit que cet obſtacle conſiſte dans un
retréciſſement de vaiſſeaux, ſoit dans l'épaiſſiſſement du fluide même : ſoit dans
ces deux circonſtances à la fois : on nomme ce défaut de mouvement, *obſtruction*. Dès que l'obſtruction a une fois commencé, elle augmente continuellement, par l'effort & le choc que la maſſe du même fluide, mue dans des
vaiſſeaux voiſins, fait contre la partie obſtruée. D'où il arrive que l'obſtruction eſt ordinairement ſuivie de gonflement, qui preſſe plus qu'il n'eſt naturel
les parties voiſines, & qui peut par conſéquent être cauſe de paralyſie. Car

comme la caufe prochaine des paralyfies confifte dans une interception de l'énergie nerveufe ; & que l'action de cette énergie peut être interceptée lorfque les nerfs font trop preffés, il eft facile de voir, que s'il y a quelque obftruction dans le voifinage de quelque branche remarquable de nerfs, ceux-ci éprouveront une preffion, laquelle produira une paralyfie dans tous les mufcles qui reçoivent de cette branche *l'énergie nerveufe*, néceffaire pour le mouvement & le fentiment.

I L ne manque pas d'éxemples de paralyfies caufées par obftruction : & cette caufe eft vraifemblablement plus fréquente qu'on ne le foupçonne d'ordinaire, puifque la paralyfie eft fi fouvent une fuite d'autres maladies, foit chroniques, foit aiguës, dans lefquelles on remarque très fouvent des fignes évidens d'ob-ftruction.

P O U R guérir des paralyfies de ce genre, il faut attaquer l'obftruction même : ce n'eft qu'en détruifant celle-ci qu'on peut rétablir le retour de *l'é-nergie nerveufe*. Il eft du devoir d'un médecin de faire furtout attention au pouvoir actif de la nature : s'il voit que celle-ci opère d'elle-même la guérifon d'une maladie, il doit l'épier avec foin, afin de découvrir de quelle maniére la nature opère ce rétabliffement : & ce qu'il peut faire de mieux, c'eft de l'imiter. Si donc on voit fouvent que la nature fe fert de la fiévre pour détacher l'obftruction ; qu'elle fe fert de ce moyen pour guérir la paralyfie, comme il en eft nombre d'éxemples : on pourra, en fuivant ces traces, éxciter fans héfiter une fiévre artificielle, dans l'efpérance de détacher également les obftructions, & de détruire ainfi la caufe prochaine de la paralyfie, la preffion éxtraordinaire des nerfs.

P A R M I tous les remédes qu'on peut employer pour cet ufage, l'admini-ftration d'étincelles électriques, & de légéres fecouffes qui fe fuivent avec rapidité, mérite affurément la préférence : puifqu'on peut produire par là dans le corps humain, finon les mêmes effets que la nature produit par la fiévre, au moins des effets analogues à ceux-ci. Examinons cette analogie de plus près.

Q U A N D quelqu'un eft attaqué de la fiévre, (fuppofons que ce foit une fiévre réglée, tierce) toutes les parties du corps, foit internes, foit éxternes, font très fenfiblement fecouées pendant le froid de la fiévre, lequel dure quel-quefois un tems confidérable. La contraction des plus petites artéres, pouffe pour ainfi dire en arriére le fluide qu'elles contiennent dans des branches plus grandes ; ainfi qu'il le paroît fuffifamment par la pâleur de toute la peau :

Lorsqu'il y a quelque obstruction dans ces petites artéres, la matiére qui la produit, est repoussée dans de plus grands vaisseaux, pendant que le tremblement de la siévre continue, & met tous les vaisseaux & les intestins dans un mouvement éxtraordinaire. Ce froid est suivi de chaleur, qui augmente graduellement. La tension des vaisseaux diminue, & les fluides s'y meuvent sans résistance & avec beaucoup de vîtesse: ils agissent avec plus de force sur les vaisseaux dans lesquels ils circulent, & ceux-ci agissent réciproquement avec plus de force sur les vaisseaux qui les contiennent : il se fait un mélange, & pour ainsi dire une préparation plus parfaite de ces fluides, qu'il ne sauroit s'en faire dans une circulation plus modérée & dans l'état de santé. Desorte qu'il n'est pas rare de voir céder de cette maniére les obstructions les plus tenaces, pourvu qu'elles ne soient pas scirreuses. Enfin la chaleur de la siévre éxpulse les matiéres nuisibles, & rétablit la santé.

Si l'on compare tous ces effets à ceux que l'étincelle électrique ou une suite de petites secousses successives produit, on en verra facilement l'analogie. Nous avons déjà vu dans la partie théorique de ce Mémoire, que les étincelles électriques causent une irritation puissante sur le principe vital, & en augmentent ainsi l'activité ; que de petites secousses réitérées produisent une secousse pareille à celle qui accompagne la siévre : que la vîtesse du pouls augmente, que la chaleur animale devient plus grande, & que la sueur est éxcitée. La siévre naturelle & celle que l'électricité produit, n'auront-elles donc pas la même efficace ? & celle-ci ne pourra-t-elle pas, comme la première, dissiper des obstructions & guérir conséquemment la paralysie ? Nous n'hésitons pas à répondre affirmativement ; & même à accorder à l'électricité cet avantage au dessus de la siévre naturelle, qu'on peut l'appliquer non-seulement à tout le corps, mais localement à telle ou telle partie ; & qu'on peut la modérer à volonté, même tellement qu'elle surpasse la force de la siévre.

Demande-t-on à présent, s'il est des éxemples de paralysies causées par obstruction, qui aient été guéries par l'électricité ? Nous répondons qu'on a rarement fait mention dans les nombreuses observations de paralysies guéries par l'électricité qu'on a publiées, des causes qui avoient produit ces paralysies : qu'on n'y fait ordinairement mention que du succès de l'administration, sans entrer dans le détail requis de tout ce qu'il faudroit pour une observation complêtte : & qu'il en résulte qu'on n'en rencontre pas où il soit fait mention d'obstructions comme causes de la paralysie : mais il n'est pas douteux qu'il

n'y ait eu des cas pareils : & vraifemblablement nombre de paralyfies furvenues à la fuite d'apoplexies pituiteufes doivent être attribuées à cette caufe :
puifqu'en général des fluides mugneux donnent occafion à des obftruétions, &
qu'ils font en général accompagnés de fibres mufculaires relachés, & conféquemment d'une moindre aétivité dans le principe vital. Nous pourrons rapporter dans la fuite un grand nombre d'éxemples du pouvoir du fluide électrique dans la guérifon de paralyfies occafionnées par une apoplexie-pituiteufe.

§. LII.

2. D E même que les obftruétions empêchent l'influence de l'énergie nerveufe, & peuvent être par-là la caufe des paralyfies, il n'eft pas rare de voir
des accidens pareils caufés par la métaftafe de la matiére morbifique, dans les
maladies de la peau , ou dans celles qui affeétent furtout les jointures.
La gale & la goutte font quelquefois fuivies tout d'un coup de paralyfie,
parceque la matiére morbifique fe place par métaftafe fur quelque branche
remarquable de nerfs, y occafionne une preffion éxtraordinaire , intercepte
l'aétion de l'énergie nerveufe, & par-là produit la paralyfie. Il eft évident
qu'une pareille paralyfie fera détruite, dès que la matiére morbifique aura été
ramenée à fa place, & que c'eft-là l'indication la plus fûre pour la guérifon.
L'éxpérience a plus d'une fois confirmé cette théorie, & le pouvoir de remédes irritans pris intérieurement , qui éxcitent la fiévre , & font changer de
place à la matiére morbifique, eft trop connu, pour qu'il foit néceffaire d'en
alléguer des éxemples : on fait auffi comment des remédes révulfifs , comme
des *friétions* , des *urtications* , des *véficatoires* peuvent rappeller la matiére
morbifique des parties internes du corps vers la furface ; & qu'on guérit par-là
les paralyfies dépendantes de cette caufe.

S I donc l'éleétrifation peut non-feulement éxciter une fiévre artificielle,
mais de plus remplacer les remédes irritans éxternes, comme nous l'avons
fait voir, on ne fauroit douter qu'elle ne foit un éxcellent reméde dans ce
genre de paralyfie : & fi l'on défire de confulter l'éxpérience, on trouvera
affez d'obfervations qui pourront décider fur ce point.

D E H A E N (a) a fait mention d'un homme de 39 ans, qui étant tombé

(a) *Rat. med.* Part. I. Cap. VIII.

après une violente maladie rhumatique dans une paralyfie douloureufe de tout le côté gauche, accompagnée de marafme, & ayant pris en vain un grand nombre des plus puiffans remédes, ainfi que les bains de Bade jufqu'à trente-quatre fois, fut guéri par l'électricité, au point qu'il refta fimplement un peu boiteux : & fi légérement que cette incommodité lui parut de trop peu de conféquence pour fe foumettre plus longtems à l'électrifation.

On trouve encore dans le même ouvrage l'éxemple d'une fille de quatorze ans, qu'on avoit tâché de guérir de la gratelle à la tête par quelque onguent appliqué éxtérieurement: mais dès que cette gratelle fut paffée , toutes les glandes autour du col fe durcirent, & après qu'on eût guéri celles-ci, il fe manifefta au deffous du menton une groffe tumeur, qu'un charlatan diffipa par fon *aqua aurea*; peu de jours après cette fille devint paralytique au côté gauche: mais au bout de trois mois & demi elle fut guérie par l'électricité, au point qu'il ne lui refta qu'une lenteur dans le mouvement des doigts: incommodité qui auroit vraifemblablement difparu , fi cette fille avoit voulu fe foumettre plus longtems à l'électrifation.   Remarquons encore en paffant, que pendant l'électrifation la gratelle reparut, quoique la malade fentît déjà du foulagement par l'électricité avant cette éruption.

Voici une troifiéme obfervation également publiée par M. de Haen. Il s'agit d'un homme, qui gagnoit fa vie en écrivant, & qui devint paralytique par un rhumatifme volant, deforte qu'il ne put guères remuer les jambes, ni tenir la plume, & qu'on fût obligé de l'aider comme un enfant.   Il fut fi bien guéri par l'électricité au bout d'un mois & demi, qu'il put fe promener & manier la plume comme auparavant.

Ces trois obfervations peuvent fuffire pour confirmer ce que nous avons avancé: nous croyons qu'il feroit inutile d'en rapporter un plus grand nombre : nous nous contenterons de renvoyer nos lecteurs aux ouvrages de MM. Hartman & Deiman, où ils trouveront de quoi fe fatiffaire pleinement.

§. LIII.

3. Les violentes affections de l'ame font du grand nombre de caufes qui produifent la paralyfie.   La colére & la frayeur font principalement celles qui font le plus à craindre: & l'éxpérience a fait voir plus d'une fois qu'elles peuvent auffi bien éteindre la vie en un moment, que priver différentes parties du

corps

corps de fentiment ou de mouvement, ou de tous deux. — Si nous faifons attention à l'état violent dans lequel le corps fe trouve par ces deux paffions, & fi nous réfléchiffons fur les terribles phénoménes qui les accompagnent, il ne fera pas difficile d'en conclure, qu'elles produifent, indépendamment d'autres effets, des *erreurs de lieu*, des obftruétions, qui empéchant l'influence de l'énergie nerveufe, produifent immédiatement la caufe prochaine de la paralyfie.

Mais quelle que puiffe être la caufe prochaine des paralyfies produites par de violentes paffions, toujours eft-il certain que l'éleétricité eft un éxcellent reméde dans des paralyfies de ce genre: les éxemples fuivans fuffifent pour en convaincre.

Un garçon boulanger de 28 ans, d'une conftitution faine & forte, trouvant au mois d'Août 1756, fa maîtreffe dans les bras d'un rival, fut fi fort éxcédé de colére, qu'il fut immédiatement après pris de violent mal de tête, de naufées, de vomiffement, enfin de diarrhée. Ayant fait peu d'attention là-deffus, il éprouva peu de temps après une privation de fentiment dans la partie gauche du corps, qui augmentant peu à peu, fut d'abord fuivie d'une difficulté dans le mouvement des mufcles, & enfin d'une paralyfie complette. Après avoir employé pendant longtems, mais inutilement, tous les remédes, il fe rétablit en trois mois de temps par l'éleétricité (*a*).

Une femme de 48 ans, étoit depuis huit ans devenue paralytique aux pieds, après être relevée d'une couche, pendant laquelle elle avoit été extrêmement faifie d'émotion par la mort de fon mari. Cette paralyfie ayant été guérie par des remédes convenables, les deux bras devinrent paralytiques, étant devenus de plus, bleus, froids, & prefque fans aucun fentiment. Mais, en trois mois de tems, l'ufage de l'éleétricité fit recouvrer aux bras la chaleur & le mouvement en tout fens; de forte qu'elle put mouvoir les doigts à peu près avec autant d'agilité que par le paffé, mais avec moins de force. Mais la malade s'eft fouftraite au traitement éleétrique, dans le tems qu'on avoit la plus grande efpérance de rétablir parfaitement ce qui manquoit encore à une guérifon complette. (*b*)

M. Klein, Chirurgien à Amfterdam, guérit par l'éleétricité une paralyfie

(*a*) Nebel *Differt. de Eleétr. ufu medico*, p. 36.
(*b*) De Haen. *Ratio medendi: Vol.* 1. *Cap.* 8.

des parties supérieures du corps, causée par une frayeur. M. GAUBIUS a publié cette observation dans le premier Tome des Mémoires de la Société de Haarlem. MM. SCHAEFFER & VERATTI ont également guéri des paralysies survenues à la suite d'un accès de colére & de frayeur. (a)

M. ZWINGER, Professeur de Médecine à Basle, a guéri par l'électricité, en douze séances, un homme de quarante-quatre ans, attaqué d'une *hemiplegie* causée par une violente colére. (b)

NOUS trouvons dans le Recueil de M. DEIMAN l'observation suivante faite par M. BONN, Professeur à Amsterdam, & que nous rapporterons en entier à cause des singularités qu'elle contient.

UN jeune homme de seize ans eut au mois de Novembre 1776 le malheur de tomber deux fois dans l'eau: il en fut retiré sain & sauf, mais fortement ému. Il n'avoit pris aucun reméde contre cette violente émotion : ses parens s'apperçurent au bout de trois semaines, que sa tête, son visage, & ensuite ses bras & ses jambes, étoient attaqués de mouvemens convulsifs : il avoit employé inutilement différens remédes, avant que de consulter M. BONN, auquel il s'addressa le 9 Mars 1777.

J'OBSERVAI, dit le Professeur, les plus singuliers phénoménes alternatifs de contraction, & immédiatement après de paralysie de tous les muscles du corps. Les mouvemens que ce jeune homme vouloit faire, n'étoient ni posés, ni réguliers   car au moment qu'il vouloit faire un mouvement, les muscles qu'il devoit employer pour cet effet, y étoient pour ainsi dire déja occupés d'avance, mais succomboient, avant d'avoir fait le mouvement en question. Ses genoux, par exemple, chanceloient & poussoient l'un contre l'autre dès qu'il commençoit à avancer les pieds, & conséquemment il oscilloit en marchant. S'il vouloit ôter le chapeau, il y portoit la main, mais dès que le bras étoit à une certaine hauteur   il retomboit, en oscillant, & comme paralysé le long du corps, sans que la main pût atteindre au chapeau. Cependant le malade étant une fois parvenu à prendre le chapeau, il pouvoit l'ôter comme il faut, & le tenir à la main : Il étoit obligé de faire différens essais avant que de pouvoir réussir à le remettre. Assis il ne pouvoit pas rester tranquille un moment : mais les contractions & éxtensions alternatives des muscles, quoique de courte durée,

____

(a) NEDEL l. c. p. 36.
(b) Acta Universa. vol. II.

lui faifoient prendre toutes fortes de fituations. Il paffoit la nuit dans des
agitations plus ou moins fortes. Les mouvemens & les tiraillemens continuels
du vifage & de la bouche, augmentoient la fécrétion de la falive, qu'il ne
pouvoit plus retenir & qui couloit involontairement. La langue étoit em-
barraffée, ainfi que la parole, qui étoit auffi quelquefois entrecoupée, mais
d'avantage dans un temps que dans un autre : du refte, ce jeune homme
étoit bien portant, tantôt de mauvaife humeur, tantôt de bonne volonté,
mais en général plus ou moins idiot: donnant plutôt des fignes d'étonnement & de contentement, que de fentiment & d'impreffion, lorfqu'on lui
adminiftra l'électricité, à laquelle il doit fon rétabliffement.

A P R È s lui avoir ordonné une faignée & une purgation, je lui fis prendre
différens remédes pour fortifier les nerfs, furtout de la poudre de feuilles
d'oranger, & la racine de *valeriana* fauvage, qu'il prit pendant longtems fans
aucun fuccès: ce qui me fit prendre le parti d'employer l'électricité: deman-
dant pour cet effet les fecours de M. CUTHBERTSON, qui offrit obligeam-
ment l'ufage de fa machine électrique & de fa maifon.

L A bonne volonté du patient, & fa bonne conftitution, nous portèrent à
lui donner dès la première fois un bon nombre de petites fecouffes, que je
dirigeai de façon qu'elles agiffoient alternativement fur toutes les parties affectées & qu'elles paffoient d'un côté du corps à l'autre.

A P R È s avoir continué ceci pendant peu de jours, augmentant & fortifiant
continuellement les fecouffes: nous nous apperçûmes d'un changement fenfible,
& les efforts infructueux, qui indiquoient combien l'influence de la volonté fur
les organes du mouvement étoit empéchée, furent changés en mouvemens parfaitement volontaires. De jour en jour la démarche du jeune homme devint
plus ferme, fes bras devinrent plus agiles, toute fon encolure plus tranquille;
la parole plus fixe : & la bouche reftant fermée comme il faut, le flux de
falive s'arrêta : de forte que nous le déclarâmes guéri au bout de huit jours :
& il fe porte bien jufqu'à ce moment.

I L feroit inutile d'alléguer d'autres exemples pour prouver combien l'électricité eft utile dans des paralyfies caufées par des affections éxtraordinaires
de l'ame.

§. LIV.

4. QUOIQUE nous ayons dit ci-deffus, que la caufe prochaine de la

plu-part des paralyfies confifte dans l'empêchement de l'énergie nerveufe, ou peut-être auffi, comme quelques Médecins le prétendent,
en ce que le flux du fang artériel fe trouve intercepté; il eft cependant fûr,
qu'il peut y avoir des paralyfies, fans que l'influence de l'énergie nerveufe,
ou le flux du fang artériel foient retardés: car il n'eft pas rare que les fibres
mufculaires perdent tellement leur ton par une extenfion violente, qu'elles ne
peuvent pas fe rétablir par leurs propres forces, & qu'elles tombent conféquemment dans un état de paralyfie. C'eft ainfi, par éxemple, que la veffie devient paralytique, quand, à force de retenir longtems l'urine, fes fibres mufculaires font fi
fort tendues, qu'elles reftent incapables, après l'expulfion de l'urine, de fe
remettre dans leur état antécédent. De même, le pied, ou quelqu'autre
partie du corps devient paralytique, lorfque les fibres mufculaires font étendues avec force, & qu'elles perdent leur mobilité ordinaire, après que la tenfion a ceffé.

O n fait qu'une pareille atonie des fibres mufculaires peut être guérie par
des frictions, par des véficatoires, & en un mot, par toutes fortes de remédes irritans; d'où l'on peut conclure à priori que l'adminiftration de l'élcctri-
cité fera un reméde femblable dans des paralyfies de ce genre. Nous ne
rapporterons qu'un feul éxemple pour le prouver.

U n garçon peintre, occupé à peindre le couronnement de la façade d'une
maifon, fit un faux pas à côté de l'échaffaudage; mais à peine fut-il defcendu de
quelques pieds, qu'il faifit de la main droite une corde, qui fervoit à joindre les parties de l'échaffaudage, & il y refta fufpendu, jufqu'à ce que fes
compagnons vinrent le délivrer d'une fituation auffi dangereufe Dès qu'il
fut fauvé, il témoigna qu'il étoit peu ému, mais il fe plaignit fur le champ
d'une immobilité du bras droit: on ne s'apperçut ni de dislocation, ni de
quelque léfion vifible, & l'on attribua conféquemment cette immobilité uniquement à la violente extenfion que le bras avoit fouffert. Il fut traité pendant quatre femaines par un bon Chirurgien, mais fans effet: & il s'adreffa à
nous le 24 de Juin 1787 pour être électrifé.

N o u s trouvâmes tous les mufcles de la partie léfée, furtout de la partie
fupérieure, tellement relachés & affoiblis, qu'ils ne pouvoient vaincre leur
propre poids, & qu'ils ofcilloient de côté & d'autre comme des facs remplis de bouillie: le bras entier avoit peu confervé de fa forme naturelle, & il
paroiffoit abfolument privé de vie: feulement le fentiment n'étoit-il pas entiérement éteint, quoiqu'il fût bien plus foible qu'auparavant.

Nous nous fervîmes de l'électrifation par picottement, & de petites fecouffes.   Non feulement le fentiment devint plus vif de jour en jour,
mais auffi la forme du bras devint plus naturelle: au bout de trois femaines
le mouvement revint, furtout dans les mufcles de l'avant-bras, & nous eûmes le plaifir de voir le patient entiérement guéri le 7 d'Août fuivant.

§. LV.

5. L'EXPÉRIENCE journaliére fait voir que la paralyfie eft fouvent une
fuite de fortes convulfions: nous voyons fouvent des enfans tomber en paralyfie, après en avoir effuyé de pareilles: paralyfie, qui dure quelquefois toute
leur vie, & qui eft rebélle aux plus puiffans remédes.   On rencontre de
pareils éxemples non feulement parmi les enfans, mais encore parmi des
perfonnes d'age, que l'épilepfie, ou d'autres mouvemens violens de nerfs,
font fouvent tomber en paralyfie, foit par quelque léfion parvenue à l'origine
des nerfs, au *fenforia n commune*, foit par la violente extenfion, à laquelle les
fibres mufculaires font fujettes dans ce genre d'accident.   On voit auffi fouvent que de fortes douleurs font fuivies de paralyfie ; car, quoique l'action
des nerfs qui appartiennent au fentiment, peut être léfée feule, fans que l'action des nerfs qui fervent au mouvement le foit: cependant ces deux genres
de nerfs femblent être fi étroitement unis en quelques endroits, que lorfque
les premiers font affectés par la douleur, les autres s'en réffentent. Différentes
obfervations mettent ce que nous venons de dire hors de doute. VAN
SWIETEN rapporte avoir vu une paralyfie incurable à la fuite de douleurs
longues & violentes à la derniére vertébre des reins.   BOERHAAVE fut
privé pendant quelques femaines de l'ufage de fes jambes, après avoir
été déja pendant quelque tems rétabli d'une fciatique rhumatique, & quoiqu'il fut alors fans douleurs. Nous paffons d'autres éxemples fous filence, &
nous nous contenterons de faire voir par les obfervations fuivantes, quel eft
le pouvoir de l'électricité dans des paralyfies furvenues, foit à la fuite de violentes convulfions, foit après de grandes douleurs.

EN Février 1786 on nous amena une fille entiérement paralytique au
côté gauche.   On nous dit qu'elle avoit été fujette depuis l'âge de 13 ans à
des accès d'épilepfie ; que depuis trois ans elle étoit devenue entiérement
paralytique après un accès violent de cette maladie: que dès-lors elle avoit
été éxempte de tout mouvement de nerfs. On avoit effayé en vain un grand

nombre de remédes: & les circonſtances même ſembloient donner moins d'eſpérance de rétabliſſement que jamais, puiſqu'une atrophie très ſenſible com
mençoit à ſe joindre à la paralyſie.

Nous électriſâmes cet enfant pendant trois ſemaines, en lui donnant de
légéres ſecouſſes: mais nous ne nous apperçûmes d'aucun changement, &
nous aurions vraiſemblablement renoncé à cette cure, ſi la patience ſinguliére
& la confiance de la malade ne nous avoient pas encouragés. Nous nous
apperçûmes au bout de cinq ſemaines d'un mouvement ſenſible dans le bras
affecté, mouvement qui augmenta de jour en jour, & qui fut bientôt ſuivi
d'un pareil mouvement dans les autres parties.

Après avoir été électriſée pendant deux mois, la malade fut en état
de marcher aſſez bien, & de s'occuper de quelques travaux domeſtiques:
nous continuâmes ainſi à lui adminiſtrer de légéres ſecouſſes, juſqu'à ce
qu'elle nous quitta au mois de Mai ſuivant, parfaitement rétablie & de la paralyſie & de l'épilepſie.

M. Wu y t (1) rapporte l'éxemple d'une fille de trente-trois ans, qui
après avoir été longtems affectée de maladie de nerfs, tomba en paralyſie, au
côté gauche. Après avoir été à peu près un an dans ce triſte état, les accidens même ayant empiré pendant cet intervalle, elle a été parfaitement guérie par l'électricité, & eſt reſtée en très bonne ſanté par la ſuite.

M. de Haen (b) cite l'éxemple d'un homme de trente-neuf ans, qui,
après avoir éprouvé de violentes douleurs de rhumatiſme au côté gauche, fut attaqué de paralyſie, accompagnée de douleur, & d'une atrophie
des parties paralyſées. Après avoir inutilement pris, beaucoup de remédes,
& même des bains, il fut guéri au bout de deux mois par l'électricité, à
l'éxception de ce qu'il reſta un peu boit eux: incommodité qui ſe diſſipa
par l'uſage ultérieur de l'électricité.

Nous devons à M. Jones l'obſervation ſuivante, qui eſt très remarquable. (c)

Un enfant de douze ans, fille d'un berger, ayant été ſouvent éxpoſée
au mauvais tems, fut attaquée en 1761 d'une douleur volante dans les

---

(a) *Obſervation on the drop in the brein.*
(b) *Ratio medendi*, *Vol. I. Cap.* 8.
(c) *Eſſay on Electricity.* p. 89.

membres, qui fut fuivie peu après d'une hemiplégie. Cet accident lui
furvint tout d'un coup, pendant qu'elle étoit occupée à fes affaires, & la
priva de l'ufage de fes membres du côté droit, de forte qu'elle ne pût fe lever
de fa chaife. Elle fe plaignit en même tems de douleur à l'éxtrémité de l'é-
pine du dos; & cette douleur devint fi éxceffive qu'elle ne pût être couchée
que fur le ventre. Pour diffiper cette douleur, on lui avoit appliqué un véfi-
catoire à la partie affeétée: ce qui fut fuivi d'un heureux fuccès: la douleur
ceffa au bout de deux jours, mais les membres du côté affeété reftérent dans
le même état, & étoient fi froids que la mére étoit fouvent occupée tout
un jour à les frotter avec une piéce de flanelle pour les réchauffer.

Les véficatoires furent tenus en fuppuration: mais on trouva qu'on n'en
pouvoit attendre aucune autre utilité: & comme il n'y avoit pas d'éfpérance
qu'aucun autre remède éxterne feroit plus utile, M. Jones fe détermina pour
l'éleétricité. Il adminiftra à la malade des fecouffes à l'ordinaire: feulement
il tâcha de faire paffer le fluide éleétrique le long du cours des nerfs, de la
partie fupérieure de l'épine à l'inférieure, par tout le côté affeété. Après la
feconde ou la troifiéme fecouffe, que la malade fentit à peine, quoiqu'elle
fût fort foible, le Médecin lui demanda fi elle éprouvoit quelque chaleur,
ou quelque fenfation dans les membres? Sur quoi elle répondit qu'oui. Quand
elle eut éprouvé une demi-douzaine de fecouffes, M. Jones la renvoya,
ordonnant aux parens de la coucher, de la couvrir chaudement, & de revenir avec elle au bout de deux jours. Elle fe trouva effeétivement beaucoup mieux: au lieu du froid & de la roideur dont elle s'étoit plaint auparavant, elle avoit fenti depuis la première féance une chaleur ardente, qui
fut fuivie d'une forte fueur: cette fueur commença, dès que la malade fut
portée au lit, & dura deux jours. Les véficatoires, qui n'avoient plus fait
d'effets depuis une couple de jours, & qui commençoient à fécher, commencérent auffi à fuppurer beaucoup mieux.

Cet état avantageux continua après la feconde féance: & après la quatriéme, la malade alla chez un de fes voifins, marchant uniquement fur des
bequilles. Aétuellement les fecouffes commencérent à l'affeéter fi fort, que
les larmes lui couloient des yeux involontairement: ce qui eft une marque
fûre que les membres paralyfés avoient la plu-part recouvré leur fenfibilité.
Après la fixiéme féance, la malade fut en état de paffer une colline pour fe
rendre à l'églife fans aucun fecours, & même fans bâton. Pendant l'admi-

miniftration de l'électricité, elle n'a employé aucun médicament. Il ne lui
refta qu'un peu de foibleffe, que l'électricité ne put vaincre: ce qui engagea
M. J O N E s à confeiller l'ufage des bains froids, qui rétablirent bientôt toutes
les forces: feulement une des jambes refta plus courte que l'autre: ce qui
rendit la malade un peu boiteufe.

§. L VI.

6. I t. n'eft point de maladie chronique, qui foit plus fréquemment fuivie
de paralyfie que la colique de Poitou, & il n'eft pas de genre de paralyfie, où
l'électricité foit plus conftamment fuivie de bons effets: c'eft ce qui nous
engage à entrer ici dans quelques détails.

'L a colique de Poitou affecte principalement ceux qui éxercent des métiers
ou des arts, dans lefquels il faut manier du plomb, du mercure, & de l'arfenic : tels que ceux qui travaillent dans les mines d'or & d'argent, les doreurs, les peintres, &c. Il en eft de même de ceux qui font ufage de vin, dans
lequel on a mêlé de la litharge ; ou qui fe fervent de plomb dans des
médicamens. Dans cette ville, où l'on n'a d'autre eau pour la boiffon que celle
qui a été confervée dans des cîternes, dans lefquelles l'eau ne fe rend guéres
qu'après avoir paffé par des gouttiéres de plomb, ou même après avoir féjourné
fur des platte-formes de ce métal, & y avoir été expofée aux rayons du foleil,
la colique de Poitou eft fort commune; dans l'Amérique Septentrionale on la
peut regarder comme une maladie endémique.

E l l e commence d'ordinaire aux environs de l'eftomac, & de la partie fupérieure de la région umbilicale. Au commencement les douleurs font fourdes,
peu vives, & de courte durée: mais elles deviennent peu à peu continues;
les malades perdent l'appétit: fe plaignent de gonflement, de fpafme, de
crifpation: il s'y joint des naufées, ou le vomiffement même, tandis que les
urines font abfolument retenues. Tout le bas ventre eft affecté fpafmodiquement,
& le nombril eft fouvent fi fort preffé vers l'intérieur, qu'il femble fe joindre
aux vertébres de l'épine du dos. Les malades maigriffent au milieu des plus
cruelles douleurs, s'affoibliffent, & prennent une couleur très maladive, qui
fe diftingue facilement des autres couleurs cachétiques. Si la maladie augmente, les urines font entiérement retenues, & l'anus eft tellement retiré dans l'intérieur du corps, qu'on ne fauroit appliquer de lavement. Enfin
ce

ce funefte état eft fuivi d'une paralyfie de différens membres, ordinairement accompagnée d'atrophie.

IL eft difficile d'éxpliquer quelle eft l'origine de la paralyfie dans cette maladie, dont le fiége paroît être dans les inteftins. Si l'on fuppofe qu'un fang âcre, muqueux, ou aquatique, ou qu'un chile gâté, eft la caufe de la diminution des forces, ou de l'affoibliffement du fentiment, on peut demander, d'où vient que tout le corps n'eft pas affecté de la même maniére? Pourquoi il n'y a que quelques parties qui deviennent paralytiques, tandis que les autres ne font nullement affectées? Enfin, pourquoi tel mufcle s'affoiblit & s'amaigrit, tandis que d'autres confervent leur tenfion & leur forme naturelles?

SI l'on fe fert, à l'éxemple d'EGINETE & de quelques autres médecins, de la métaftafe de la matiére morbifique, pour éxpliquer la paralyfie: & fi l'on allégue en preuve les éminences qu'on obferve d'ordinaire dans cette maladie fur les os du métacarpe; il faudra néanmoins concéder à VAN SWIETEN, que la paralyfie née de la colique de Poitou, a fouvent été guérie par des médicamens internes, des frictions du bas ventre, fans employer de remédes topiques fur les parties affectées pour en chaffer la matiére morbifique: & il n'eft pas rare de voir ces éminences refter fur le métacarpe, quoique la paralyfie foit entiérement guérie.

IL nous paroît donc plus vraifemblable d'établir avec M. DE HAEN, que le grand nerf fympathique, qui, felon les obfervations de WINSLOW & les éxpériences de PETIT, n'a pas fon origine dans le cerveau, mais dans les ganglions, tout le long de l'épine du dos; que le grand nerf fympathique, dis-je, étant tiraillé, rongé, preffé, ou affecté de quelque maniére que ce foit, par la matiére morbifique dans le bas ventre, & conféquemment près de fon origine, occafionne la paralyfie de quelques membres; puifque ce nerf fournit fes ramifications tant aux membres fupérieurs qu'aux inférieurs, & fe joint à d'autres ramifications nerveufes pour former les nerfs des bras & des jambes. Cette éxplication paroîtra d'autant plus plaufible, fi l'on fait attention que la fimple preffion d'un ulcère au poumon (*vomica*) eft quelquefois caufe d'une paralyfie de la langue, & des membres, comme HIPPOCRATE l'a déjà obfervé, & que DE HAEN l'a confirmé par fa propre éxpérience.

MAIS quelle que foit l'origine de la paralyfie qui fuit la colique de Poitou,

que ce foit une métaftafe de matiére morbifique, ou, comme il eft plus probable, une preffion, un rongement, ou quelqu'autre affection du *grand nerf
fymphatique* à fon origine, l'électricité poffède certainement le pouvoir
de guérir cette paralyfie : dans le premier cas, par la force difpulfive, révulfive & diaphorétique, par laquelle la matiére morbifique fe détache, &
eft portée hors du corps; & dans le dernier cas, par l'irritation qu'elle caufe,
à la vérité fur une partie fort éloignée du nerf affecté, mais qui cependant
affecte tout ce nerf jufqu'à fon origine, & qui peut par conféquent rétablir
l'énergie nerveufe qui fe trouvoit empêchée. Nous pourrions remplir d'éxemples plufieurs pages, fi notre plan & la nature de cet ouvrage ne nous interdifoient pas de trop grands détails : ainfi pour abréger nous ne ferons mention
que des éxemples fuivans.

M. H ARTMAN (a) électrifa un homme âgé de vingt-quatre ans, qui après
avoir éprouvé des douleurs de colique continues, étoit attaqué depuis près
de trois mois d'une paralyfie aux deux mains, furtout à la main droite, accompagnée d'une forte enflure. Il ne pouvoit élever facilement ni la main,
ni les doigts; on avoit employé en vain un grand nombre de remédes, avant
que l'enflure fe manifeftât, entr'autres les eaux minérales de *Rheiburg*, & pendant quatre femaines un bain. Le 8 de Juillet 1761, M. H ARTMAN commença à adminiftrer l'électricité par fimple communication : mais enfuite il donna au patient, par chaque bras en particulier, à tous les doigts, & aux
jointures entre 70 & 100 fecouffes, fans toucher la poitrine. Après les trois
premiéres féances, le patient fentit un tiraillement & une tenfion, tantôt
dans le bras droit, tantôt dans le bras gauche : après la quatriéme, cinquiéme & fixiéme féance, l'enflure des deux mains diminua, & la paralyfie
étoit fenfiblement moindre. Une circonftance empêcha la guérifon totale :
c'eft que le malade ne pût s'arrêter plus longtems dans l'endroit où le médecin demeuroit.

M. G ARDANE guérit au mois de Juin 1764 par l'électricité un plombier,
que la colique de Poitou avoit jetté dans une paralyfie complette des bras &
des mains. Il électrifa le patient tous les jours pendant une heure. *Les*
premiers jours on lui donna cinq fecouffes : & pendant l'intervalle qui s'écouloit
d'une fecouffe à l'autre, on tiroit de fortes étincelles de prefque tous les points

---

(a) *Angewandte Electricität &c. p.* 208.

des parties affectées: du reste, on se détermina uniquement à l'électricité par étincelles. Après sept séances le mouvement des doigts étoit sensible, & le malade, qui la veille pouvoit à peine élever un fil de cuivre mince, dont la plus grande partie étoit soutenue par le conducteur de la machine, leva un morceau de cuivre long d'un pouce, & épais d'un demi-pouce; & après l'électrisation il leva une chaise qui pesoit entre quinze & dix-huit livres. Du depuis on vit ses mains se rétablir de jour en jour & les muscles obéir à la volonté. Enfin, dit M. GARDANE, insensiblement il se vit en état de manger, de boire & de s'habiller sans être aidé par sa femme. La maigreur des parties affectées disparut sans retour: les bras, les mains devinrent aussi forts, aussi musculeux, que ci-devant, & les vaisseaux sanguins devinrent de plus en plus visibles. En un mot, après vingt séances, c'est-à-dire au bout d'un mois, le malade avoit tellement recouvré l'usage de ses bras & de ses mains, qu'il quitta son premier métier de peur de rechûte, & fit celui de crocheteur (a).

Au mois d'Août 1777, une fille fut attaquée de violentes douleurs de colique, dont elle fut guérie par un médecin célèbre; mais les suites en furent une paralysie complette des deux bras, depuis l'épaule jusqu'aux doigts. On tâcha de la rétablir par plusieurs médicamens internes & externes, ordonnés par de célèbres médecins, tant de ce pays qu'étrangers: mais ce fut inutilement. Enfin elle s'adressa au mois de Mai 1778 à M. KRIEGER, Chirurgien à Amsterdam. Celui-ci eut tout de suite recours à l'électricité. Il employa des secousses assez fortes, qu'il dirigea sur chaque bras séparément, de haut en bas: mais ne s'appercevant d'aucun changement au bout de quinze jours il fit passer les secousses des vertébres du col jusqu'au bout des doigts; ce qui fut suivi au bout de quelques jours d'un si heureux succès, qu'on s'apperçut d'un mouvement sensible dans les bras: Quelquefois on faisoit passer la secousse par les deux bras: & la malade se rétablit ainsi parfaitement dans sept semaines, sans avoir employé aucun autre reméde. Les mains étoient extrêmement maigres, comme il arrive d'ordinaire à la suite des coliques de Poitou: mais tout se rétablit si bien pendant l'administration de l'électricité, qu'on ne put plus s'appercevoir de rien, & que la malade jouissant de-

____

(a) *Conjectures sur l'électricité médicale, avec des recherches sur la colique métallique.* Paris 1778.

puis ce tems d'une fanté parfaite, exécute fes travaux auffi bien qu'auparavant. (*a*)

Un homme de trente à trente-cinq ans, devenu paralytique des deux mains à la fuite d'une colique de Poitou, fut électrifé par étincelles le 6 Juin 1782 pour la premiére fois, & enfuite tous les jours pendant douze ou feize minutes. Dès la fixiéme féance on s'apperçut de l'heureux effet de cette adminiftration. Après la dixiéme il fut attaqué d'une fiévre intermittente, qui difparut par l'ufage de quelques médicamens. Le 28 du même mois on recommença l'électrifation: & le deux d'Août, après trente-huit féances, il fut entiérement rétabli, & partit pour fe mettre en mer (*b*).

Nous avons nous-même employé plus d'une fois, & avec un très heureux fuccès, l'électricité à la guérifon de ces fortes de paralyfie: mais pour ne pas entrer dans un trop grand détail, nous nous contenterons de l'obfervation fuivante.

Un homme de foixante ans fut attaqué vers la fin de 1786 d'une violente colique de Poitou, qui fut fuivie d'une paralyfie fi complette des membres fupérieurs, qu'on fut obligé d'aider le malade comme un enfant, & qu'il ne pouvoit faire le moindre mouvement des bras. Il fe montroit fur les offelets du métacarpe de ces éminences dont nous avons parlé ci-deffus. Ayant employé pendant fix mois des médicamens, les douleurs des entrailles diminuérent à la vérité, mais la paralyfie parut augmenter, & être accompagnée d'atrophie. Dans cet état on nous préfenta cet homme, pour le foumettre à l'électricité. Les douleurs actuelles des entrailles nous parurent éxiger encore l'ufage de quelques remédes internes; & nous nous fervîmes pour cet effet de la teinture fpiritueufe de rubarbe, avec l'efprit de corne de cerf; ce médicament, dont nous avons fouvent fait ufage avec fuccès, calma promptement les douleurs des inteftins. Le 5 Juillet 1787, nous commençâmes l'électrifation, en employant de petites fecouffes, au moyen d'une bouteille qui ne contenoit que huit pouces de furface armée. On avança peu le premier mois, & moins à nos yeux que le patient ne croyoit l'éprouver lui-même. Au bout de deux mois, il pouvoit lever l'os du bras, mais les mains reftérent lâches, & retom-

---

(*a*) Deiman *Geneeskundige Waarneemingen.* p. 138.

(*b*) Barneveld *Geneeskundige Electriciteit* p. 241, ouvrage dans lequel on trouve d'autres éxemples femblables.

bcient par leur propre poiJs. Après septante séances, le mouvement des doigts revint: la main commença à avoir plus de fermeté. Le patient resta rempli de courage, & persuadé qu'il obtiendroit une guérison complette: après 120 séances il pouvoit porter un verre à la bouche, & le vuider: peu de tems après il pouvoit ôter le chapeau: enfin, pour abréger, il fut complettement guéri au mois de Février 1788, sans qu'on pût s'appercevoir d'aucun reste de quelque maladie, à l'exception d'une petite éminence sur le métacarpe de le main gauche, que le patient auroit volontiers voulu faire disparoître, si nous n'eussions cru que la chose étoit de trop peu de conséquence pour y employer plus de tems & de dépenses: car le malade avoit été électrisé deux cens seize fois; & on lui avoit donné à chaque séance entre huit cens & mille petites secousses. C'est un modéle de patience, dont on trouvera rarement des éxemples.

Avant que de terminer cet article, il ne sera pas hors de propos de remarquer, qu'on trouve souvent des plombiers, des doreurs, & d'autres artisans & artistes, qui employent du plomb ou du mercure, attaqués de goutte sereine (*amaurosis*) d'aphonie, de paralysie de quelque membre, sans qu'ils ayent précédemment été affectés de douleurs de colique: preuve que les poisons, de quelque manière qu'ils puissent affecter les nerfs, & sans causer de la douleur dans les intestins, peuvent produire de toutes sortes de maladies nerveuses. Il arrive presque journellement dans des atteliers de doreurs. & d'autres artistes, qui employent l'amalgame du plomb & du mercure dans leurs métiers, que ces artistes sont attaqués de forts tremblemens des membres, qu'on doit considérer comme des commencemens de paralysie, & où l'on peut employer l'électricité comme un spécifique. Nous nous contentons d'en appeller aux Observations de M. DE HAEN. (*Ratio medendi.* Tom. I. Cap. 28.)

§. LVII.

7. L'APOPLEXIE est une forte maladie, qu'on distingue par la privation instantanée des facultés intellectuelles & de tous les mouvemens volontaires, accompagnée d'une respiration difficile & rauque.

Il est un grand nombre de causes qui peuvent produire cette maladie: mais qu'on peut toutes ranger sous les classes suivantes.

1. Les causes qui dilatent trop le sang, le portent en trop grande abondance vers le cerveau, ou en empêchent le retour. Dans ce cas la substance du cer-

veau fe trouve preffée & l'action de l'énergie nerveufe fur les autres parties du corps eft interceptée.

2. TOUTES les caufes qui vuident trop les vaiffeaux du cerveau, & qui empêchent par-là la fécrétion du fluide nerveux. On nomme cette forte d'a-poplexie, apoplexie par *inanition*, & elle eft quelquefois la fuite de bleffures, de pertes de fang, de diarrhée; en un mot, de tout ce qui peut détruire l'é-quilibre entre les fluides & les parties folides du corps, foit par épuifement, foit à la longue & par le laps du tems.

3 LA métaftafe de la matiére morbifique vers le cerveau, comme, par éxemple, fi dans la gale, ou la goutte, la matiére morbifique remonte, au lieu d'être éxpulfée.

4. PLUSIEURS vices des intégumens du cerveau & du crâne, qui em-pêchent d'abord pendant longtems l'activité du cerveau, & les oppriment enfin entiérement: tels font, l'éxoftofe de la table interne du crâne: un épanchement de matiére entre les *meninges* & les *finus* du cerveau: l'hydro-pifie du cerveau, les inflammations, les abfcès, les ulcéres, & d'autres caufes de ce genre.

5. LES poifons comme l'*opium*, l'*hyofcianus*, la ciguë, la *datura*, la *belladona*, quelques champignons: les évaporations de murailles récemment maçonnées ; celles des charbons dans des chambres fermées ; des fubftances odoriférantes qu'on hume pendant longtems. L'éxpérience fait voir, que toutes ces chofes peuvent être caufes d'apoplexies très dangereufes, quoiqu'on ne puiffe éxpli-quer la maniére dont elles agiffent.

6. ENFIN on doit ranger parmi les caufes qui peuvent produire l'apople-xie, les vices de la cavité de la poitrine, qui ôtent au cerveau la quantité de fang dont il a befoin, ou qui en empêchent le retour. Telles font différentes difformités de la poitrine, des afthmes, les polypes du cœur, & des gros vaiffeaux: l'endurciffement des valvules du cœur: des tumeurs dans la poi-trine, qui preffent la veine cave fupérieure, dans laquelle les jugulaires fe déchargent, & qui mettent conféquemment obftacle au retour du fang du cerveau.

IL fuit du détail dans lequel nous venons d'entrer, que la divifion ordinaire de l'apoplexie en *Sanguine* & *Séreufe*, n'eft pas éxacte, & qu'il vaudroit mieux la divifer en *Idiopathique* & *Sympathique* : en nommant *Idiopathique*,

toute apoplexie dont la caufe eft dans le cerveau, foit qu'elle doive fon origine à quelque fubftance glaireufe, ou féreufe, ou à une furabondance de
fang, ou à quelque preffion fur le cerveau: & *Symputhique*, toute apoplexie
dont la caufe fe trouve dans d'autres parties, & fouvent dans les premiéres
voyes. Cette divifion paroît d'autant plus naturelle, que ces deux fortes
d'apoplexies fe manifeftent par des fignes différens: la premiére, l'idiopathique, eft accompagnée d'un pouls plein & dur: l'autre, la fympathique,
d'un pouls petit, contracté & tardif: elle eft d'ailleurs ordinairement d'une
nature glaireufe & lente. Mais quelle que foit la claffification de ces maladies, une confidération attentive de leurs caufes nous explique non-feulement comment les paralyfies qui en font la fuite font produites; mais elle fert encore après avoir déterminé la caufe de l'apoplexie, & de la paralyfie qui en provient, à déterminer fi celle-ci eft de nature à pouvoir être guérie par l'électricité, ou fi l'action du fluide électrique eft infuffifante pour en détruire la
caufe. Il ne fera pas néceffaire d'entrer dans de grands détails, puifque la
chofe faute aux yeux de médecins éclairés, & même de ceux qui péferont
avec foin ce que nous venons de dire des caufes de l'apoplexie, & qui le
comparent avec la puiffance du fluide électrique.

Nous ne ferons donc qu'ajouter quelques exemples, qui ferviront de
preuves à l'efficacité de l'électrifation dans des paralyfies qui font les fuites
d'apoplexie.

M. Stroemer électrifa un homme, devenu depuis onze ans paralytique
à la fuite d'une apoplexie. Il avoit fait ufage pendant cinq ans de l'eau mi-
nérale de *Saetra*, mais fans fuccès: au contraire, la paralyfie avoit augmenté
d'année en année. Les étincelles qu'on tiroit de la partie affectée, occafion-
nérent une chaleur à la partie droite, produifirent un tintement dans les
oreilles; le bras gauche devint plus fouple, & le droit plus roide: deux jours
après le malade fut pris d'un tremblement, eut foif & un goût de naufée
dans la bouche: ce qui fut fuivi d'une diarrhée qui dura deux jours. Peu de
jours après il fe manifefta des boutons, d'abord au bras droit, enfuite au bras
gauche: cependant le malade fe trouvoit mieux, & fentit de la douleur,
tantôt à la tête, tantôt au nez, aux oreilles, aux dents, aux genoux, au bas
ventre. Enfin au bout d'un mois l'ébulition fe fêcha, & le malade fe rétablit
peu à peu: quoiqu'il ne fût pas fi vigoureux qu'il l'étoit avant cette atta-

que. (*a*) Cette apoplexie auroit-elle été produite par la métaſtaſe de la matiére morbifique? & s'il en eſt ainſi, cette guériſon nous fournit un éxemple remar-quable de la vertu révulſive des étincelles éléctriques.

M. le Profeſſeur SCHRINCI nous rapporte l'éxemple d'une femme octo-génaire, qui après avoir eu une apoplexie devint paralytique au bras gauche & à la main gauche : de ſorte qu'elle n'avoit conſervé ni ſentiment ni mou-vement. Elle fut complétement guérie par des étincelles éléctriques, tirées des muſcles paralyſés. Après la première ſéance, elle put mouvoir le bras & étendre les doigts: le ſecond jour elle porta le bras par deſſus la tête: & la troiſiéme ſéance fut ſuivie de la guériſon complette. (*b*)

M SAUVAGES, Profeſſeur à Montpellier, adminiſtra en 1749 l'éléctri-cité à un mendiant, qui après une apoplexie de quatre ans fut attaqué d'une hemiplegie: tous les remédes qu'on avoit employés à Lyon avoient été inutiles. Les eaux de Balarde avoient augmenté les accidens: la poitrine en fut atta-quée : il lui ſurvint en outre une fiévre lente, une toux continuelle, la nuit des ſueurs froides: en un mot, le malade fut totalement épuiſé. Dans ce fâcheux état on eut recours à l'éléctricité en préſence de deux chirurgiens. La première ſéance le malade ne ſentit rien de l'éléctricité: le ſecond jour il ſentit le picottement des étincelles: le troiſiéme quelques doigts recouvrérent leur mouvement. Quand on lui eut adminiſtré alors des ſecouſſes, il ſentit la nuit dans l'épaule gauche qui étoit paralytique, quelque picottement qui em-pêcha le ſommeil: en attendant il commença à pouvoir remuer un peu l'avant-bras, & même à le plier. A la ſeptiéme ſéance ce bras, qui étoit atrophié, commença à augmenter en circonférence: les doigts devinrent plus fléxibles, reprirent leur couleur naturelle: il pouvoit auſſi s'en ſervir pour prendre quelque choſe, & le porter à la bouche : le parler devint peu à peu plus intelligible : il pouvoit ſe ſoutenir ſur la jambe paralyſée, ſans ſecours, & monter l'eſcalier. Mais cette toux éthique, & les fiévres lentes prirent tellement le deſſus, que malgré les progrès des mouvemens volontaires dans les mains & dans les pieds, il ne reſta aucune eſpérance que le malade pût vivre longtems: c'eſt pourquoi on diſcontinua l'éléctriſation. A l'ouverture
du

(*a*) Mém. de l'Acad de Suéde. T. XIV.
(*b*) Regensburger Wochentliche Nachrichten von gelerthen Sachen. 1751. 26 Stuk.

du cadavre il parut que le poumon du côté gauche étoit entiérement durci &
noirâtre & qu'il en découloit une matiére purulente. (*a*) On a vu par cette
obfervation, combien la marche de cette maladie incurable de poitrine a été
accélérée : cela feroit-il dû à l'électrifation ? & celle-ci a-t-elle accéléré la
mort du malade ? Nous n'en doutons nullement: car l'expérience a fait voir
plus d'une fois, combien des remédes trop irritans font nuifibles dans des
ulcérations des poumons : & il s'enfuit qu'on ne doit pas adminiftrer l'électricité
indiftinétement à toutes fortes de fujets: puifqu'il peut y avoir des circonftances,
comme il s'en trouvoit dans ce cas-ci, qui préfentent une *contre-indication*
du plus grand poids.

Un homme de 52 ans, d'un tempérament fain & fanguin, fut attaqué,
il y a quelques années, d'une apoplexie, après s'être plaint quelque tems
auparavant de douleur au bras gauche & de vertiges. Cette apoplexie rendit
tout le côté gauche paralytique, & toutes les parties attaquées par l'apoplexie
perdirent le fentiment. — Huit jours après il eut une rechûte, par laquelle
il perdit la parole : on ne s'apperçut d'aucune fiévre dans ces deux attaques.
Quoiqu'on tâchât de guérir le malade par des faignées & par plufieurs remédes
internes & éxternes, il n'en réfulta aucun fuccès pendant fix mois. Il recouvra à la vérité en quelque maniére la parole, & il apprit à fe traîner plus ou
moins avec beaucoup de peine au moyen d'un bâton: mais le bras, qui avoit
été affecté par l'apoplexie, commença tellement à s'atrophier & à s'affoiblir qu'il
ne refta que la peau & les os. On tâcha pendant un an entier à faire renaître
le mouvement & le fentiment par toutes fortes de moyens : mais en vain. On
réfolut enfin de recourir à l'électricité. Après que le malade eut pris un léger purgatif, on l'électrifa tous les jours pendant quatre femaines : au commencement on ne pouvoit pas éxciter d'étincelles fur la partie affectée, ni faire
fentir aucune douleur au malade : tandis qu'on tiroit de fortes étincelles des
parties faines, & qu'on y caufoit beaucoup de douleur. Mais après des
électrifations réiterées, le bras & la jambe manifeftérent de plus en plus quelque fentiment : & dès qu'on en fut venu à ce point, le mouvement revint
auffi: de forte que le malade put au bout de quinze jours remuer le bras affez
bien, & le porter au deffus de la tête. Les chairs revinrent, & enfin la
guérifon fut complette, après que le patient eût encore employé pendant quel-

---

(*a*) Sauvages *Hemiplegia per electricitatem curanda*, 1755.

que tems les bains de *Toeplitz*. (*a*) Cette obfervation eft de M. Schultz. Nous paffons un grand nombre d'autres éxemples : & nous renvoyons nos lecteurs aux ouvrages de MM. Schaeffer, Jallabert, Veratti, Spengler, Hartman, Deiman, & à plufieurs autres que nous avons déja indiqués : le nombre de pareilles guérifons étant très confidérable.

Mais peut-être demandera-t-on, fi l'électricité, qui eft un reméde fi puiffant dans les paralyfies, ne pourroit pas être employée avec fuccès dans l'apoplexie même, puifque l'apoplexie & la paralyfie ont pour ainfi dire les mêmes caufes, & que dans bien des cas celle-ci n'eft que la fuite de celle-là? Nous répondons, qu'il faut foigneufement diftinguer entre l'apoplexie, qui doit fon origine à un principe vital trop actif, & celle qui eft dûe à une caufe entiérement oppofée, à une diminution d'activité dans le même principe. — Nous croyons devoir craindre avec M. Tissot, dans une de fes lettres à M. Haller, que l'adminiftration de l'électricité traîneroit dans le premier cas les mêmes inconvéniens à fa fuite que tout reméde irritant : mais dans les apoplexies du fecond genre, dans celles qui font produites par une diminution d'activité dans le principe vital, l'électricité peut être employée comme un reméde très falutaire, furtout puifque cette théorie paroît confirmée par l'obfervation fuivante.

Une fille de 24 ans, fort délicate, fut attaquée d'une apoplexie pituiteufe accompagnée des battemens de cœur qui étoient tellement irréguliers, & frappoient fi fort contre les côtes, qu'on pouvoit les entendre facilement, quoiqu'on fe trouvât à quelque diftance de la malade; il y avoit de plus une forte fueur répandue fur tout le corps. Cette fille avoit été attaquée pendant longtems d'une maladie de langueur, qui confumoit le corps par bien des accidens, & éxigeoit de fréquentes faignées, lefquelles avoient peut-être été répétées fix cens fois pendant cinq ans, & jamais fans la plus urgente néceffité. Le fang fe changeoit en un jour entiérement en *ferum* : à peine y reftoit-il quelque chofe de la partie rouge. Enfin la malade étoit fi foible, qu'on ne pouvoit employer dans cette apoplexie aucun reméde évacuant, & qu'il n'y avoit aucune apparence de pouvoir lui faire prendre aucun reméde fortifiant, ou fpiritueux, puifque la déglutition étoit entiérement empêchée &.

____

(*a*) Dreeßner Magazin, 2 Band, p. 303.

que la langue fortoit de la bouche. Le médecin réfolut donc d'eſſayer l'électricité: mais il n'obtint d'autre ſuccès qu'une diminution dans les battemens de cœur, & dans la ſueur, tandis que l'apoplexie reſta dans le même état, juſqu'à ce qu'on eut employé l'électricité pour la ſeconde fois pendant dix-huit heures, & qu'on l'eut appliquée pendant longtems au nez: on obſerva alors des ſignes d'incommodité, enſuite un éternuement fréquent, enfin une demi-heure après une guériſon complette de l'apoplexie. (a)

§. LVIII.

8. Nous devons encore dire un mot des paralyſies qui ſont la ſuite d'un uſage immodéré de liqueurs fortes & ſpiritueuſes. Quand on obſerve les changemens qu'un uſage continuel & éxceſſif de liqueurs ſpiritueuſes produites par la fermentation, fait à la ſanté: ſoit qu'on conſidére l'épaiſſiſſement & la coagulation des fluides, la contraction des parties ſolides, l'irritation des fibres nerveuſes, & la violence faite au principe vital & au ſentiment: ſoit qu'on faſſe attention aux oſcillations que le genre nerveux doit éprouver, on ne doutera nullement, qu'il doit naître chez des ivrognes, outre un grand nombre d'autres incommodités, des tremblemens, des apoplexies, des para-lyſies: & l'éxpérience journaliére ne nous en offre d'ailleurs que trop d'éxemples.

Il eſt vraiſemblable que la plupart de ces paralyſies ſont produites par des obſtructions, à cauſe de l'épaiſſiſſement des fluides, & de la diminution d'acti-vité dans le principe vital, dans les muſcles, dans les nerfs, laquelle ne pouvant plus ſurmonter l'énergie des fluides, ne ſauroit empécher ces obſtructions. On peut auſſi en conclure que l'électricité eſt un reméde qu'on pourra employer avec fruit dans des paralyſies de ce genre: & l'on peut d'ailleurs s'en convaincre par les éxpériences ſuivantes.

M. Veratti parle d'une *hémiplégie* invétérée, produite par un uſage immodéré de liqueurs fortes, & guérie par l'électricité. (b)

MM. Forsten & Nieuhof, Profeſſeurs à Harderwyk, électriſé-

(a) Cette obſervation eſt de M. Velsen, Médecin à l'a Haye: il la décrite dans une lettre à M. de Haen, *Ratio med. Tom. I. Cap.* 36.

(a) *Obſervations Phyſico-médicales ſur l'électricité, dans la ſuite des éxpériences faites à Mont-pellier.* Obs. II. p. 126.

férent, il y a quelques années, un boucher, qui étoit devenu presque entiérement paralytique par l'usage immodéré de la boisson. Ils se servirent de
fortes secousses, remarquérent bientôt des progrès considérables, & rétablirent
enfin le malade complettement : & quoiqu'après la guérison cet homme se soit
adonné deréchef à la boisson, il jouit encore actuellement d'une bonne santé.

Nous pouvons enfin ajouter une troisiéme observation qui nous est propre. Un homme de 52 ans, ivrogne depuis trente ans, fut attaqué au mois
de Février 1784 par un violent tremblement & une perte lente de forces.
Le 16 de Mars, il se coucha suivant sa coutume, largement pris de vin,
mais du reste bien portant. S'étant éveillé le lendemain, & voulant se lever,
il se trouva paralytique au côté droit. Voulant appeller au secours, il
remarqua qu'il étoit devenu muet. Le visage étoit entiérement relaché au
côté attaqué. Il ne pouvoit lever la paupiére : & la déglutition étoit devenue très difficile. Un médecin habile avoit employé pendant quatre mois tous
ses soins pour la guérison : mais ils ne furent suivis d'aucun succès. Le 5 d'Août
on administra l'électricité pour la premiére fois : on la continua tous les jours.
Nous employâmes d'abord pendant trois semaines simplement de fortes étincelles : mais ne faisant aucun progrès, nous eûmes recours à de petites secousses, qui se suivoient très promptement. Au bout de quinze jours, le
malade pouvoit lever la paupiére, prononcer distinctement quelques mots,
avaler plus facilement. Le quatre de Septembre il commença à remuer les
doigts, & à fléchir les genoux. Au mois d'Octobre il pouvoit marcher par la
chambre, au moyen d'un bâton qu'il tenoit de la main paralysée : il parloit à
peu près aussi bien qu'auparavant ; & le visage n'offroit plus aucune
marque de paralysie. — Mais ayant été attaqué peu après d'une icteriçie
noire, il en mourut, en peu de jours, sans avoir obtenu la guérison complette de sa paralysie.

Il n'est donc pas sans éxemple que l'électricité ait procuré la guérison dans
des paralysies causées par l'ivrognerie : mais il faut avouer, que dans un grand
nombre de pareils cas, la roideur des fibres musculaires, l'épaississement des
fluides, le desséchement du corps, en un mot, la dépression presque totale
& incurable du principe vital, rendront la guérison très-difficile. C'est à ces
causes qu'il faut attribuer, que l'électricité a quelquefois été tentée sans succès dans des paralysies de ce genre ; mais l'Abbé BERTHOLON paroît aller trop
loin, quand il avance, que cette sorte de paralysie est absolument incurable par

l'électricité. (*a*) Nous croyons que cette assertion seroit plus appliquable à la paralysie scorbutique, & vénérique, qui n'ont jamais été guéries par l'électricité, que nous sachions, quoiqu'on l'ait tenté un grand nombre de fois. Du reste, nous laissons à d'habiles médecins à décider quelles autres sortes de paralysies peuvent être guéries par l'électricité, ou sont absolument incurables.

§. LIX.

On peut facilement conclure de ce que nous avons dit en général sur les différentes sortes de paralysies, ce qu'il faut penser de l'usage de l'électricité dans des paralysies plus locales, comme dans la *goute sereine*, la *surdité*, l'*aphonie*, l'*anosmie*. Nous ne nous étendrons donc pas sur ce sujet, & nous nous contenterons de citer quelques observations remarquables.

Le témoignage d'un grand nombre de médecins prouve, que l'électricité peut être d'utilité dans la paralysie du nerf optique. M. FLOYER, chirurgien à *Dorchester*, rapporte dans une lettre au Docteur BONDT, l'exemple d'un enfant de sept ans, qui étoit devenu tout d'un coup aveugle des deux yeux à la suite d'une fièvre : cette cécité étoit accompagnée d'une immobilité parfaite de la prunelle & cet enfant fut complétement guéri, après avoir été électrisé pendant trois jours. (*b*)

M. WESLEY électrisa un homme, qui avoit été aveugle durant vingt-quatre ans ; il tira des étincelles des prunelles des deux yeux : à peine eût-on employé vingt minutes à cette opération, que le patient commença à voir un peu, se trouvant en état de distinguer les objets. (*c*. Le même auteur nous rapporte l'exemple d'une jeune femme, qui avoit été aveugle pendant quatorze ans, & qui a été guérie par l'électricité. On trouve dans le cinquiéme volume des *Medical Observations and Inquiries*, Chapitre second, six observations de pareilles paralysies des nerfs optiques, qui toutes ont été guéries par l'électricité. Ces observations ont été communiquées par M. HEY, chirurgien à *Leeds*. — M. SPENGLER dit dans ses Lettres que nous avons déja citées, avoir employé deux fois l'électricité avec succès dans la goute sereine : & on trouve dans le sixiéme Tome des *Nova Acta Physico-medica*, Observ. 13, une ob-

---

(*a*) *De l'Electricité du corps humain.* T. I. p. 462.
(*b*) *Journal Britannique*, Févr. 1752. p. 247.
(*c*) *Essay on Electricity*, p. 71.

fervation de M. Si e g e l fur le bon effet de l'électricité dans une cécité complette·des deux yeux. M. A l l a m a n d fait mention dans une lettre à la Société des Sciences de Haarlem, d'une fille de vingt ans, qui avoit été longtems aveugle, & qui fut en grande partie guérie par l'électricité. M. H a r t m a n (a) guérit par ce moyen une fille qui avoit été aveugle pendant vingt·quatre femaines. Enfin nous avons obfervé nous-même tout récemment, de quelle grande utilité l'électricité eft dans une goutte fereine invétérée.

Q u a n t au *cophofis*, ou à la *furdité*, il peut entr'autres caufes être produit par la paralyfie des petits mufcles qui font attachés aux offelets de l'ouïe, ainfi que par la preffion du nerf auditif dans plufieurs obftructions. Une furdité produite de cette maniére, doit donc être rangée fous la claffe des paralyfies locales. Mais, quoiqu'on trouve dans le Recueil de M. D e t m a n (b) & dans l'ouvrage de M. B e r t h o l o n, un grand nombre de furdités guéries par l'électricité, il feroit difficile d'alléguer des éxemples de furdités produites par paralyfie, parce qu'il n'eft pas facile de déterminer fi c'eft-là la caufe d'une furdité qu'on obferve: mais il eft très probable qu'il fe fera trouvé des furdités de ce genre parmi le grand nombre de celles qu'on a traitées par l'électricité. Il faudroit difcuter avec foin toutes les circonftances des obfervations pour en conclure avec quelque probabilité, quels font les éxemples qui fe rapportent au point que nous traitons actuellement: mais notre plan nous interdit des détails de ce genre: ainfi nous laiffons cet objet à la méditation du lecteur.

N o u s fommes convaincus par un grand nombre d'éxemples de l'utilité de l'électrifation dans la paralyfie des organes deftinés à la parole. M. A l l a m a n d électrifa une fille de 13 à 14 ans, qu'une frayeur fit tomber en convulfions, & de-là en paralyfie. Des remédes employés à propos diffipérent les principaux accidens, mais la langue refta paralytique. Après la douziéme féance, la malade recouvra l'ufage de la langue comme auparavant. M L i n d h u l d a guéri par l'électricité une paralyfie accompagnée d'une goutte fereine de l'œil gauche, & d'une aphonie.

M. P a u l s o n guérit par l'électricité un homme de 30 ans, qui avoit été

(a) l. c. p. 260.
(b) p. 503. feqq.

attaqué à l'âge de fept ans d'une maladie violente à la langue , par laquelle
il perdit l'ufage de la parole: de plus il ne pouvoit mouvoir le côté droit , &
le bras étoit atrophié. Il fut complettement guéri, après avoir été électrifé pendant trois femaines ,. tous les jours pendant une demi-heure , ou
une heure.

M. PATRICE DICKSON rapporte l'éxemple d'un homme qui avoit
perdu la parole depuis vingt mois, & qui fut guéri par l'ufage de l'électricité.

M. DESHAIS parle d'une pareille aphonie guérie après qu'on eût adminiftré l'électricité fept fois. On trouve dans l'*hiftoire de l'électricité par l'Abbé*
MANGIN l'éxemple d'un paralytique de quarante ans, qui recouvra l'ufage
de la parole par l'électricité.

M. WESLEY en Angleterre a obtenu des fuccès pareils ,. & nous avons
joui du même bonheur. Nous électrifâmes un jeune homme de quatorze ans,.
qui ayant eu une forte frayeur d'un violent coup de tonnerre, refta muet.
Nous trouvâmes la langue lâche & détendue : les mufcles qui dirigent la partie
fupérieure de la trachée étoient paralytiques : la déglutition fe faifoit fort difficilement, & le malade ne pouvoit ni rire, ni pleurer, ni donner aucun
fon. Après avoir été électrifé trois fois, il pouvoit articuler, quoique difficilement, quelques mots; & au bout de trois mois il parloit très diftinctement,
quoique fa voix fût un peu plus foible qu'auparavant. Qu'on compare à cela
la troifiéme obfervation du §. précédent.

IL n'eft, que nous fachions, qu'un très petit nombre d'éxemples, que
l'*anofmie* , ou la perte de l'odorat, ait été guérie par l'électricité. M. BER-
THOLON rapporte l'éxemple d'une anofmie, fuite d'un gros rhume, guérie
par l'électricité: & en 1786 j'ai électrifé pendant longtems une femme ,
devenue paralytique à la fuite d'une apoplexie, & qui avoit perdu par-là
tout odorat & le fentiment de la *membrane de Schnyder* : cette opération
n'eut d'autre fuccès que de faire recouvrer à la malade l'odorat, & de rendre
celui-ci auffi fin qu'il avoit été auparavant.

NOUS ne favons fi les obfervations de l'Abbé NOLLET & de quelques
autres Phyficiens, que l'appétit & la foif ont quelquefois été éxcités pendant l'adminiftration de l'électricité , font d'une nature à nous permettre d'en
conclure, que l'électrifation pourroit être recommandée comme reméde dans
l'*anorexie* ou l'*inapétence* & dans l'*adipfie*. Nous renvoyons ce fujet à l'abbé BERTHO-

L O N]; nous nous contenterons de conclure de tout ce qui a été dit dans ce §. qu'on peut avec raifon effayer l'électricité dans plufieurs autres débilités locales: comme dans l'incontinence d'urine, l'anaphrodifie &c. & l'on voit en même tems le vafte champ qui refte encore ouvert à la re-cherche des Phyficiens pour le perfectionnement de la Médecine.

§. LX.

P o u r confirmer d'avantage la grande utilité de l'électricité artificielle dans des paralyfies de différens genres, il ne fera pas hors de propos de donner quelques éxemples de paralyfies guéries par l'électricité naturelle de l'at-mofphére.

D i e m e r b r o e k rapporte l'éxemple fingulier d'une femme, devenue pa-ralytique de tout le /corps, la tête feule exceptée, à l'âge de fix ans, à la fuite d'une peur: & qui trente-huit ans après fut guérie tout à coup par un violent orage de tonnerre & d'éclairs étincellans, au milieu duquel elle fe trouvoit. Cet éxemple a été attefté par un grand nombre de témoins ocu-laires, & M. D i e m e r b r o e k a connu cette femme plus de quinze ans après fa guérifon. (a)

M. N i e u h o f, Profeffeur à Harderwyk, nous a communiqué l'éxemple fuivant, arrivé dans cette ville. Un pauvre, qui depuis plufieurs années étoit paralytique des jambes, & marchoit à l'aide de bequilles, fut guéri tout d'un coup, fe trouvant en rue au moment d'un violent orage.

V o i c i enfin quelques éxemples que nous copions mot à mot de l'ouvrage de M. B e r t h o l o n (b).

D o m A l o n z e d e G o m e s, Sécrétaire du Vice-roi en la Jurisdiction de Singuiluca, au Nord-eft de Mexico, à 20 lieues de diftance, nous fait part dans une de fes lettres, d'un fait de ce genre très-curieux. — Un domefti-que perclus de fes bras depuis fon enfance, fut furpris un foir par un oura-gan terrible dans une eampagne; ce qui l'obligea de fe mettre à couvert fous un arbre. Là, il fut frappé d'un coup de foudre, qui le laiffa quelque tems évanoui. Il ne fut cependant point bleffé; au contraire, quand il fut

re-

(a) O*bf. & Curat. Med. Obf.* X.
(b) Tome 1. p. 92. & fuiv.

revenu à lui, il se trouve avoir l'usage de ses bras & de ses mains. Monsieur Alzat, qui rapporte ce fait, disent les auteurs du Journal des Savans, (Août 1771) le tient de personnes dignes de foi, & qui ne peuvent être suspectes d'avoir été prévenues en faveur de l'électricité, puisqu'elles n'en avoient aucune idée.

M. Jean Wilkinson, Docteur en médecine, de la Société royale de Londres, dans un Mémoire lu en 1772 à l'Académie de Gottingue, assure que M. Winder, Pasteur à Kint, âgé de cinquante-quatre ans, & d'une constitution robuste, fut guéri le 24 Août 1762, par un coup de tonnerre, d'une paralysie qu'il avoit eue à la suite d'une apoplexie. Un paralytique fut guéri en Angleterre, en 1770, par un coup de tonnerre, comme il conste par les Transactions Philosophiques : effet qui résulte manifestement de la commotion produite par l'électricité de ce météore.

M. Buissart, un de nos plus habiles Physiciens, rapporte (*Mém. sur le parat. de Saint-Omer*) qu'une Dame Angloise, Madame Winne, avoit depuis longtems une tumeur scirrheuse, qui menaçoit de dégénerer en cancer, & qui avoit résisté à tous les remédes connus ; elle désespéroit de sa guérison, lorsqu'elle fut frappée par le tonnerre, étant à la fenêtre à observer un violent orage ; le coup opéra la résolution de cette tumeur & bientôt après, sans le secours des gens de l'art, la Dame se vit parfaitement guérie. Dans un village de la Baviére Autrichienne, on éprouva, le 24 Juin, un orage mêlé de beaucoup de tonnerres & d'éclairs. A onze heures la foudre tomba sur un hôpital, où, après avoir endommagé les murs, elle parcourut quelques lits, parmi lesquels il y avoit un malade, qu'une paralysie avoit rendu perclus de la moitié du corps. — Le lendemain, il se sentit en état de se lever, & de marcher, sans aucun aide.

Pendant un orage, le tonnerre tomba à Roverodo, le 13 Août 1783, sur l'église paroissiale de Saint Marc, qu'il parcourut dans toute son étendue. Il renversa sur l'autel le calice dont un prêtre qui disoit le messe, se servoit. — On trouva ses chaussons brûlés, sans que ses pieds, ses bas, ni ses souliers fussent endommagés ; la ceinture de ses caleçons & un morceau de sa chemise étoient également brûlés. — Ce qu'il y a de plus extraordinaire, c'est que cet ecclésiastique, âgé de 84 ans, se porte non-seulement à merveille, mais depuis cet accident il n'a plus besoin de lunettes ; il marche d'une maniére plus ferme, & se sent plus de force, qu'il n'en a jamais eu.

GARDINI parle, 1. d'une femme guérie pour un tems par un coup de foudre, d'un mal de tête très opiniâtre, de palpitations & de différens spasmes & convulsions, qu'elle éprouvoit depuis longtems: 2. d'un homme âgé de 54 ans, devenu paralytique après une apoplexie: il éprouvoit aussi des palpitations, des tremblemens convulsifs, une douleur continuelle très vive à la poitrine. Il fut guéri parfaitement de ces différentes maladies en 1762 par un seul coup de tonnerre, qui lui fit ressentir une commotion qu'il comparoit à celle de l'électricité. (a)

CETTE similitude de sensation qu'on éprouve par la commotion électrique, & de celle qu'éprouvent ceux qui sont frappés de la foudre, est encore parfaitement confirmée par l'éxemple suivant, observé par M. l'abbé CHAPPE en Lorraine. (b)

Un paysan de Bitche fut frappé de la foudre, qui le jetta par terre, lui fit perdre connoissance, lui brûla le visage, les reins, les poils de la poitrine, diminua le testicule gauche de la moitié, & lui fit éprouver à cette partie une douleur insupportable. Il y avoit depuis le jarret jusqu'aux doigts du pied de la jambe gauche une trace semblable à celle que laisse une traînée de poudre qui a été enflammée : le petit doigt & celui du milieu avoient été frappés. M. CHAPPE n'ayant pu tirer de cet homme d'autre réponse sur ses questions, s'il avoit apperçu la foudre, & quel sentiment il avoit éprouvé, lorsqu'il en fut frappé, sinon qu'il n'avoit rien vu ni senti, le conduisit à la machine électrique, chargea la bouteille, & lui fit tirer une étincelle. A peine ce paysan eut-il senti la commotion, qu'il s'écria, que c'étoit le tonnerre, & qu'il confessa, sans qu'on l'interrogeât, qu'il éprouvoit le même sentiment que lorsqu'il fut frappé de la foudre : & il en fut si effrayé, que M. CHAPPE ne put le déterminer à réitérer l'éxpérience, qu'en faisant un cercle électrique de plusieurs personnes. Cette seconde éxpérience qui devoit le rassurer, fit, au contraire, une telle impression sur lui, qu'il se sauva sans vouloir attendre la récompense promise, & depuis ce tems quand il rencontroit l'abbé dans les rues, les jours de marché, il prenoit à l'instant un autre chemin.

(a) *De effect. electr.* p. 86. 121.

(b) Voyage en Sibérie Tome II. p. 15. 16. M. VAN SWINDEN a aussi inséré ce fait dans son *Recueil de Mémoires sur l'électricité & le magnétisme*, T. II. p. 131.

§. LXI.

II. Jusqu'ici nous n'avons confidéré le fluide électrique comme reméde, que par rapport aux différentes fortes de paralyfie. Examinons à préfent d'autres maladies, qui doivent leur origine à une diminution d'activité dans le principe vital. Nous rangeons fous cette claffe, en fecond lieu, les maladies *foporeufes*, telles que le *coma*, la *léthargie*, le *carus*, la *paraplexie* & la *catalepfie*.

Nous entendons par *coma*, une propenfion extraordinaire vers le fommeil: telle que, quoique le malade puiffe être réveillé par des moyens éxternes, & qu'il ait une perception complette de tout, lorfqu'il eft réveillé, il retombe néanmoins incontinent dans le fommeil. La *léthargie* eft une fituation pareille, mais accompagnée d'une torpeur dans l'efprit, & d'un oubli de ce qui s'eft paffé: quand même le malade ne s'eft rendormi que pour un moment. Ceux qui font affectés du *carus*, peuvent à peine être réveillés; ils ne donnent que de foibles marques de perception, quand on leur parle, ou qu'on les agite. La *paraplexie* a lieu, quand le malade dort fans difcontinuer, qu'il ne peut être réveillé par aucun moyen quelconque, qu'il ne donne aucun figne de fentiment ou de mouvement. Cette fituation approche beaucoup de l'apoplexie, qui eft accompagnée d'une refpiration rauque, & d'un relâchement des membres, par où elle fe diftingue de toute autre maladie foporeufe. Enfin la *catalepfie* eft une fuppreffion de tout fentiment, tandis que les mufcles confervent la faculté de refter dans la même fituation, où ils étoient au commencement de l'accès, ou que les fpectateurs défirent de leur donner.

On ne fauroit douter que la caufe prochaine des maladies foporeufes ne confifte en ce qu'une preffion du cerveau empêche, ou étouffe, l'action de l'énergie nerveufe, tant des nerfs qui fervent aux mouvemens volontaires, que de ceux qui fervent au fentiment. Il s'enfuit que pour guérir ces maladies, il faut non-feulement en détruire la caufe par des remédes révulfifs très puiffans, mais qu'il faut de plus éxciter l'activité des nerfs par des irritans: l'éxpérience enfeigne au moins que toutes les maladies foporeufes peuvent être guéries par ces moyens: & l'on peut en conclure que l'adminiftration de l'électricité ne doit pas être placée au dernier rang des remédes dont nous venons de parler, puifqu'elle éxerce une grande influence fur le principe vital, & qu'elle produit une irritation plus grande que celle qui peut être

éxcitée par d'autres moyens. Il semble cependant qu'on n'ait jusqu'à présent
employé l'électricité que rarement dans ces sortes de cas; & nous ne connoissons sur ce sujet qu'une seule observation, celle dont M. l'abbé BER-
THOLON fait mention, quand il dit: „ on a guéri en 1782 une femme sujette à
„ la catalepsie, qui dans un de ses accès resta plus de trente jours dans un
„ état d'immobilité parfaite, sans boire ni manger:" à moins qu'on ne voulût rapporter à cette classe, ce que M. DE HAEN rapporte d'un de ses
malades: *Benedictus Eringer vertigine & somnolentia corripitur: vix de-*
cem ictus sustinuerat, quin curatum se diceret: perfectissimeque curatus maxet
hucusque. (a) Cependant, quoique les observations faites jusqu'ici sur ce sujet
soient de peu de conséquence, nous n'hésitons point à avancer, d'après une
comparaison éxacte entre les causes des maladies soporeuses, & la nature du
fluide électrique considéré comme reméde, qu'il est très vraisemblable qu'on
obtiendra des succès fort heureux de l'administration de l'électricité dans ces
maladies, si l'on fait usage en même tems, ou avant l'électrisation, de la saignée.
ou de remédes évacuans, au cas que les circonstances le requiérent.

§. LXII.

III. NOUS rangeons en troisième lieu sous la classe des maladies qui dépendent d'une diminution dans l'activité du principe vital, les trois sortes de.
maladies syncopales: la *lipothymie*, la *syncope* & l'*asphyxie*.

DANS la *lipothymie*, il y a une prostration subite de forces, pendant que le.
sentiment reste plus ou moins actif, & qu'on distingue encore les pulsations
du pouls, quoique le malade soit déja pâle & froid. Dans la *syncope*, le mouvement & le sentiment cessent tout d'un coup, le malade devient tout de
suite froid & pâle, les battemens du cœur & des artéres s'affoiblissent au point
qu'on ne les distingue plus. L'*asphyxie* enfin présente les mêmes phénoménes que la *syncope*, mais elle est de plus longue durée, & différe peu de.
la mort.

QUOIQUE ces accidens puissent être produits par nombre de causes, &.
même par des causes que le secours le plus prompt ne sauroit détruire, il est.
néanmoins sûr, que des stimulans appliqués à la surface du corps, & surtout

____

(a) *Ratio medendi*, T. II.

aux parties les plus fenfibles, afin de donner plus d'activité aux nerfs & aux
mufcles, & de rétablir ainfi le mouvement du cœur & des artéres, ont toujours été trouvés d'une utilité indifputable, & qu'ainfi l'électricité doit être
recommandée comme un reméde fort puiffant dans ces cas. D'ailleurs, ce n'eft
pas feulement la théorie qui nous fournit cette indication : mais l'éxpérience juftifie parfaitement l'ufage de l'électricité dans tous ces cas.

Nous avons dit dans le Chapitre fecond de la Section précédente, au
§. 32, que le fluide électrique adminiftré par étincelles, ou par légéres commotions, eft un ftimulant pour le principe vital, lors même que tous les
autres irritans ne font plus aucun effet. On fait de plus que M. Daniel
Bernoulli ayant ôté á un chïen une portion de la cervelle, & ayant ainfi
réduit cet animal dans l'*afphyxie*, il y rétablit la refpiration, les forces, &
pour ainfi dire une nouvelle vie, après lui avoir adminiftré l'électricité deux
fois. M. Nicolas, démonftrateur royal de chymie à Nanci, fit revivre
un chien, que la vapeur de charbons avoit fait tomber en *afphyxie*, en le
plaçant fur le carreau électrique. M. Bertholon a rappellé de la même
maniére à la vie des oifeaux afphyxiés par l'air fixe. (a) M. Abildgaard,
ayant réduit une poule à l'état de mort apparente en faifant paffer par la tête
la décharge d'une bouteille de Leide, la rappella à la vie en faifant paffer
une décharge pareille le long des vertébres de l'épine du dos. Cette éxpérience que l'abbé Bertholon a décrite plus au long, a réuffi plus d'une
fois. Enfin on a fauvé plus d'une fois par l'électricité des oifeaux noyés, &
on les a vus auffi fains qu'auparavant. (b) Toutes ces raifons démontrent par
analogie, que l'électricité aura le même pouvoir fur l'homme : mais, pour-
qu'on ne nous accufe pas de trop accorder à un principe auffi dangereux, nous
ajouterons ici les obfervations fuivantes. (c)

(a) Tom. II. p. 91.

(b) *Obferv. fur la Phyfique*, 1786. p. 75.

(c) Nous avons trouvé nous-même en 1784 par un grand nombre d'éxpériences, que des
chiens & des lapins noyés & réduits à un état de mort apparente, plufieurs, & dont il y en avoit
qui avoient été pris pour morts pendant 27 & 50 minutes, revenoient par des étincelles électriques fucceffivement renforcées. On a fait mention de ces éxpériences dans un Journal Hollandois, intitulé *Nieuwe Geneeskundige Jaarboeken* Tom. IV. p. 137. — Mais nous avouerons
que ces éxpériences ne nous ont plus réuffi depuis: tout comme M. de Haen n'a eu aucun
fuccès, quand il a employé l'électricité à cette fin. *Ratio med.* Tom. IV & *Continuat.* Tom. I.
Cap. de fubmerfis.

M. Changeux rapporte l'exemple d'un homme tombé d'une léthargie dans l'asphyxie, & parfaitement rétabli par l'électricité. Il en conclut qu'on peut employer l'électricité comme un moyen sûr pour distinguer la mort vraie d'une mort apparente.

Catherine-Sophie Greenhill, âgée de trois ans, tomba par une fenêtre de douze pieds de hauteur, & fut regardée comme morte: un apothicaire qu'on avoit fait appeller, déclara qu'il n'y avoit aucun moyen de la faire revenir à la vie: néanmoins un des voisins, amateur de l'électricité, désira d'essayer ce moyen sur cette infortunée, quoiqu'on ne distinguât plus de pouls, ou aucun signe de vie. Il commença ses expériences vingt minutes après la chûte, tira des étincelles des bras, des doigts, des épaules, pendant quelque tems, & sans succès: là-dessus M. Squire (c'est le nom de cet amateur) jugea qu'il falloit employer un degré d'électricité plus puissant, & donna sur la poitrine de l'enfant, à la région du cœur, trois commotions assez fortes, au moyen d'une bouteille de Leide médiocre. Au bout de vingt-cinq minutes que ces expériences durérent, l'enfant poussa un soupir; on commença á distinguer le pouls foiblement, sans cependant s'appercevoir que la respiration fût rétablie. Après qu'on eût encore donné trois commotions, l'enfant commença à vomir. On voulut lui faire une saignée, mais le sang ne coula pas: ce moyen fut tenté sans succès. Un moment après l'enfant retomba dans l'asphyxie précédente. M. Squire donna de nouveau quatre commotions, mais moins fortes, sur la poitrine: alors l'enfant commença à bâiller, à ouvrir les yeux, à les tourner de tous côtés, à respirer. Dès ce moment on commença à distinguer le pouls. Le lendemain on découvrit près de la tempe une grande tache noirâtre, près de laquelle on vit une fracture & une dépression du crâne. C'est pourquoi cette enfant fut transportée à l'hôpital de Middelsex, où elle fut traitée selon les regles de l'art, & guérie au bout de quatorze jours. Cette observation est de M. Hawes, un des principaux fondateurs de l'institution nommée la *société humaine*, à Londres: nous l'avons tirée de l'ouvrage de M. Bertholon. T. II. p. 98.

On trouve dans les écrits de la même société un exemple du pouvoir de l'électricité pour rappeller les noyés à la vie. Après avoir administré à un noyé tous les moyens usités, mais sans succès, on essaya les commotions électriques quatre heures après qu'il eût été tiré de l'eau. La première rétablit la pulsation de l'artére temporale; la seconde donna une belle couleur rouge

au visage, & fit jaillir abondamment le sang de la veine jugulaire, qu'on
avoit ouverte auparavant, & laquelle ne fournit pas une goutte de sang
alors: mais les commotions suivantes furent sans succès: les symptomes favorables s'évanouirent, & il est probable qu'on a eu recours trop tard à
l'électricité.

M. Gardini (*a*) rapporte l'observation suivante. Un homme de 50
ans fut dans un état très dangereux par la chûte d'un mûrier. Pendant vingt
jours il resta couché au lit, absolument privé de sentiment & de mouvement,
sans pouvoir avaler aucun liquide: cependant on ne s'apperçût d'aucune lésion
extérieure. On avoit eu recours envain aux excitans, aux stimulans, aux
aromatiques les plus puissans, aux frictions, aux onctions. Mais il fut guéri
en peu de jours par des commotions électriques, qui excitérent une sueur
abondante, & le mirent en état de retourner à ses occupations ordinaires.
Cette observation, que M. Bertholon a rangée dans la classe des asphy-
xies, nous paroît devoir plutôt être placée dans celle des maladies soporeuses. Nous finissons, en recommandant comme un ouvrage très utile, la dis-
sertation de M. C. W. Hufeland *de vi electricitatis in asphyxia*, & en
observant que si l'électricité est d'un si grand pouvoir dans l'*asphyxie*, qui est
le plus haut degré de *syncope*, on en pourra certainement faire un usage dans
la *lipothymie* & la *syncope*.

§. LXIII.

IV. Enfin nous rangeons dans la classe des maladies dont il est question
ici, les *cachexies*, soit qu'elles doivent leur origine à une atonie des fibres nerveuses, soit que cette atonie n'en soit que la suite, ou la compagne. Le
principe vital étant affoibli dans ces sortes de maladies de langueur, il s'agit
de l'exciter: & il paroît en résulter, que si l'électricité ne peut pas y jouer le
rôle principal, elle sera du moins un reméde auxiliaire qu'on pourra employer
pour sa guérison. Disons un mot des principales maladies de ce genre.

L'Hydropisie appartient très certainement aux maladies que nous avons
en vue. Soit qu'on fasse attention aux sujets qui sont principalement affectés
d'hydropisie; soit qu'on considére les causes éloignées qui la font naître; soit

____

(*a*) *De effect. Elect.* p. 114.

enfin qu'on s'arrête à la caufe prochaine, l'inaction du fyftême des vaiffeaux abforbans; il en faudra conclure non-feulement que c'eft dans une atonie des fibres qu'il faut chercher la caufe de ce que l'équilibre entre les parties folides & les fluides fe trouve détruit: mais encore, que pour parvenir à rétablir cet équilibre, il faut rendre leur ton aux fibres mufculaires, éxciter le principe vital, & diminuer la quantité des fluides.

On voit quelquefois la nature produire elle même quelque évacuation, pour éxpulfer le fuperflu, foit par les felles, foit par les urines, foit par la fueur. On fera donc bien de fuivre le chemin que la nature indique, & de produire l'évacuation qu'elle femble demander. Il n'eft pas fans éxemple que l'hydropifie ait été guérie par les fueurs, & que les diaphorétiques ont été de l'utilité la plus éminente, furtout quand on aide leur action par des frictions ou une chaleur éxtérieure. Or, comme l'électricité adminiftrée par étincelles, par picottement, ou par fecouffes, poffède le pouvoir d'irriter puiffamment les organes deftinés à la fécrétion de la fueur, de leur donner un plus grand degré d'activité, & d'attirer pour ainfi dire vers la furface du corps & au dehors la matiére qu'il s'agit d'éxpulfer, il s'enfuit qu'on peut la ranger dans la claffe des remédes propres à guérir l'hydropifie, tant à caufe de fon pouvoir d'éxciter les fueurs, qu'à caufe de celui de ranimer le principe vital.& de rendre le ton aux fibres relachées. Cependant, on n'a employé que rarement l'électricité dans l'hydropifie. M. Wesley rapporte quelques éxemples rélatifs à ce fujet: & M. Bertholon dit, que les électriciens Anglois font d'opinion que l'électricité a quelquefois été utile dans le commencement de l'hydropifie, ou du moins quand on remarquoit une difpofition à cette maladie. Mais nous n'avons trouvé nulle part des preuves directes; ainfi nous nous contente-rons de probabilité, jufqu'à ce que l'éxpérience nous préfente de la certitude.

L'électricité peut être auffi utile dans la *chlorofe* que dans l'hydro-pifie: puifque cette maladie eft caufée par une inertie des folides, & qu'elle eft accompagnée d'obftructions: comme, par éxemple, de la fuppreffion des régles: & nous verrons par la fuite que l'électricité peut rétablir celle-ci.

Il femble qu'on ne peut employer l'électricité dans la jauniffe, le fcorbut, le rachitisme, & d'autres maladies cachétiques, que comme un moyen auxiliaire, & dans certains cas feulement, lorfque le principe vital affoibli

éxige

éxige d'être excité : car du refte l'électricité n'a pas le pouvoir de rétablir l'âcreté des humeurs, & elle ne fauroit donc être le reméde capital.

ENFIN pour ce qui eft de l'application de l'électricité dans les écrouelles, nous en parlerons plus au long ci-deffous, quand nous traiterons de l'ufage de l'élec-tricité en chirurgie. Qu'il nous foit feulement permis de remarquer encore, que la guérifon d'un grand nombre de maladies chroniques confifte premiére-ment à ranimer le principe vital par des ftimulans; & en fecond lieu, à dé-truire les caufes qui empéchoient ou retardoient l'action de ce principe. Si l'on pefe cette indication , qui eft fondée fur la nature de la chofe & que tous les médecins habiles adoptent, & qu'on y compare ce que nous avons dit ci-deffus de l'action générale de l'électricité fur le corps humain; on en con-clura que l'électricité eft un reméde qui répond à ces deux indications. Nous ne faurions entrer ici dans de plus grands détails: il fuffit d'avoir fourni à nos lecteurs un principe, qu'ils n'auront qu'à appliquer du général au particulier.

§. LXIV.

NOUS avons conclu ci-deffus de notre théorie fur l'*électricité* médicale qu'on doit pouvoir employer l'électricité avec utilité dans des maladies & des incommodités qui proviennent d'un empéchement dans la tranfpiration, ou qui ont pour caufe une matiére âcre, qui fe trouve dans le corps, & qui ne peut être chaffée que par une tranfpiration plus abondante. On peut rappel-ler à ce chef les maladies fuivantes.

I. LES *Douleurs rhumatiques*. Les éxemples du fuccès avec lequel on employe l'électricité dans ce cas, font tellement nombreux qu'il fuffira d'en donner deux ou trois éxemples détaillés, & de faire une fimple énumération des autres. M. GUSTAVE FREDERIC HIOTERBERG, Pafteur de *Wulda* dans la province de *Nord Halland* en Suéde, rapporte douze obfer-vations, parmi lefquelles fe trouve la fuivante. ANDRÉ, fils de CHRISTO-PHE, âgé de 60 ans, de *Hengland*, dans la paroiffe de *Tufe*, près de *Hifingen*, & fon époufe *Anne*, âgée de 52 ans, fe plaignoient de douleurs violentes & con-tinues: le mari les éprouvoit dans la cuiffe gauche & dans les deux hanches, & la femme par tout le corps, mais furtout dans les bras. Ils s'arrêterent trois jours dans le lieu de la réfidence de M. HIORTERBERG, & furent électrifés cinq ou fix fois par jour. Le foir du troifiéme jour, ils vinrent chez

M. Hiorterberg, lui laissèrent comme un monument de leur guérison leurs bâtons, dont deux avoient servi à soutenir le mari pendant cinq mois & onze jours; & le troisiéme avoit été le soutien de la femme. Cette guérison fut opérée au mois de Mai de l'année 1761. Au mois d'Août 1762, la femme revint voir M. Hiorterberg & lui assura avec joye que son mari & elle avoient joui d'une parfaite santé depuis le moment de leur guérison. (a)

M. Mauduit guérit un homme de 49 ans, tourmenté depuis 17 jours d'un violent rhumatisme, qui lui ôtoit l'usage du bras droit. Il fut électrisé par bain, pendant douze séances, chacune d'une demi-heure. A chaque électrisation la douleur diminua, & revint au bout de quelques jours. A la fin la guérison fut si complette, que cet homme marcha aussi lestement qu'auparavant.

M. l'Abbé de Witri, de l'Académie de Bruxelles, se guérit complettement soi-même par des étincelles électriques, d'une violente sciatique, qui empêchoit presque tout mouvement. Comme une électricité douce ne lui réussit pas d'abord, il eut recours à des étincelles plus fortes, fournies par un bouton de trois pouces de diamétre. „ Quelle fut, dit-il, ma surprise de sen-
„ tir en moins d'une grande heure, à la suite d'une légére impression de
„ chaleur, d'une sorte de prurit ou de démangeaison, & de petites pustules
„ élevées sur la peau, le mouvement musculaire entiérement rétabli, &
„ d'obtenir une entiére guérison. (b)

M. Vfratti (c) & M. Spengler confirment cet effet de l'électricité. M. Wesley dit, que ce remède augmente quelquefois la douleur au commencement, mais qu'elle la guérit à la fin. M. Sauvages guérit un très grand nombre de personnes, attaquées de rhumatismes, & dit les avoir rétablies par ce seul remède. Parmi plus de deux cens personnes que M. Adams a guéries, il en étoit plusieurs attaquées de rhumatismes. On trouve également des succés heureux dans les traitemens que MM. Quelmaltz, Paris, Boueix, de Rosiers & d'autres ont fait à des personnes électriques. Il suffit de consulter l'ouvrage de M. Bertholon (d) & ceux de MM. Hartmann & Deiman, pour

---

(a) Voyez Recueil de M. Deiman.
(b) Esprit des Journaux. Juil. 1785, p. 331.
(c) Observ. Physico Med. sur l'électricité.
(d) T. II. p. 21, seq.

ne pas parler des éxpériences que nous avons faites nous-mêmes , & des obfervations d'autres médecins , qu'on trouve éparfes dans différens écrits.

2. Les *Douleurs goutteufes*. Les obfervations qui prouvent l'utilité de l'électricité dans ce cas , ne font pas moins nombreufes que pour le cas précédent. M. Veriatti opéra trois guérifons de ce genre: M. Stroemer cinq : M. Lindhuld fix : & M. Hiorterberg cinq: on trouve un grand nombre d'éxemples dans les ouvrages de MM. Schaeffer, Baumer & Spengler; & M. Bertholon (*a*) fait mention des guérifons opérées par MM. de Sauvages, Lovet, Syme, Wesley, Ferrein, Zetzel, Quelmaltz, Morand, Arrigoni, Du Boueix, Mauduit, Cavallo & d'autres. Nous repétons que notre plan ne nous permet pas de donner des détails circonftanciés de toutes ces obfervations.

3. La *Surdité*, le tintement d'oreilles , & d'autres fluxions de ce genre. M. Lindhuld nous fournit neuf obfervations très remarquables: M. Spengler affure avoir employé l'électricité avec fuccès dans cinq cas : MM. Hartmann & Hiorterberg ont opéré chacun cinq guérifons, & M. Veratti deux. MM. Paulson & Wesley confirment le même pouvoir de l'électricité : & M. Bertholon a recueilli en détail les obfervations de MM. Haller, le Roi, l'Abbé Alams, Mauduit, Mericot, Birch, Nicolas & d'autres. (*b*)

4 Les *Maux de tête*. M. Veratti électrifa un homme , qui éprouvoit des douleurs intolérables au deffus d'un des yeux. Le malade en fut quitte, après qu'on eût tiré pendant quinze minutes des étincelles de cet endroit. M. Veratti fait auffi mention d'un homme qui , ayant été fujet pendant longtems à des maux de tête périodiques, fut enfin guéri par l'électricité. On trouve dans l'ouvrage de M. Lovett fix éxemples de forts maux de tête guéris par l'électricité. MM. Spengler & Paulson nous fourniffent également des obfervations décifives fur ce point. M. Linnæus rapporte que dans l'hôpital d'Upfal on a diffipé de grands maux de tête par des étincelles électriques : & on a l'éxemple d'un homme guéri de maux de tête intolérables à Bologne par le même moyen. (*c*)

(*a*) T. H. p. 34.
(*b*) *Tome I*, p. 502.
(*c*) Philof. Tranf. abridged, vol. X.

Ii 2

M. DU BOUEIX a guéri par l'électricité deux femmes affectées de migraines, ou plutôt de maux de tête habituels. Le Pére DE LAS, de l'Oratoire, diffipa fouvent les maux de tête d'une Dame, en lui donnant de petites fecouffes au front. (a)

5. LES *Maux de dents.* MM. LOVETT, HIORTERBERG, ZETZEL & LENTIN, alléguent des éxemples de maux de dents guéris par l'électricité. M. STEIGHEHNER dit: „ j'ai fouvent diffipé des maux de dents , par une feule commotion ; ou fi celle-ci étoit trop foible, par deux. Je „ ne connois qu'un feul cas, dans lequel les douleurs font devenues plus „ grandes à la première commotion, & comme le malade ne voulut pas fe faire „ électrifer plus longtems, on fut obligé de recourir à d'autres moyens." (b) M. LE ROY a guéri à Paris un homme d'un mal de dents intolérable: & l'on trouve des obfervations de ce genre dans les écrits de MM. SPENGLER, SCHAEFFER, HARTMAN, DEIMAN: à quoi il faut ajouter les expériences de M. BERTHOLON. (c)

6. LA *Goutte,* (*Podagra*) & d'autres douleurs des pieds. M. LOVETT allégue quatre éxemples remarquables. Deux de ces malades avoient déja eu ces douleurs pendant bien des années: chez tous la douleur augmentoit, dès qu'ils étoient au lit: phénoméne qui n'eft pas rare dans des incommodités de ce genre: ils furent guéris tous quatre par l'électricité. M. SCHAEFFER guérit un homme d'un fort accès de ce genre: & M. SPENGLER affure avoir employé l'électricité avec fuccès dans la goutte.

7. DES *Coliques.* Un homme, dit M. HIORTERBERG, fut pris de fortes douleurs de colique, par un empêchement dans la tranfpiration: j'eus recours à l'électricité, & je rétablis par-là la tranfpiration. On trouve l'obfervation fuivante parmi celles de M. SYME. (d) Un jeune homme, amateur d'électricité, alla chez fon ferblantier, auquel il avoit commandé quelqu'ouvrage. Cet homme fe trouva dans une fituation qui faifoit craindre qu'il alloit mourir de la goutte dans l'eftomac. Dès qu'il vit arriver le phyficien, il s'écria : „ au nom de Dieu, Monfieur, électrifez moi." On fit venir la

---

(a) BERTHOLON Tom. II. p. 7. feqq.

(b) VAN SWINDEN, *Recueil de Mémoires fur l'analogie de l'Electricité & du Magnétifme,* T. II, p. 156.

(c) Journal des Savans, 1770, p. 487 & *Electricité du corps humain,* T. II, p. 14.

(d) *Effay on Electricity.*

machine électrique , & on donna quelques fecouffes fur l'eftomac, à l'endroit
où la douleur fe trouvoit. Le malade demanda qu'on voulût donner des
fecouffes plus fortes ; à la fuite defquelles il rendit une grande quantité de
vents , & dit qu'il fe trouvoit mieux. Il dormit affez bien la nuit fuivante:
la goutte s'étoit immédiatement détournée de l'eftomac vers les pieds : mais le malade ayant eu l'imprudence de boire le lendemain de l'*Ale* , la goutte remonta
vers l'eftomac: on réitera les fecouffes & le malade témoigna fentir la goutte
defcendre vers les pieds : il fut deréchef guéri , & fe porta bien depuis
ce tems.

8. D ᴇ s *Anigines Catharrales.* Une femme en Angleterre , ayant pris du
froid, fut attaquée de cette maladie, qui augmenta pendant fix jours , &
empêcha à la fin toute déglutition. Elle alla trouver M. L o v ᴇ t t (*a*) à
Worcefter pour fe faire électrifer ; on lui donna de légeres fecouffes , qui
pafférent à travers de la gorge, & elle fe rétablit après avoir été électrifée
trois fois. M. F ᴇ ʀ ɢ ᴜ s o n fe trouvant à Briftol , fut attaqué tout d'un
coup d'un mal de gorge, au point de ne pouvoir rien avaler. M. A d l a m,
habile électricien , lui tira pendant une demi-heure des étincelles de la gorge ;
ce qui fut fuivi d'un fi heureux fuccès , que le malade fe trouva guéri au bout
d'une heure. Cet éxemple engagea M. F ᴇ ʀ ɢ ᴜ s o n lui-même à employer
ce reméde pour d'autres malades ; & ce fut avec un fuccès égal. M.
D ᴇ ɪ m a n a confirmé les fuccès par fa propre éxpérience. (*c*)

9. L a *Courbature des membres.* Il arrive quelquefois qu'après avoir pris
du froid, & que la tranfpiration s'en eft trouvée interceptée , ou lorfqu'une
matiére âcre fe jette fur les membres & irrite les mufcles, que les membres
fe courbent, & reftent courbés pour la vie. Tout ce que la nature des chofes
nous enfeigne fur ce fujet, revient à ceci: que la matiére ftimulante par laquelle
les mufcles font amenés à ce degré de contraction & de crispation, doit être
rendue mobile, & chaffée du corps par la voye la plus courte, qui eft fure-
ment une augmentation de tranfpiration. Or, à confulter l'éxpérience,
l'électricité eft un très excellent moyen pour cette opération. M. S a ᴜ n.

(*a*) *Effay on Electricity.*
(*b*) *Verhandelingen van het Bataafsch Genootfchap te Rotterdam.* Tome V. p. 128.
(*c*) F ᴇ ʀ ɢ ᴜ s o n *Effay on Electricity.*

DERS en a observé les effets les plus favorables dans six cas différens: dans chaque cas il s'apperçut d'une sueur abondante, qui étoit le précurseur de la guérison. (*a*) M. LINDHULT (*b*) a observé le même effet sur six malades : & quoiqu'il n'ait pu les guérir entiérement, il les a amené au point qu'ils pouvoient marcher sans bequilles Ce même physicien nous fournit trois autres observations, dans lesquelles il a obtenu l'effet le plus complet, & MM. HIORTERBERG, HARTMAN, SPENGLER, TESKE & d'autres ont confirmé par leurs expériences ce pouvoir de l'électricité. (*c*)

10. ENFIN *les Memores gelés.* M. HIORTERBERG nous fournit deux observations sur ce sujet. (*i*) Le pied droit d'une femme se trouva gelé, de sorte qu'il se gonfla avec douleur & démangeaison, & que la malade ne put marcher qu'avec beaucoup de peine. On essaya l'électricité ; mais la malade souffrit plus de douleur qu'auparavant, & ne put pas dormir la nuit suivante : mais la douleur diminua vers le matin, & le pied se guérit. Au mois de Novembre 1740, les deux pieds d'un voyageur de 42 ans, se trouvérent gelés au point qu'un chirurgien se détermina à l'amputation du pied gauche: mais le malade ne voulut pas y consentir, & il fut guéri plus heureusement. Mais depuis ce tems il se trouva incommodé d'une foiblesse au côté gauche, qui s'étendoit depuis la hanche jusqu'au pied, l'empêchoit de marcher quelque tems de suite sans s'incommoder, & l'obligeoit de se reposer souvent à cause d'une pesanteur qu'il sentoit à ce côté-là. En 1743 il coucha dans une chambre, dans laquelle des vents coulis le rendirent un peu sourd & lui causérent un tintement dans les oreilles. Ensuite il lui prit des douleurs dans le bras & dans tout le côté gauche, dès que le tems changeoit. Il s'étoit servi pendant quelques années d'eaux minérales, qui lui avoient rendu l'ouïe, & soulagé ses autres maux. On l'électrisa; alors ses pieds commencérent à sentir de la chaleur, à démanger, tout comme lorsqu'il eut essuyé ce grand froid douze ans auparavant Il éprouva de fortes douleurs dans le pied gauche, qui s'enfla au point que, pendant quelques jours, il ne put mettre de soulier. Enfin la douleur & l'enflure diminuérent, le tintement d'oreilles cessa, le côté gauche reprit à peu.

(*a*) *Medical Commentaries*, Vol. V. p. 4. seqq.
(*b*) *Mémoires de l'Académie de Suede.* T I.
(*c*) Voyez le *Recueil d'Observations*, publié par M. DEIMAN p. 561. seqq.
(*d*) *Mém. de l'Académie de Suede* T. III.

près ses premiéres forces. En 1785 nous avons nous-même rétabli par quatre cens secousses modérées le sentiment dans la main d'un garçon Apothicaire, qui en maniant de l'eau gelée avoit perdu ce sentiment la veille.

Ceux qui voudront consulter le détail des observations dont nous ne donnons qu'un léger précis, trouveront qu'il est fait mention dans la plupart d'une sueur abondante, produite pendant l'électrisation, ou survenue peu après : preuve que l'électrisation ne guérit ces accidens qu'en rétablissant la transpiration. Nous croyons cependant qu'il ne faut pas perdre de vue sa vertu *discussive*, par laquelle le fluide électrique rend la matiére morbifique mobile, la déplace, la fait rentrer dans la masse de la circulation ; de sorte qu'il la chasse non seulement par la transpiration, mais par les urines, & par tous les moyens naturels. On trouve du moins qu'il est fait mention dans quelques observations d'un sédiment dans les urines : mais fort rarement d'une augmentation de selles : ce qui donne de la probabilité à ce que nous venons d'avancer.

Nous pourrions augmenter de beaucoup la liste de maladies ou d'incommodités qui doivent leur origine à un empéchement de la transpiration : mais nous croyons qu'il vaut mieux dans ce cas & dans d'autres, laisser l'application de l'électricité dans les cas particuliers au jugement de chaque médecin éclairé, & nous contenter de donner une manuduction générale. Nous remarquerons seulement en finissant, que la conjecture de M. Deiman nous paroît extrêmement probable, savoir que l'administration de l'électricité pourroit être d'une grande utilité dans des *Catharres suffocatifs*, où il s'agit de donner des secours prompts, & où les remédes ordinaires sont souvent inutiles (a).

§. LX V.

Nous avons rangé ci-dessus §. XLVI. N. 3, l'électrisation par picotement, par étincelles & par chocs dans la classe des révulsifs, des *irubeacientia*, & des vésicatoires : & nous avons cru pouvoir en conclure légitimément §. XLVIII. qu'on doit pouvoir employer l'électricité avec succès dans des maladies produites par la métastase de quelque matiére vers des parties internes & nobles du corps. Or, comme la maniéredont le fluide électrique agit dans ces cas

(a) *Mémoires de la Société de Rotterdam.* T. VIII. p. 129.

faute aux yeux, nous n'avons pour achever d'établir la vérité de ce que nous avons dit, qu'à confulter l'expérience. En traitant des différentes fortes de paralyfie, nous avons déja cité quelques éxemples (§. XLII.) d'apoplexies produites par de pareilles métaftafes, & guéries par l'électricité. Nous avons fait mention dans le N. 7 du §. précédent d'une violente *Cardialgie*, née par la métaftafe d'une matiére goutteufe, & guérie par l'électricité. Nous ajouterons ici la belle obfervation que nous a communiquée en 1782 feu M. DE MAN, célébre Médecin à Nimégue.

UNE femme de vingt-huit ans, d'une conftitution très faine, fut attaquée tout d'un coup d'une fiévre éphémére, qui dura vingt-quatre heures, & fe diffipa d'elle-même fans remède: mais elle laiffa une humeur douloureufe au bras droit, & au côté gauche. Un ehirurgien de village qui fut appellé, fe fervit très imprudemment de remédes repercuffifs; ce qui fut fuivi de l'effet le plus fâcheux. La matiére morbifique fe jetta fur la cervelle, & caufa pendant deux jours un délire complet: cet état étant devenu plus modéré par l'ufage de remédes éxpulfifs & raffraîchiffans, fe changea en maux de tête intolérables, auxquelles cette pauvre femme fut tellement fujette pendant quatre ans, nonobftant tous les remédes employés, qu'elle pouvoit à peine quitter le lit pendant deux heures par jour. M. DE MAN ayant enfin été appellé, & ayant effayé, mais fans aucun fuccès, différens remédes, confeilla d'avoir recours à l'électricité, & il recommanda à un de fes amis, qui offrit fa machine & fes fervices, de picotter toute la furface du corps par étincelles, & de donner quelquefois de légéres fecouffes à la tête. Après qu'on eût fuivi ce traitement pendant trois femaines, on vint dire un matin au Docteur DE MAN, que la malade n'avoit aucun mal de tête, mais qu'elle ne vouloit pas fe lever avant que d'avoir vu fon Médecin. M. DE MAN trouva les circonftances telles qu'on les lui avoit dites; la malade fans douleur: & il découvrit de plus une fueur douce accompagnée d'ébullition: celle-ci fe diffipa au bout de cinq jours par des remédes donnés à propos. Il fuivit de plus un renouvellement de peau par tout le corps, même du vifage: & la malade fe trouva entiérement guérie de fa longue maladie, jouiffant depuis ce tems d'une très bonne fanté. On trouvera dans les Recueils de MM. DEIMAN & HARTMAN, & dans quelques autres ouvrages, plufieurs obfervations qui fe rapportent à cette matiére.

§. LXVI.

§. LXVI.

E n conféquence de l'ordre que nous nous fommes propofés dans le §. 48 , nous allons éxaminer quelle eſt la vertu de l'électricité dans les maladies qui dépendent d'un épaiſſiſſement & d'une lenteur des fluides.   On fait que l'état de fanté dépend non feulement d'une bonne conſtitution des parties folides , mais qu'il faut de plus que les fluides ayent un degré de fluidité proportionné au but auquel ils font deſtinés.   Et comme une trop grande fluidité de ces fluides peut devenir l'occaſion de bien des maladies ; il en eſt auſſi un grand nombre qui font cauſées par un trop grand penchant à la cohérence ; ce qui a lieu, lorſque les fluides ſe font épaiſſis, & qu'ils n'ont plus leur fluidité naturelle.   La premiére conféquence qui réfultera de cet épaiſſiſſement , c'eſt que l'équilibre entre les parties folides & les fluides ſe trouve détruit : car, quand même la fibre muſculaire n'eſt pas affectée, & qu'elle conferve le ton qu'elle doit avoir , pour pouvoir mettre en mouvement des fluides qui ont le degré de fluidité requis, elle trouvera cependant une trop grande ré- ſiſtance dans l'épaiſſiſſement des fluides, pour pouvoir agir avec l'activité re- quiſe, & tenir ces mêmes fluides dans le degré de mouvement qu'ils doivent avoir : d'où il arrivera, que le principe vital, quoique fuffifant, confidéré en lui-même, ne le fera pas rélativement : qu'il ſe trouvera géné & moins agis- fant, & qu'ainſi le penchant que les fluides avoient déjà à s'épaiſſir, s'aug- mentera de plus en plus, ſe changera enfin en *ſtaſe*, en *obſtructions* : ce qui empêchera : les fecretions & les excrétions néceſſaires, & fera fuivi d'un grand nombre de tumeurs.

I L s'en va fans dire, que les incommodités dont nous venons de parler, & qui tirent leur fource d'un épaiſſiſſement de fluides, ne fauroient être guéries fimplement par des remédes *atténuans* ; mais que les parties folides doivent acquérir l'activité néceſſaire pour coopérer à la guérifon, & qu'ainſi il faut les y amener. Or comme l'électricité poſſéde , de quelque façon qu'on l'adminiſtre , auſſi bien la vertu de donner plus d'activité aux forces du principe vital, que celle de l'éxciter, quand il ſe trouve dans un état languiſſant, c'eſt-à-dire, quand il eſt dans une impuiſſance abfolue ; il ne faudra pas beaucoup de peine pour démontrer que ce même fluide électrique fera d'utilité, quand le prin- cipe vital ſe trouve moins dans une inactivité abfolue que dans une inactivité rélative, comme nous croyons que cela a fouvent lieu dans les maladies qui naiffent d'un trop grand penchant des fluides vers l'épaiffiffement, fans que nous prétendions néanmoins nier que ce dérangement des fluides eft dans bien des cas une fuite de l'inertie des folides; ou que, & l'inertie des folides, & l'épaiffiffement des fluides, peuvent concourir enfemble pour produire la ftafe, des obftructions, & d'autres incommodités de ce genre.

M a i s, quelle que foit l'origine de ces incommodités, il eft toujours fûr qu'il faut donner aux parties fouffrantes une plus grande activité, & qu'on peut employer l'électricité comme un reméde fort utile dans ces cas; puif-qu'elle augmente non feulement l'activité des parties folides, mais encore qu'elle donne, en vertu de cette force première, un plus grand degré de mouvement aux fluides, & produit pour ainfi dire une fiévre artificielle ; moyen dont l'éxpérience nous fait voir que la Nature fe fert fouvent avec un très grand fuccès. Nous allons donner quelques obfervations pour fervir de confirmation à ce que nous venons de dire.

O n peut ranger dans la claffe des maladies ou des incommodités dont nous parlons,

1. L e s fortes de maladies d'yeux, qui naiffent d'un épaiffiffement de l'hu-meur criftalline & de l'obftruction des petits vaiffeaux. J'ai électrifé différens fujets, dit M. W e s l e y, qui avoient quelqu'incommodité aux yeux: entr'au-tres une fille de dix - fept ans, dont la cécité étoit occafionnée par une mem-brane qui s'étoit formée, il y a douze ans, fur les yeux. Ses parens avoient confulté plufieurs habiles gens, & employé tous les remédes poffibles, mais fans fuccès: de plus, étant tombée entre les mains d'un ignorant, cette fille avoit perdu fans reffource l'œil gauche. L'iris de l'œil droit étoit, lorfque cette fille me fut amenée, couverte prefqu'entiérement d'une mem-brane épaiffe; de forte que la malade pouvoit à peine diftinguer le jour de la nuit. J'adminiftrai l'électricité en tirant des étincelles de l'œil, & quelquefois je lui donnai à caufe de fon mal de tête & des vertiges qu'elle éprouvoit, une fecouffe depuis le col, le long du bras; ce qui étoit quelquefois fuivi d'un bon fuccès, pendant huit ou dix minutes. Nous l'avons électrifée deux fois par jour, à chaque fois une demi - heure: la membrane devint de jour en jour plus mince, & fe diffipa peu à peu; de forte que la couleur des yeux vint à paroître. Dès le fecond jour, la malade diftinguoit déjà les boutons de mes manchettes.

UNE Dame, dit M. SYME, (a) qui depuis quelque tems avoit perdu peu à peu la vue, réfolut en 1763 d'effayer l'électricité. On pouvoit s'appercevoir d'une membrane mince, qui couvroit non feulement l'iris, mais auffi la prunelle. Un des yeux étoit fi obfcurci, que la malade ne pouvoit pas s'en fervir pour lire ou pour enfiler une aiguille. Pendant quinze jours je tirai tous les jours de fes yeux des étincelles pendant quatre ou cinq minutes: elle remarqua à fon grand étonnement que fes yeux fe rétabliffoient, & ceux qui l'entouroient, pouvoient s'appercevoir qu'on retiroit, pour ainfi dire, le rideau qui couvroit l'iris & la prunelle. La malade continua encore pendant fix femaines & fut, à fon départ, en état d'enfiler l'aiguille la plus déliée, & de lire les plus petits caractéres.

M. DE HAEN a obfervé d'excellens effets de l'électricité dans des cas femblables: (b) & l'on trouve d'autres éxemples dans les écrits de Meffieurs VERATTI, HARTMAN, LINDHULT & DEIMAN.

2. NOUS rangeons en fecond lieu dans cette claffe de maladies, des tumeurs qui font produites par l'épaiffiffement des humeurs. On trouve dans l'hiftoire de l'électricité de l'Abbé MANGIN, l'éxemple d'un homme de foixante ans, dont les jambes étoient couvertes de tumeurs tardives & froides, dont il fut guéri au moyen de l'électricité. M. SYME rapporte l'éxemple d'une femme qui avoit été obligée de garder longtems fa chambre à caufe d'une tumeur au genou, que fon médecin nomma une tumeur blanche. On électrifa le genou par petites fecouffes: la douleur diminua: au bout d'un mois la malade fut en état de marcher à l'aide de bequilles: & la guérifon fut complette en trois mois de tems.

LE même auteur rapporte une feconde obfervation du même genre. SUSANNE REA fut attaquée d'une bronchocéle, la plus tenace de toutes les tumeurs. Cette incommodité commença au côté droit de la trachée, de forte que le col avoit plus de 18 pouces de circonférence. On adminiftra l'électricité, & on tira pendant trois mois, tous les jours des étincelles de cette tumeur. Depuis ce tems la tumeur eft plus petite: la circonférence de la partie la plus étroite du col n'eft plus que de 13 pouces, & celle de la partie la plus large de 15 pouces & demi. Ce qui reftoit de cette tumeur, étoit plus limité & avoit la forme d'un fimple goître, mais étoit plus mol, &

(a) Effay on Electricity. p. 74.
(b) *Ratio medendi.* T. I. p. 28.

fembla fe diffiper peu à peu. Quand nous traiterons ci-deffous de l'ufage chirurgical de l'électricité, nous aurons occafion de parler plus en détail de cette forte de tumeur, ainfi que des autres tumeurs que l'électricité diffipe. Paffons aux Obftructions.

3. Quoiqu'il foit *théoriquement* vrai qu'on peut employer l'électricité comme reméde dans toutes les fortes d'obftructions & qu'il y ait au témoignage de M. Priestley deux éxemples d'obftructions guéries de cette maniére par M. Floyer, nous deftinons principalement cet article à l'obftruction ou la fuppreffion des régles, qui, comme l'on fait, doit fouvent fon origine à la lenteur des humeurs. L'obfervation fuivante, communiquée par M. Paris à l'Abbé Bertholon, mérite d'occuper la première place parmi les preuves des éxcellens effets de l'électricité dans ce genre d'obftructions.

Une Arménienne, dit M. Paris, âgée de 21 ans, à qui la fuppreffion des régles avoit occafionné des obftructions très fenfibles au tact, à la région du foie, fe plaignoit depuis deux ans d'une difficulté de refpirer. De quinze en quinze jours, elle vomiffoit des matiéres verdâtres avec effort; fon vifage prefque jaune étoit tuméfié. Les faignées ne foulageoient que très imparfaitement; mais l'œdéme qui parut aux pieds & aux mains, fit craindre que les faignées répétées & qui n'étoient plus d'un grand fecours, ne devinffent préjudiciables: les purgatifs opéroient un mieux fenfible; mais la malade avoit pour eux de la répugnance, & l'obftruction démontroit que feuls ils étoient impuiffans. La curiofité engagea cette Arménienne à voir la machine électrique dont je me fervois pour quelques malades Européens, à Andrinople, (étant alors médecin de la nation Françoife.) Je déterminai affez facilement la malade à fe faire électrifer. Pendant ce tems, les pulfations du pouls furent plus vives, plus intermittentes; mais l'artére avoit toujours un degré des tenfion, de dureté. La malade fut électrifée en deux tems différens, plus d'un quart-d'heure. Elle n'éprouva aucune commotion; on tira de fon corps quelques étincelles, mais elles furent très-peu répétées. Le foir, elle ne dormit point, fut inquiette, & fe plaignit, le lendemain matin, d'avoir reffenti prefque toute la nuit une douleur pareille à la piqûre des puces. Le foir elle eut une douleur gravative aux reins & aux aines. Vingt-quatre heures après, elle s'apperçut d'une légére perte de fang; mais ce figne fi défiré difparut bientôt; il ne fut qu'imparfait. On me confulta, je fus d'avis que la malade fe foumît encore à l'électricité; elle y confentit,

& deux jours après les régles parurent abondamment. La malade abandonnée aux soins de la nature perdit beaucoup de sang pendant quatre jours; l'obstruction du foie devint moins sensible, la difficulté de respirer n'exista plus, le visage reprit presque sa couleur & son état naturel. Trois jours après elle fut encore électrisée ; je laissai ensuite un jour d'intervalle, quelquefois deux, & je ne recommandai pour tout remède que des frictions sur la région épigastrique & hypocondriaque, faites le matin avec un morceau de flanelle; ce traitement dura environ 20 jours. La malade fut très bien à cette époque, & le petit-lait rendu un peu apéritif termina la cure. Cette Arménienne reprit sa gaieté, son agilité, son appétit ; les régles ont toujours paru réguliérement. L'électricité seule a opéré ce prodige. (BERTHOLON l. c. T. II. pag. 62)

M. SPENGLER a publié trois observations, qui démontrent évidemment l'effet de l'électricité dans le rétablissement des régles. M. ALBERTI (a) a employé six fois avec succés l'électricité dans des cas pareils. M. SAUNDERS a rétabli les régles chez deux jeunes Dames, & les a guéries en même temps de toutes les incommodités qui étoient la suite de leur suppression (b). M. MUSSCHENBROEK confirme la même chose par un exemple frappant (c) MM. JALLABERT, SIGAUD DE LA FOND (d) & DE HAEN observérent à différentes reprises les mêmes effets. M. MAUDUIT a électrisé une jeune Dame dans la même vue, il a obtenu le rétablissement qu'il desiroit. M. DEIMAN en a fait autant dans trois cas différens (e) ; & nous en avons fait nous-même deux fois l'observation avec un succés égal. On peut comparer à ce que nous venons de dire les observations de MM. FLOYER, SCHAEFFER, VAN SWIETEN, CULLEN, MUSGRAVE, BIRCH, WILKINSON, BOUEIX, SMIBERT, CAVALLO, PARTHINGTON & d'autres, que M. BERTHOLON a citées (f). Mais nous devons avertir qu'on ne doit pas attribuer la cause de toutes les suppressions de régles dont il est parlé

(a) *Dissertatio de vi electrica in Amenorrh.*
(b) *Medical Comment.* vol. III.
(c) *Introd. in Phil. Nat. Cap. de Elect.*
(d) *Lettre sur l'Electricité Médicale.*
(e) *Mém. de la Société de Rotterdam,* Tome VIII, p. 125.
(f) Tome II. p. 60. & suiv.

dans ce obfervations à une lenteur dans les fluides. Plufieurs font dûes à
d'autres caufes, par éxemple, à des paffions vives, & à la paffion hyftérique:
mais nous avons cru qu'il valoit mieux faire mention de toutes ces obfervations en une fois, que de les ranger en différentes claffes à raifon de leurs
caufes. Nous ajoutons enfin ici que l'électricité peut être également utile
dans l'obftruction d'hémorroïdes, puifque M. le Camus (a) en a fait l'effai
fur lui-même, & que M. Gardane en a fait l'obfervation dans le traitement d'un paralytique. (b)

§. LXVII.

Pour faire voir avec ordre, que l'électricité eft un éxcellent reméde dans
les *anomalies de nerfs*, ainfi que nous l'avons établi d'après la théorie dans le
§. XLVIII, nous parlerons, féparément de l'épilepfie, de la danfe de St. Guy,
de la paffion hyftérique, des fpafmes, des fiévres intermittentes, & enfin
du tremblement des membres.

1. Un homme attaqué du haut-mal, tombe ordinairement tout d'un coup,
privé de tous fes fens & des facultés de l'éfprit. Ses membres éprouvent les
convulfions les plus violentes; fes doigts, ou du moins fes pouces, font retirés
avec force dans l'intérieur de la main: la bouche eft couverte d'une falive écu-
mante: la parole, ou inintelligible, ou abfolument empêchée: le cœur palpi-
tant: la refpiration coupée & fuffocante: on croiroit que le malade fuffoque
à chaque moment: fes yeux font abfolument tournés, tandis que les urines
& les déjections coulent d'elles-mêmes, & avec violence.

Les caufes qui produifent ces cruels accidens, font nombreufes: mais il
en eft que l'électricité peut vaincre: & l'éxpérience nous en fournit plufieurs
éxemples. M. Syme électrifa une fervante, qui après avoir été fujette
pendant plufieurs années à des maux hyftériques, fut attaquée du haut-mal.
Il lui donna plufieurs fecouffes, tant pendant l'attaque, que hors de-là, & il
eut le bonheur de rétablir la malade. (c)

M. Wesley nous fournit quatre obfervations décifives, (d) du nombre

<hr>

(a) *Med. pract.* p. 251. Tome I.
(b) *Conject. fur l'électr.* l. c.
(c) *Effay on Electricity*, l. c.
(d) p. 81. feqq.

defquelles eft la fuivante. Une jeune Dame étoit fujette depuis fept ans à des attaques de nerfs, qui la prenoient fans aucuns fymptômes préalables, & par lefquelles le vifage entier devenoit infenfible. Les attaques furvenoient ordinairement deux fois par jour, & étoient conftamment accompagnées de froid aux pieds. L'eftomac étoit auffi fort incommodé. On électrifa la malade, qui fe tenoit fur un fil de cuivre communiquant à la furface éxtérieure d'une bouteille, tandis qu'un autre fil d'archal touchoit la tête pour rendre le circuit électrique complet. Les différentes incommodités, comme le froid aux pieds, diminuérent peu à peu, jufqu'à ce qu'enfin la malade fut entiérement guérie.

M. Spengler rapporte (a) l'éxemple d'une fille de dix-fept ans, qui fut guérie par l'électricité du haut-mal, dont elle avoit quelquefois fix attaques par jour. La caufe de ce mal provenoit d'une fuppreffion de règles. Dès la première féance, les attaques ne parurent plus: au bout de huit jours, on électrifa deréchef la malade, dont les régles reparurent: & qui refta parfaitement guérie.

Un homme de Stockholm étoit pris une ou deux fois par jour des plus violentes attaques de haut-mal. M. Lindhuld commença à l'électrifer le 14 de Mars 1753, & les attaques ne reparurent pas jufqu'au 14 d'Août. Lorfque les attaques commencérent à revenir quelque tems après, cet homme ceffa l'électricité, croyant qu'elle feroit inutile: mais heureufement il n'eut plus aucune attaque de ce mal. (b)

M. Lovett a guéri, par l'électricité, plufieurs épilepfies, même invétérées. Les douziéme & treiziéme obfervations faites à Montpellier, & décrites dans l'*Hiftoire de l'électricité* (c) prouvent qu'on peut employer l'électricité avec fuccès dans ce genre de maladies. M. Gardini guérit par l'électricité un jeune homme de dix-fept ans, qui étoit fujet à l'épilepfie, & dont les attaques, qu'il avoit eues depuis fa naiffance, duroient des heures entiéres. (d) M. Mauduit rapporte l'éxemple de deux perfonnes guéries par l'électricité de paralyfie & d'épilepfie à la fois. (e) M. Nairne fait

_____

(a) Lettre quatriéme, p. 59.
(b) Mém. de Suéde, T. 1.
(c) T. III. p. 85. feqq.
(d) De effect. electr. in homine, p. 110.
(e) Mém. fur les différ. manières d'adminiftrer l'électr. p. 184.

également mention des effets de l'électricité dans cette maladie. (*a*) Enfin M. LE DRU a guéri par l'électricité quarante-deux perfonnes fur quatre-vingt-neuf, qui étoient attaquées de cette maladie, comme il paroît par le rapport des Commiffaires de l'Académie. (*b*)

§. LXVIII.

2. AUTANT que les fymptômes de l'épilepfie font effrayans, autant ceux de la *danfe de St. Guy* font quelquefois rifibles. Cette maladie eft une maladie de nerfs violente, & la plupart du tems tenace, accompagnée de finguliers mouvemens des mufcles de tout le corps, ou quelquefois d'un des côtés feulement. Ceux qui en font attaqués, font quelquefois affis, & font avec le vifage, les mains, les pieds, & même avec tout le corps des geftes fi finguliers, que fouvent on ne fauroit s'empêcher d'en rire: tantôt ils courent avec une grande vîteffe, & fautent par deffus tout ce qu'ils rencontrent: tantôt on les voit entreprendre une danfe réguliére, & c'eft de-là que cette maladie paroît avoir pris fon nom. Il en eft qui font entiérement préfens d'efprit: tandis que d'autres ne fe rappellent après l'attaque rien de ce qui eft arrivé. Il femble qu'on doive attribuer la danfe de St. Guy aux mêmes caufes que l'épilepfie, favoir à des caufes qui irritent puiffamment le fyftême nerveux, & le forcent pour ainfi dire à des mouvemens irréguliers. Voyons ce que les obfervateurs nous ont laiffé par écrit fur le pouvoir de l'électricité dans cette maladie.

ON trouve d'abord trois éxemples décififs chez M. DE HAEN. (*c*) Nous n'en détaillerons que deux. Une petite fille de neuf ans, qui, après avoir eu la petite vérole & la rougeole, fut d'abord fouvent tourmentée d'une toux, rendit enfuite du pus, ce qui ceffa enfin, fut attaquée de la danfe de St. Guy, furtout au pied & à la main gauche, accompagnée de mouvemens convulfifs à la face. Après qu'elle eut fait ufage de l'électricité pendant fix mois, il fe manifefta autour du bras & du pied, un grand nombre de puftules, avec des croutes fort fales. Elle fut entiérement guérie, prenant entre-deux quelques purgatifs. — Une autre fille de douze ans commença, fans que les parens en purent
décou-

(*a*) *The defcription and ufe of Nairnes electrical machine* p. 59. Nº. 15.
(*b*) BERTHOLON, Tome I, p. 325.
(*c*) *Ratio med.* T. 1, Cap. 8. p. 28.

découvrir la caufe, à bégayer en parlant, à tourner les yeux de tous côtés d'une maniére effrayante, à mouvoir continuellement les lèvres, à faire des mouvemens convulfifs avec les mufcles de la face ; tantôt à faire fortir la langue, tantôt à la rouler dans la bouche ; enfin à donner toutes les marques d'une danfe de St. Guy. Après qu'on eût tout mis en œuvre pour découvrir fi cette maladie étoit feinte, ou réelle, on électrifa la malade & elle fut guérie au bout de fept femaines.

On trouve dans le douziéme Tome des Mémoires de la Société de Haerlem, l'obfervation fuivante, faite par M. de Man de Nimégue. Une fille de dix ans, après avoir effuyé une fiévre miliaire, fut faifie de tous les fymptômes de la danfe de St. Guy. M. de Man fut d'opinion qu'une matiére âcre, qui s'étoit jettée dans la moëlle épiniére, étoit la caufe de cette maladie nerveufe. Il effaya envain différentes méthodes, & il eut à la fin recours à l'électricité. Après qu'elle eût effuyé un petit nombre de fecouffes, cette enfant commença à balbutier quelques mots, mais inintelligiblement : & quoiqu'elle s'oppofât au commencement beaucoup aux fecouffes électriques, elle s'y accoutuma peu à peu. M. de Man, encouragé par un changement fi prompt & fi fenfible, adminiftra l'électricité tous les jours pendant une demi-heure, & il obferva à chaque fois une fueur abondante, qu'il entretenoit en faifant mettre la malade chaudement au lit. Il eut le plaifir de voir journellement les fuccès de l'électricité dans la guérifon de la parole, & la diminution des mouvemens convulfifs. Ayant répété cette expérience vingt-trois fois, du deux de Mars au dix-huit d'Août, il guérit entiérement cette enfant, qui parla auffi diftinctement qu'auparavant, & elle retourna à fes occupations ordinaires, fans qu'on s'apperçût du moindre mouvement irrégulier : feulement s'appercevoit-on, après qu'on eut abfolument vaincu ces mouvemens, qu'il reftoit une très légére roideur au côté du col, où ces mouvemens avoient eu lieu ; néanmoins fans que la tête penchât d'aucune maniére vifible : mais cette roideur fut auffi guérie par l'électricité. M de Man rapporte encore dans une note, une feconde guérifon du même genre, qu'il a effectuée en deux jours.

Nous pouvons enfin ajouter ici les deux obfervations fuivantes que nous avons faites nous-même. Une jeune Dame de dix-fept ans fut faifie d'une éxtrême frayeur à la nouvelle d'un incendie, & cela dans le tems de fes régles, qui furent fupprimées tout à coup. Quatre femaines après, précifément au tems que les régles auroient dû reparoître, elle fut attaquée de convulfions, qui fe changérent en danfe de St. Guy, fans qu'elle eût aucun relâche, même pendant la nuit. Elle avoit befoin tous les jours d'une paire de bas neufs, à caufe de la violence de fes mouvemens, qui faifoient d'ailleurs qu'elle ufoit fes habits très promptement. Un habile médecin employa tous fes foins pendant cinq femaines, mais fans fuccès. On nous confulta ; nous propofâmes l'électricité, & nous commençâmes par donner de légeres fecouffès par tout le corps: ce qui fut fuivi d'un fi heureux fuccès, que les attaques diminuoient journellement, & que la malade fut parfaitement rétablie au bout de trois femaines, quoique les régles ne reparurent que trois mois enfuite. Environ un an après, la même maladie fe manifefta deréchef, mais avec moins de violence qu'auparavant, & fans que les régles eurent été fupprimées: nous eûmes recours à l'électricité pendant huit jours, au bout defquels la malade fe trouva guérie, & l'eft reftée conftamment.

Un jeune homme de treize ans, fe plaignoit de naufées continuelles, & d'efforts pour vomir. Comme fa langue fe trouvoit fort chargée, nous lui prefcrivîmes le tartre émétique. Déja pendant qu'il vomiffoit, & qu'il rendoit une matiére verte pituiteufe, il fut pris de mouvemens irréguliers des nerfs, qui continuérent, & fournirent tous les fymptômes d'une danfe de St. Guy. Quelques fignes nous faifant fuppofer l'éxiftence de vers, nous employâmes des vermifuges, qui éxpulférent au bout de trois jours un grand nombre de vers ronds, mais fans caufer le moindre changement dans les autres fymptômes. Nous continuâmes les vermifuges: mais ne découvrant plus de vers par la fuite, nous eûmes recours à la *valeriana* & à d'autres remédes nervins: mais fans aucun fuccès. Enfin nous électrifâmes ce jeune homme en donnant de petites fecouffes par tout le corps. Au bout de trois jours les fymptômes étoient déja beaucoup moindres, & furent quinze jours fans reparoître. Quoique les vers aient été vraifemblablement la caufe de cette maladie, les mouvemens irréguliers du fyftême nerveux paroiffent être devenus habituels, après qu'on eût détruit la caufe du mal: & que ce n'eft qu'en employant un nouveau ftimulant, d'un genre tout différent, l'électricité, qu'on ait pu parvenir à détruire cette habitude.

En 1786 nous avons électrifé avec le Docteur DEIMAN, pendant un mois entier, une jeune Demoifelle attaquée de la danfe de St. Guy, mais fans avoir pu produire aucun changement; elle fe rétablit enfuite au moyen du *cuprum ammoniacum.* On trouve dans le volume LXIX des *Tranfactions Philofophiques*, une Lettre du Dr. FOTHERGILL, où il eft fait mention de la guérifon de cette maladie par l'électricité. Voyez auffi l'ouvrage de M. BERTHOLON, Tome I. p. 390. feqq.

§. LXIX.

3. LA paffion hyftérique eft une maladie du fexe, qui fournit tant de fymptômes différens, qu'ils font prefqu'innombrables, ou du moins beaucoup trop nombreux pour que nous puiffions en faire mention ici. Quelquefois cette maladie eft accompagnée de mouvemens convulfifs, quelquefois elle eft plus tranquille, & préfente des fymptômes qui font bien plus vivement fentis par la malade qu'ils ne fe manifeftent à l'éxtérieur. Pour autant que l'on peut conclure quelque chofe, & de la confidération des caufes occafionnelles, & du phénoméne, & de la méthode employée dans la guérifon, & de la disfection même des cadavres, il femble qu'on doive établir que la caufe prochaine de cette maladie confifte dans une affection fpafmodique des inteftins, furtout de la matrice, & dans une trop grande fenfibilité ou mobilité du fyftéme nerveux. Les obfervations fuivantes vont nous apprendre ce que peut l'adminiftration de l'électricité dans ce genre de maladies.

UNE Demoifelle de quatorze ans (*a*) fut attaquée pendant l'été de 1742 de convulfions, qui fe faifoient avec tant de rapidité, qu'elle en éprouvoit quelquefois environ quarante dans les vingt-quatre heures. Ces convulfions étoient fi fortes, que trois hommes robuftes avoient de la peine à retenir la malade au lit; mais elles diminuérent tellement par des faignées, des véficatoires, des calmans, des nervins, qu'elles ne revenoient plus, qu'une fois ou deux par jour. On attribua ces convulfions à une fuppreffion de régles, qu'on rétablit par l'ufage de remédes propres à cet effet. Mais les autres fymptômes continuérent, & reparurent fous des formes très variées, en différens tems. Tantôt la malade éprouvoit de violens fpafmes dans différentes parties du corps : tantôt les convulfions étoient plus générales & accompagnées de fyncope : tantôt la malade étoit éxpofée à différens maux hyftériques. Cette maladie dura nonobftant tous les remédes pendant dix ans, quoiqu'avec

---

(*a*) Lettre de M. CADWALLADER EVANS, inférée dans le *London Magazin* Mai 1747.

des intervalles de plus longue durée. Cette Demoiselle réfolut au mois de Septembre 1752 d'eſſayer l'électricité, & ſe rendit pour cet effet à Philadelphie auprès du célébre Docteur FRANKLIN. La malade rendit elle-même compte des ſuccès à M. EVANS en ces termes: „ On me donnoit tous les jours, „ matin & ſoir, quatre fortes ſecouſſes, avec des bouteilles de la contenance „ de huit *gallons.* Après la premiére j'éprouvai une plus forte attaque: mais „ celle-ci fut beaucoup moindre après la ſeconde ſecouſſe: ce qui arrivoit „ à chaque fois qu'on m'électriſoit: cependant les attaques diminuérent de „ tems en tems, juſqu'à ce qu'elles ceſſérent entiérement. Je ne me ſuis „ arrêtée que quinze jours en ville, & à mon départ M. FRANKLIN eut „ la bonté de me procurer une machine électrique, dont je me ſuis ſervie pen- „ dant trois mois tous les jours. Je jouis actuellement de cette ſanté par- „ faite, pour laquelle j'aurois voulu donner, il y a deux ans, tous les biens „ du monde."

ON trouve dans les Mémoires de la Société de Dantzig, T. Iᵉ, p. 552, l'obſervation d'une paſſion hyſtérique, que le Docteur DE LA MOTTE guérit par l'électricité. Le ſujet étoit une Dame, non mariée, de vingt-huit ans, d'un tempérament ſanguin & mélancolique. Cette maladie ſe manifeſta après un rhume de neuf ans, accompagné de mélancolie & de différens ſymptômes de ſpaſmes. En 1753 cette perſonne fut attaquée pour la premiére fois de violentes ſecouſſes & de convulſions de la tête & des mains; pour la guéri- ſon deſquelles elle prit beaucoup de remédes. Il s'y joignit la même année des ſpaſmes dans les jambes, dans tout le corps, avec des mouvemens de tête & une crampe, ou un ſentiment de ſuffocation dans la gorge. Ces accidens continuérent non-ſeulement l'année ſuivante, mais augmentérent en 1754, après une ſaignée, & venoient quelquefois deux ou trois fois par jour. Les ſymp- tômes devenoient plus fâcheux après quelques affections de l'ame, ou peu avant l'apparition des régles. Un jour il prit à cette perſonne une violente attaque en préſence de M. DE LA MOTTE. Elle ſe jetta ſur une chaiſe, pous- ſant les hauts cris. La tête ſe portoit de côté & d'autre, les yeux fermés: les muſcles de la face & de la bouche étoient fortement affectés, mais ſans qu'il vînt aucune écume ſur la bouche. On remarqua des ſpaſmes dans les mains & dans les pieds, & par intervalles tout le corps étoit tellement tiré de côté & d'autre, que la malade fut preſque jettée à bas de ſa chaiſe. Au bout de dix minutes elle reſpira profondément, étoit fort fatiguée, ſe plaignit de

mal de téte, & fua abondamment. M. DE LA MOTTE rifqua de l'électrifer
en 1754 : il commença le 12 de Juin, en tirant cinquante-deux étincelles des
mains & des pieds. Elle revint le 16 & conta avec joye que dans l'intervalle
elle avoit été libre de tout accident fâcheux, & qu'elle avoit beaucoup fué
la nuit.   En fuant, elle avoit éprouvé une pefanteur & un roidiffement dans
le bras droit, de forte qu'elle avoit craint une paralyfie : mais en fe levant
elle s'étoit apperçue que ce bras étoit mobile. L'urine, ci-devant pâle,
étoit devenue foncée & épaiffe. Le 16, le médecin tira cinquante-deux
étincelles de la téte & des bras, & lui donna vingt-fix fecouffes. Le lendemain la malade fut bien, à l'éxception de quelques petits mouvemens irréguliers. Le 17, on lui donna derechef trente fecouffes & elle étoit fort contente de
fon état. Le 19, on tira encore cinquante étincelles des mêmes parties, ainfi que
les 25, 26 & 29. Le 31 on lui fit prendre un purgatif, qui lui caufa quelques
mouvemens irréguliers, lesquels cefférent, dès que ce reméde eut fini d'agir.
Enfin après avoir encore été électrifée fix fois entre le 1 & le 20 d'Août, la
malade fut entiérement guérie, & refta dorénavant libre de tout accès : pendant ce tems M. de LA MOTTE continua à l'électrifer une fois par femaine.

MM. SAUVAGES, LOVET, WESLEY & plufieurs autres, ont employé
l'électricité avec le même fuccès dans ce genre de maladies. (a) Nous remarquerons en finiffant, que l'hydrocondrie chez les hommes ayant bien de
l'analogie avec la paffion hyftérique des femmes, il eft très probable qu'on
pourra employer l'électricité avec beaucoup de fuccès dans cette maladie ; nous
ne connoiffons cependant pas d'obfervations qui puiffent fervir à prouver
cette conjecture.

§. LXX.

4. ON ne fauroit douter que les fpafmes ne doivent être placés dans le rang
des maladies qui dépendent d'un mouvement irrégulier des nerfs, foit qu'ils
ne foient que purement locaux, ou qu'ils aient lieu dans plus d'une partie du
corps à la fois. Sans nous arrêter au grand nombre des différentes fortes de
fpafmes, ni à leurs caufes, nous tâcherons de démontrer par quelques éxemples, que l'électricité eft un reméde qui par fes bons effets mérite la préférence

____

(a) Voyez l'ouvrage de M. BERTHOLON, T. II. p. 390.

fur un grand nombre d'autres, tant dans ce genre de maladies, que dans d'autres maladies nerveufes. M. SCHAEFFER rapporte dans fes lettres, l'obfervation faite par M. TESKE concernant un homme qui, ayant été tourmenté pendant plufieurs jours de fpafmes, en fut guéri en très peu de tems par l'électricité.

M. LOVET (a) rapporte l'éxemple d'une femme fujette à de violentes crampes dans les deux jambes. Cette incommodité la prit à la vingtiéme année de fon âge, & avoit duré, mais avec des intervalles, jufqu'à fa feptantiéme année, qu'on commença à employer l'électricité. Les douleurs étoient les plus violentes la nuit, pendant que la malade étoit couchée ; de forte qu'elle étoit quelquefois obligée de quitter le lit deux ou trois fois. La forte contraction des mufcles produifoit des éminences & des éxtenfions, accompagnées de violentes douleurs, & par lefquelles les petits vaiffeaux fanguins fe déchiroient : de forte qu'il fe manifeftoit des taches brunes tirant fur le jaune, qui reftoient affez longtems vifibles. Mais des fecouffes électriques guérirent ce fâcheux état dans très peu de jours.

UNE autre perfonne, dit le même écrivain, qui avoit aux os de la jambe des groffeurs dures, femblables à celles que les plus violentes crampes produifent, quoiqu'elles ne fuffent ni fi dures, ni fi douloureufes, fut guérie en peu de minutes au moyen d'étincelles tirées des parties fouffrantes.

ON trouve l'obfervation fuivante dans une Lettre de M. SPRY à M. MORTON. (b) Une fille de dix-huit ans, d'une conftitution faine & robufte, fut faifie d'une forte émotion en apprenant la mort inattendue d'un ami: elle fut attaquée le jour fuivant de foibles convulfions, qui durérent pendant un mois. Elle ne parla pas depuis la première attaque, quoiqu'elle fût du refte fort fenfible. Peu après les mâchoires fe fermérent fi fortement, qu'elle ne put plus prendre qu'une nourriture fort liquide, qu'on étoit obligé de faire paffer avec bien de la peine, entre les dents: car il etoit impoffible d'ouvrir la bouche. La jambe droite commença à être légérement paralytique.' On confulta M. EDUARD SPRY fur cet accident le 10 de Janvier 1766. Il trouva que la malade ne pouvoit pas fe foutenir fans fecours: que la jambe & la cuiffe droite ne pouvoient être mues qu'avec peine: qu'elles étoient plus foibles que la jambe & la cuiffe droite, quoiqu'elles ne fuffent pas plus

---

(a) L. c. p. 77.
(b) Philof. Tranf. vol. LIII. p. 10.

maigres. M. Spry n'espérant guéres que les remédes ordinaires, dont on en avoit déja employé un grand nombre, auroient quelques succès, proposa l'électricité. Le 15 de Janvier il fit tirer à la malade, qui étoit d'un tempérament sanguin, quatorze onces de sang, & donna le lendemain quelques légeres secousses à la jambe attaquée. La malade y éprouva une sensation agréable. On répéta l'opération tous les jours, augmentant graduellement la force des secousses : au bout de six ou sept jours, la malade s'étoit fortifiée, & commença à marcher toute seule. Les mâchoires restant dans le même état, & la difficulté de parler étant toujours la même, on électrisa souvent la malade par bain, & tira des étincelles des muscles *masseters*, des tempes, & du menton. Le lendemain M. Spry plaça un fil conducteur autour des tempes & donna de légeres secousses, quelquefois aussi au menton & aux dents. La malade fut mise par-là en état de pouvoir proférer quelque son, quoiqu'avec peine. Une fois on lui donna une secousse si forte, qu'elle tomba en pamoison, & eut de fortes convulsions pendant une demi-heure. On continua l'électrisation tous les jours, & au bout de quinze jours tous les accidens étoient entiérement dissipés : la malade s'en retourna chez elle parfaitement guérie. Pendant la premiére semaine, on détermina les secousses entre la hanche droite & le pied droit; ensuite à d'autres parties : le bout de la langue devint fort rouge & fort sensible : les *papilles* devinrent plus prééminentes : les glandes, placées au dessous, qui d'abord étoient fort gonflées, diminuérent: la bouche se remplit de salive : le pouls faisoit douze ou quatorze battemens de plus pendant l'électrisation par secousses. Il arrivoit souvent après que la malade fût déja en train de guérison, qu'elle devenoit du côté droit aussi paralytique qu'auparavant, peu après avoir reçu une forte secousse: il se manifestoit aussi quelquefois des convulsions: mais elles cessérent enfin par d'abondantes sueurs.

M. de la Roche écrivit le 29 Juillet 1778 de Genéve: „ J'ai vu entre „ les mains de M. le Docteur Odier une contraction spasmodique de tous „ les muscles du bras, qui menaçoit de dégénerer en *titanos*, céder enfin à „ des commotions électriques très fortes & fréquemment repétées, après „ qu'on eût épuisé en vain pendant deux mois tous les autres remédes „ connus. Ce cas très intéressant, par le jour qu'il répand sur l'électricité „ médicale, sera bientôt publié plus en détail. (a)

(a) *Gazette de santé*, 1778, p. 140.

M. DE SAUVAGES guérit une crampe, accompagnée de convulsions. „ Il y avoit (dit-il) en outre une crampe, qu'une électrisation de trois „ mois guérit également.

M. SAUNDERS guérit par le même moyen une femme, qui avoit été sujette pendant longtems à des crampes des deux paupiéres. (*a*) Et l'on doit rapporter à la même classe l'observation suivante de M. WATSON. Une fille de sept ans, après s'être plainte pendant quelques jours de maux d'estomac, fut prise d'un spasme à la mâchoire. Ce spasme ayant duré quelque tems, se répandit sur tout le corps, de sorte que tous les muscles en étoient affectés & devenus roides : ce qui produisit un *tetanos* complet. Après avoir employé avec peine un grand nombre de remédes, on résolut à la fin d'employer l'électricité : ce qui fut suivi d'un si heureux succès, que l'enfant fut guérie parfaitement au bout de deux mois.

NOUS avons éprouvé nous-même plus d'une fois, les bons effets de l'électricité dans les crampes de différentes parties du corps. On peut consulter enfin les observations que M. BERTHOLON (*b*) a recueillies sur cette matiére.

§. LXXI.

5. NOUS rangeons dans la même classe certaines fiévres intermittentes. Quoique la plupart de ces sortes de fiévres soient dues à une matiére morbifique, & qu'ainsi leur guérison éxige l'éxpulsion de cette matiére, soit par la nature même, soit par le secours de l'art, il n'est pas rare de rencontrer des fiévres intermittentes qui n'ont aucune matiére pareille pour cause, mais qui paroissent provenir uniquement d'une affection irréguliére des nerfs. Cette conjecture paroîtra d'autant plus plausible, si l'on fait attention qu'on guérit ces fiévres uniquement par des fortifians & des nervins, sans qu'il se fasse aucune éxpulsion de matiére, soit naturellement, soit par art. D'ailleurs il est vraisemblable, qu'un grand nombre de fiévres tenaces, causées par une matiére morbifique, se changent après l'éxpulsion de la matiére morbifique, en fiévres qu'il faut attribuer uniquement à une *anomalie de nerfs*. Or, comme nous avons fait voir suffisamment, quelle est l'efficace de l'électricité dans des affections nerveuses, il ne sera pas nécessaire de démontrer au long

---

(*a*) *Medical Commenta ies.*
(*b*) Tom. I, Chap. 4.

qu'on

qu'on en peut faire ufage avec fuccès dans des fiévres de ce genre: & c'eft
non-feulement dans ces cas là que l'électricité nous paroît avantageufe :
mais nous croyons pouvoir conclure de fa vertu diaphorétique , qu'on
pourra s'en fervir avec fuccès dans les cas où la caufe matérielle de la
fiévre confifte dans une diminution ou une fuppreffion de la tranfpiration.

Il n'y a qu'à ouvrir les annales de la Médecine pour trouver tout de fuite
un grand nombre d'éxemples, qui mettent hors de doute le pouvoir fébrifuge
de ce moyen mécanique. En Janvier 1761 on pria M. Syme de vouloir
électrifer deux fils d'un tailleur à Briftol, l'un âgé de neuf & l'autre de cinq
ans , qui fe trouvoient attaqués d'une fiévre - tierce tenace. Il fit deux fois
l'éxpérience ; chaque enfant reçut quatre petites commotions , dont deux
pafférent par l'eftomac, & deux par les côtés : la fiévre fut entiérement
diffipée. Au mois de Mars fuivant un de ces enfans eut le malheur de tomber dans l'eau , & fut deréchef pris de la fiévre : on l'électrifa de nouveau ,
mais fans fuccès : la fiévre continua avec ténacité. Le 27 de Mars 1767,
M. Syme vit en fe promenant, près de fa maifon un homme d'âge , occupé
à fouiller parmi des pierres ; la pelle lui tomba des mains, il s'écria: ,, je ne
,, faurois travailler plus longtems , il faut que je m'en retourne chez moi.",
Ce monologue engagea M. Syme à demander la raifon de cette réfolution :
,, Monfieur,'' répondit le vieillard : ,, j'ai la fiévre - quarte depuis fix femai-
,, nes, & je fens qu'elle va me reprendre.'' M. Syme l'électrifa : lui donna
quatre commotions qui fe croifoient par le corps, & deux de la main droite au
pied gauche. Il ne rencontra qu'au mois d'Avril fuivant le patient , qui
lui dit n'avoir fenti depuis ce tems qu'un léger reffentiment de fiévre. (a)
M. Lindhuld rapporte un éxemple pareil d'un homme, qui avoit été
tourmenté pendant quelques mois d'une fiévre-tierce, & qui en fut guéri par
l'électricité. (b) M. Wesley guérit par le même moyen une fille d'une
fiévre topique. (c) M. Bohads, Médecin en Boheme , a démontré par
beaucoup d'éxpériences l'utilité de l'électricité dans des fiévres intermittentes. (d) M. Zetzel à Upfal obtint le même fuccès dans des fiévres-quar-

---

(a) l. c. p. 69.
(b) Mém. de Suede T. part.
(c) Effay on Electricity, p. 86.
(d) Phil. Tranf. Tom. XLVII. p. 351.

tes. M. ADAMS, profeſſeur à Caen, qui a enrichi l'électricité médicale d'un grand nombre d'obſervations, aſſure avoir tiré beaucoup de fruit de l'électricité dans des fiévres intermittentes : il guérit par ce moyen dans le cours d'une ſeule année trente-ſept malades. (a) M. WILLERMOZ de Lyon a marqué à M. BERTHOLON (b) avoir guéri quatorze fiévres quartes. Enfin on trouve encore d'autres éxemples ſur ce ſujet dans les ouvrages de MM. WILKINSON, NAIRNE & CAVALLO. Nous conclurons par ces paroles de M. BERTHOLON: ,, Ce qui confirme à notre avis la propriété ,, de guérir quelquefois les fiévres, que nous attribuons à l'électricité d'après ,, les éxpériences faites en divers lieux par pluſieurs ſavans ; c'eſt l'obſerva- ,, tion que rapporte M. DE REAUMUR, dans un tems où l'on ignoroit que la ,, ſecouſſe que donne la torpille, fût un phénoméne d'électricité. Cet ,, illuſtre Naturaliſte aſſure, que les peuples d'Abyſſinie guériſſent des fiévres ,, intermittentes par le moyen des commotions de la torpille."

ON demandera peut-être quelle eſt l'époque la plus avantageuſe pour admi- niſtrer l'électricité à des perſonnes, qu'on déſire de guérir de fiévres inter- mittentes ? Nous répondrons ſimplement que les ſavans dont nous avons rap- porté les obſervations, ont preſque tous choiſi la première période de la fiévre, ou du moins quelque peu de momens avant l'accès, afin d'empêcher, s'il eſt poſſible, ou de reſtreindre les mouvemens ſpaſmodiques, dont tout le corps ſe trouve attaqué alors : & de faire vers la ſurface du corps une révulſion des fluides qui commençoient déja à ſe rendre vers l'intérieur : de ſorte qu'on empêche la fiévre dès le premier accès, & qu'on rétablit le calme dans le ſyſtême nerveux, qui étoit déja agité.

§. LXXII.

6. ENFIN on peut ranger le tremblement des membres parmi les maladies qui dépendent d'un mouvement irrégulier des nerfs, & dans leſquelles l'éxpé- rience nous apprend qu'on peut employer l'électricité avec ſuccès. M. VERRATTI guérit un homme, qui avoit été pris à la ſuite d'une forte frayeur d'un tel tremblement des membres, qu'il n'avoit pu marcher depuis quatre ans,

(a) Journ. Encyl. Décembre 1773, p. 347.
(b) l. c. T. I. p. 312.

& qu'il s'étoit vu obligé de garder le lit: (*a*) & M. DE HAEN a opéré douze guérifons complettes par le même moyen. (*b*) On trouve un grand nombre d'autres éxemples dans les Recueils de MM. DEIMAN, HARTMAN & BERTHOLON. Nous n'en rapporterons pas un plus grand nombre. Nous aimons mieux confacrer encore quelques momens à réfléchir fur la maniére dont l'électricité agit comme reméde dans les maladies dont nous avons parlé depuis le §. LXVII jufqu'ici.

IL paroît au premier abord contradiĉtoire, d'employer un moyen dont la force confifte originairement à éxciter l'action des nerfs & des fibres mufculaires, dans des cas où le principe vital eft trop aĉtif, & paroît requérir plutôt des remédes calmans, que des remédes qui agiffent comme irritans: en un mot, il paroît contradiĉtoire d'employer l'électricité dans des cas où la fenfibilité & l'irritabilité font trop grandes. Voici ce que nous remarquons fur ce fujet.

1. IL eft un grand nombre de cas où l'électricité détruit les caufes qui produifent pareils mouvemens irréguliers du principe vital. Car combien fréquens ne font pas les cas où il faut attribuer ces mouvemens irréguliers, à un empêchemen de la tranfpiration, des fecrétions, ou des éxcrétions: à des ébullitions rentrées, à quelque matiére âcre qui s'eft jettée fur les nerfs, ou qui caufe des obftruĉtions? Or, comme l'électricité eft en état de rétablir la tranfpiration, les fecrétions & les éxcrétions dans leur premier état: d'attirer au dehors les matiéres âcres qui étoient rentrées; on peut en conclure facilement, qu'elle doit faire les fonĉtions d'un éxcellent médicament dans des mouvemens irréguliers du principe vital, qui dépendent des caufes que nous venons d'articuler, ou d'autres femblables.

2. NOUS remarquons en fecond lieu, & d'après l'éxpérience, qu'il eft des mouvemens irréguliers du principe vital, qui s'appaifent quand on affeĉte les nerfs d'une autre maniére & plus puiffamment, dans des endroits plus éloignés. Le hoquet, par éxemple, s'appaife par des affeĉtions violentes de l'ame, comme la peur, la colére; quelquefois auffi par le rire ou l'éternuement. C'eft ce qu'HIPPOCRATE avoit déja remarqué, quand il dit dans l'aphorifme 13 de la fixiéme feĉtion: *a fingultu detento fternutationes accedentes*

(*a*) *Obferv. Phyf. Med.*
(*b*) *Ratio med. T. 1. Cap. 8. & 28.*

folvunt fingultum. D'où il réfulte, que le mouvement, que des étincelles ou des commotions électriques éxcitent, foit dans telle ou telle partie du corps, foit dans tout le corps, peut très vraifemblablement produire de pareils effets, & appaifer des mouvemens irréguliers des nerfs, furtout quand ces mouvemens font plutôt habituels qu'ils ne dépendent d'une matiére particuliére.

E N réfléchiffant fur ces confidérations, on conviendra qu'il eft moins contradictoire qu'il ne paroiffoit au premier abord, que l'électricité eft un reméde falutaire, même dans les cas où le fyftême nerveux eft agité de mouvemens irréguliers & éxceffifs. Au refte, nous ne difons pas, & il s'en faut de beaucoup, qu'on doit employer l'électricité indiftinctement dans tous les cas où l'on obferve une trop grande fenfibilité & irritabilité. Nous croyons, au contraire, qu'on pourroit faire ufage de l'électricité fort mal à propos: & qu'il eft du devoir d'un médecin de ne s'en fervir qu'avec prudence pour des malades fort fenfibles.

§. LXXIII.

C O N S I D É R O N S enfin l'action de l'électricité dans des cas qui ont plus de rapport à la Chirurgie qu'à la Médecine, & au nombre defquels nous plaçons les cas fuivans.

· I. D I F F É R E N T E S fortes de tumeurs. Nous avons fait mention en paffant §. LXVI. de quelques tumeurs guéries par l'électricité: mais nous détaillerons à préfent d'avantage les obfervations qu'on a faites fur ce fujet. On trouve dans une Lettre de M. T I S S O T à M. H A L L E R fur l'adminiftration de l'électricité, l'hiftoire d'un jeune homme, qui avoit une tumeur au col, dont il fut guéri par l'abbé N O L L E T. Après avoir éprouvé différentes fecouffes, il rendit par le nez une grande quantité d'humeur claire, & la tumeur difparut fans revenir. M. D E T H O U R I, de l'Oratoire à Caen, électrifa un paralytique qui portoit une fi grande tumeur, qu'elle pendoit des vertébres du col, par deffus la poitrine le long du bras gauche: & il guérit en même tems la tumeur & la paralyfie. M. l'abbé S A N S parle d'un paralytique, qui avoit auffi une tumeur, & qui fut guéri de l'une & de l'autre par l'électricité. M. l'abbé A D A M S a guéri différens cas pareils par le même moyen. (a) M. F U C H E L électrifa un homme de quatre-vingts ans, tour-

---

(a) B E R T H O L O N T. 1 p. 212.

menté de douleurs de rhumatifme, accompagnées d'une tumeur aux glandes inguinales, & d'une varice à la veine brachiale. Les douleurs diminuérent plus ou moins, & l'électricité fit auffi difparoître la varice en une foirée: la tumeur aux glandes inguinales, qui étoit de la groffeur d'un poing, & qui avoit réfifté aux plus puiffans remédes, fe diffipa au bout de trois jours. (a) M. Lovet a vu d'éxcellens effets de l'électricité dans des tumeurs fcrophuleufes, & des écrouelles: M. Jallabert a obfervé la même chofe. ( ) M. Gardini avoit coutume de placer fur les tumeurs fcrophuleufes une lame de plomb amalgamée avec du mercure, & d'éxciter alors des étincelles, afin de faire pénétrer le mercure dans la tumeur: & il affure que cette métho- de lui a très bien réuffi. (c) M. Cavallo dit que, quand les tumeurs des glandes font encore récentes, on les guérit généralement, furtout quand on fait ufage de pointes de bois ou de métal, pour éxciter le fluide électrique fur les glandes tuméfiées, pendant que le malade eft ifolé. M. Mauduit a traité une petite fille de fix ans, attaquée de tumeurs fcrophuleufes, qui aug- mentérent en dépit de tous les remédes qu'on avoit employés. La parotide gauche, devenue prefque de la groffeur d'un œuf, s'étoit ouverte: les bords de l'ulcére étoient calleux, renverfés, & fort épais: le fond étoit couvert de chairs fongeufes: la playe rendoit en petite quantité un ichor rouffâtre. Un traitement électrique d'environ trois mois fuffit pour diffiper l'engorgement des glandes, & procurer la cicatrice de l'ulcére: mais on continua en même tems l'ufage des bols fondans, qui feuls n'avoient pas eu d'effet, & qui pro- bablement combinés avec l'électricité fecondérent fon action, comme l'élec- tricité aida la leur. M. Mauduit dit encore ailleurs: ,, Nous favons par
,, nous même que l'électricité diffipe affez promptement l'enflure & l'empâte-
,, ment du tiffu cellulaire, & plufieurs Phyficiens ont écrit que l'électricité
,, eft un puiffant diffolvant des tumeurs indolentes, pâteufes. Les tumeurs font
,, fufceptibles d'être diffoutes par l'électricité: car depuis que nous traitons
,, des maladies par l'électricité, un grand nombre de faïts nous ont porté à
,, regarder ce reméde comme un puiffant incifif, d'autant plus actif qu'il eft
,, plus pénétrant, & qu'il agit immédiatement fur les parties affectées. L'in-

(a) *Mém. de l'Acad. Elect. de Mayence* T. II.
(b) *Lettre de* M. Sauvages à M. Bruhier.
(c) *De effect. Electr.* p. 223.

„ dication eſt de diviſer l'humeur accumulée qui forme la tumeur, de la ren-
„ dre aſſez fluide pour qu'elle puiſſe être reſorbée. (a)

On trouve dans le troiſiéme Tome de l'*Hiſtoire de la Société Royale de Médecine*, p. 292, l'obſervation d'un ſoldat du régiment d'Auvergne, âgé de
vingt-cinq ans, qui avoit les glandes du col des deux côtés, mais ſurtout au
côté gauche, fort enflées & engorgées: „ il y avoit de ce côté un ulcére,
„ prêt d'être fermé, après avoir été beaucoup plus ouvert, d'où il couloit
„ encore de la ſanie : les bords étoient rouges & gonflés: on voyoit de ce
„ côté, ainſi que de l'autre, des cicatrices d'anciens ulcéres; les glandes
„ maxillaires étoient engorgées vers la ſymphyſe du menton : le col parois-
„ ſoit en général gonflé & difforme: cet état duroit depuis deux ans." Après
que le malade eût été traité pendant cinq mois à l'hôpital de St. *Louis* à
Paris, ſans aucun ſuccès, on réſolut d'employer l'électricité : pendant trois
mois on adminiſtra l'électricité par bain deux fois par jour: enſuite pendant
un mois on tira des glandes tuméfiées au côté gauche quelques étincelles,
avec cet heureux ſuccès, que le gonflement des glandes diminua, que l'ulcére
ſe ferma, & qu'enfin on ne put preſque plus remarquer de tumeur au col.
Enfin nous remarquons que M. Mauduit a employé l'électricité avec le
plus grand ſuccès dans trois cas, où il y avoit déplacement de lait. (b)

2. Nous rangeons en ſecond lieu dans cette claſſe, les bleſſures, les
ulcéres, les abcès, &c. On trouve dans les écrits de MM. Wesley & Lovet différentes obſervations de bleſſures, d'ecchymoſes, & de foulures,
guéries plus promptement par l'électricité que par d'autres moyens: M. Lovet dit même avoir arrêté les progrès de la gangrène. M. Nairne
aſſure, que des éxemples ſans nombre confirment l'uſage de l'électricité dans
des foulures, des brûlures, & des bleſſures. M. Masards guérit une ſorte
d'ulcére dartreux dans un homme qui en avoit été tourmenté depuis huit ans:
trois mois d'électriſation par ſouffle & par aigrette, & une ſéance de dix
minutes par jour, ont ſuffi pour la diſſiper. (c) On trouve les deux obſervations ſuivantes dans l'hiſtoire de l'électricité par l'Abbé Mangin, Part. III.
p. 81. „ Un Docteur en Médecine à Montpellier, s'étant fait tirer des étin-

---

(a) Voyez Bertholon, T. I. p. 273.
(b) *Mém. ſur les différentes maniéres d'électriſer*, p. 180.
(c) *Troiſiéme Mém. ſur l'électricité*, p. 64.

„ celles d'une petite tumeur rouge en forme de pustule, qu'il avoit au de-
„ dans de la main, on la vit s'enfler considérablement dans l'espace de quel-
„ ques minutes, & se résoudre en suppuration. L'autre guérison non moins
„ importante que celle-ci, s'accomplit dans un homme, du village de
„ *Baillargues*, âgé de 49 ans, lequel portoit des ulcéres depuis douze ou
„ quinze mois, accompagnées d'une douleur très aiguë aux genoux & d'une
„ tumeur : enforte qu'il pouvoit à peine les plier pour se lever & s'as-
„ seoir."

M. DE HAEN (a) guérit, sans aucun autre remède, uniquement par
l'électricité un jeune tailleur, qui avoit au col une tumeur purulente. Selon
M. CAVALLO l'électricité opère la résolution d'abcès, quand ils commencent à se former. Il allégue l'exemple d'un abcès déja formé sur la hanche,
que l'électricité guérit par reforbtion. M. MAUDUIT dit que l'expérience
confirme que l'électricité augmente en général toute forte de suppuration, &
qu'ainsi elle peut étre un remède très convenable dans le traitement des
ulcéres. (b)

M. WEBER dit dans une de ses notes sur la traduction allemande de
l'ouvrage de M. BERTHOLON, *sur l'électricité du corps humain*, (p. 139) que
le Professeur WIEDEBURG à Jena assure que l'électricité a guéri des panaris.
On lit aussi dans des théses soutenues sous la présidence de M. LINNÆUS
que l'électricité accélére la suppuration des furoncles. Enfin MM. LOVET
& CAVALLO ont réussi à guérir par l'électricité des fistules lacrymales.

3. L'EXTENSION des ligamens & des tendons. JOHN PAGLAR, maçon,
eut au mois de Mars 1762 le malheur de se fouler le genou en portant une
pierre pesante : cette foulure étoit accompagnée d'enflure & d'une forte
douleur. Un chirurgien qu'on avoit consulté, fut d'opinion que cette incommodité dureroit longtems, & que la guérison en feroit fort difficile. Le
lendemain, le patient vint avec beaucoup de peine chez M. SYME. Celui-
ci lui fit passer cinq secousses par l'enflure, avec un tel succès que le genou
devint mobile, que le patient put non-seulement le remuer, mais encore qu'il
put marcher sans peine par la chambre. — On lui recommanda de ménager
le genou ce jour-là, le plus qu'il feroit possible, & de revenir le lendemain.

____

(a) *Ratio medendi.* T. I.
(b) *Mém. sur les differentes maniéres d'électrifier*, p. 193.

Il revint, mais il étoit déja rétabli au point que l'enflure n'étoit plus d'aucune conféquence, & qu'il pouvoit marcher comme auparavant. (*a*) M. WESLLY rapporte l'éxemple d'un tailleur, qui tomba d'un arbre à l'âge de dix-huit ans; ce qui caufa une fi violente extenfion aux mufcles des cuiffes, qu'il ne pouvoit faire, même avec beaucoup de précautions, vingt pas fans éprouver les plus violentes douleurs. La première fecouffe électrique déplaça la douleur au deffous du genou: à la troifiéme féance la douleur fe diffipa entiérement & ne revint plus. On trouve plufieurs autres éxemples de ce genre dans le recueil de M. DEIMAN: p. 259 & fuiv. M. MARTEAU guérit une fauffe anchylofe au genou. (*b*) M. MASARDS a guéri une Dame d'une anchylofe, accompagnée d'une tumeur enkiftée au genou gauche. Ces deux incommodités diminuérent peu à peu, & la malade fe rétablit, aprés avoir employé pendant cinq mois l'électricité, ainfi que d'autres remédes convenables. M. DU BOUEIX foumit au traitement électrique une jeune fille, qui avoit depuis fept ou huit mois de violentes douleurs au genou gauche, lequel étoit prefqu'entiérement immobile : elle avoit employé inutilement un grand nombre de remédes. M. DU BOUEIX lui adminiftra l'électricité par bain deux fois par jour, une heure chaque féance: & tira des étincelles de la partie affectée. La malade éprouva du foulagement dès la troifiéme féance : à la neuviéme ou dixiéme, la douleur étoit entiérement diffipée, & le mouvement étoit rétabli. On fe fervit en même tems d'autres remédes, mais qui précédemment avoient été employés longtems fans fuccès. (*c*) M. LINNAEUS a guéri dans l'hôpital à Upfal des ganglions. Trois obfervations, dit-il, ont fourni des preuves évidentes du pouvoir réfolvant de l'électricité dans ce genre de tumeurs. Enfin, M. AUGUSTIN FREDERIC PALLAS, Profeffeur de Chirurgie à Berlin, recommande éxpreffément l'ufage de l'électricité dans des ganglions. (*d*)

4. ENFIN nous plaçons dans cette claffe les hernies. M. CAULET dit à la p. 142 de fa traduction de l'ouvrage de M. NAIRNE, avoir eu deux

fois

(*a*) *Effay on Electr.* p. 100.
(*b*) *Journ. de Phyf.* Juin 1777. p. 429.
(*c*) Voyez BERTHOLON, T. I. p. 357.
(*d*) *Traité des maladies éxternes*, p. 112.

le bonheur de faire rentrer une hernie par l'électricité : voici comment M. .
BERTHOLON rapporte ce fait. (a) Une femme avoit une hernie ombili-
cale, très protubérante, mais indolente : on eut l'idée de faire passer la commotion électrique à travers la protubérance éxterne, dans la persuasion que si
les parties continues étoient sensibles & irritables, la réduction devoit in-
failliblement avoir lieu : la commotion lui fut effectivement donnée dans la
direction de la main au pied, & la hernie fut aussitôt réduite par cette seule
commotion : on lui appliqua ensuite un bandage. Une autre Dame étoit depuis
longtems affligée du côté droit, d'une hernie inguinale, épiploïque, intesti-
nale ; elle occupoit depuis l'anneau jusqu'au dessus de l'os pubis. Cette hernie
trouvée unique par les gens de l'art, avoit une forme oblongue & étoit éxtrêmement douloureuse, malgré les cataplasmes & les bains qu'on avoit employés :
„ la réduction ayant été tentée sans succès," dit le Docteur que nous venons
de citer : nous lui administrâmes des commotions, en renfermant sa tumeur dans
le cercle que devoit parcourir la décharge électrique. Huit commotions suffi-
rent pour la réduire, en aidant la réduction par de légères compressions dans
l'intervalle de chaque commotion.

(a) Tome II, pag. 83.

CHAPITRE II.

De la maniére d'adminiftrer l'électricité aux malades.

§. LXXIV.

Veut-on faire un ufage vraiment utile des remédes qu'on employe, il s'agit non-feulement de les affortir à la nature de la maladie, & de les faire répondre aux indications qu'on a faites: mais il eft en outre néceffaire de les employer dans la quantité & de la maniére requifes, en tems & lieu convenables, & de faire l'attention la plus fcrupuleufe à toutes les circonftances qui pourroient leur être avantageufes ou nuifibles. Ce que nous venons d'avancer eft applicable à tous les remédes quelconques, mais finguliérement aux différentes maniéres d'adminiftrer l'électricité aux malades: & conféquemment il eft d'une grande importance de connoître les inftrumens & les manœuvres qui font néceffaires pour tirer tout le parti poffible du fluide électrique, confidéré comme reméde. Il fera donc néceffaire de traiter ce fujet en détail, & avec toute l'éxactitude requife: mais de façon qu'il fuffira de propofer uniquement cette maniére d'adminiftrer l'électricité, qu'une longue expérience nous a appris être la meilleure & la plus commode, fans entrer dans le détail des différentes maniéres que d'autres Auteurs ont employées & qu'ils recommandent.

Il ne fera guéres néceffaire d'avertir préalablement, qu'il faut poffréder une bonne machine électrique, avec laquelle on peut donner un degré de force à volonté, & proportionné aux circonftances. Car, quoiqu'on puiffe fuffifamment charger des bouteilles de Leide, celles même d'une grandeur remarquable, au moyen de petites machines, & que ci-devant on fe foit fervi avec fuccès de celles-ci, & qu'on pourroit s'en fervir encore, il eft néanmoins hors de doute, que de pareilles commotions, quoique plus fortes que celles qu'on employe aujourd'hui, font quelquefois préjudiciables, & qu'elles doivent céder à de petites commotions qui fe fuccédent rapidement. Or, il eft auffi difficile de produire celles-ci par de petites machines, qu'il l'eft d'éxciter par leur moyen le fouffle électrique, l'électrifation par aigrettes, par étincelles, & par picottement : enfin les petites machines ne font nullement propres à l'électrifation par bain.

Si l'on demande, en conféquence de ces réflexions, quelle eft la grandeur

qu'il faut donner à une machine deſtinée à l'électricité médicale , nous répondrons qu'une machine à deux diſques , de dix-huit pouces de diamétre , faite
d'après les derniéres corrections de M. C U T H B E R S O N , (a) peut fournir aſſez
de fluide électrique , pour qu'on puiſſe l'adminiſtrer comme reméde au corps
humain dans tous les cas poſſibles. Si l'on employe des machines plus grandes ,
il ne peut qu'en réſulter de l'avantage ; mais il ne faut pas perdre de vue qu'il
eſt plus difficile de les manier. L'éxpérience nous a appris , que des diſques
de moins de dix-huit pouces , ont en général trop peu de force , pour pouvoir être employés dans toutes les éxpériences médicales. Ceux de dix-huit
à vingt-quatre pouces ſont les meilleurs.

N o u s ne nous arrêterons pas à donner une deſcription des machines dont
on ſe ſert aujourd'hui: nous ſuppoſons qu'elles ſont ſuffiſamment connues des
lecteurs : on trouve d'ailleurs de quoi ſe ſatisfaire ſur ce ſujet dans l'ouvrage
de M. C U T H B E R S O N que nous venons de citer: & nous décrirons les différentes piéces de l'appareil médical , à meſure qu'il en ſera beſoin : d'ailleurs
nous ſuivrons dans ce Chapitre le même ordre que nous avons ſuivi dans le
Chapitre ſecond de la Section précédente.

§. LXXV.

P o u r électriſer un malade par communication , il ne s'agit que de l'iſoler
& de le faire communiquer au premier conducteur. Mais il eſt quelques
précautions à prendre , tant par rapport à l'iſolement , qu'à la communication
qu'il faut établir entre le malade & le conducteur , afin que la communication
du fluide électrique ſoit auſſi abondante qu'il eſt poſſible , & qu'il ne s'en
perde que très peu.

Q u a n t à l'iſolement: il conſiſte ordinairement en une chaiſe de bois , ſans
bras , ſans angles aigus , auſſi polie qu'il eſt poſſible , & ſoutenue par quatre
pieds de verre , au moins de huit pouces de longueur , couverts d'un vernis
pour empécher l'humidité de s'y attacher: ou bien on place la chaiſe ſur un
iſoloir ſoutenu par quatre pieds de verre , de la hauteur dont nous venons de
parler: du reſte , il faut que l'iſoloir ſoit d'un bois fort uni , ſans angles ou
pointes. Il faut d'ailleurs qu'il ſoit aſſez grand pour que le malade puiſſe

_____

(a) Voyez ſon ouvrage intitulé, *Algemeene eigenſchappen der Electriciteit.* Tome II, p. VIII
& fig. 8, de la Pl.

commodement y étendre les jambes : & fi l'on fait ufage d'une fimple chaife ,. comme nous venons de le dire, il faut en outre qu'il y ait un banc ifolé pour placer les pieds. Enfin, pour rendre l'ifolement auffi complet qu'il eft poffible, il eft néceffaire de couvrir le plancher fur lequel le malade fe placera, d'un morceau de toile cirée, la furface cirée en haut, de peur que le fluide électrique ne foit fans cela foutiré par les poils des tapis , ou les joncs des nattes : & par la même raifon il eft néceffaire que le malade fe trouve fuffiffamment éloigné de tout autre objet: de ne pas employer d'habits galonnés, où fur lefquels fe trouve quelqu'ornement de métal: enfin de ranger les plis. de façon qu'ils ne puiffent pas faire l'office de pointes, ou d'angles. Il fuffit d'avoir indiqué ces précautions pour qu'on en fente les raifons.

QUANT à la communication qu'il faut établir entre le malade & le premier conducteur de la machine, il faut employer un gros fil de laiton, garni de boules aux deux extrémités, dont l'une eft appliquée au conducteur, & dont le malade tient l'autre : ou du moins il faut que celle-ci le touche. Cet appareil vaut infiniment mieux qu'une chaîne de métal, qu'on employoit autrefois, parcequê les chaînons font fubir une trop grande perte au fluide électrique; & quand même, pour empêcher cet écoulement, on couvriroit cette chaîne de foye, ou de cuir, la communication fe fait bien plus librement par un fil poli de laiton, que par un conducteur interrompu, tel que l'eft une chaîne.

QUAND le malade eft ifolé , & que la communication eft établie de là manière que nous venons de propofer , il n'y a qu'à mettre la machine en mouvement, pour électrifer le malade par communication, ou par bain ; dénomination prife des bains ordinaires, & affez appliquable à ce fujet, puifque le malade fe trouve entouré de tous côtés de fluide électrique; & qu'il y eft pour ainfi dire plongé, comme il l'eft dans l'eau dans des bains ordinaires.

POUR juger des cas , où il convient d'employer cette maniére d'adminiftrer l'électricité , il n'y a qu'à fe rappeller ce que nous avons dit ci-deffus §. XIII-XXIV de l'action du bain électrique fur le corps animal, & d'en faire une comparaifon aux conféquences que nous en avons déduites dans le Chapitre III, §. XLVIII. Tout médecin verfé dans fon art, pourra facilement appliquer les principes généraux aux cas particuliers; & il féroit inutile de repéter ce que nous avons déja dit. Le temps pendant lequel il faut employer le bain, doit être proportionné aux circonftances : en attendant nous jugeons qu'il

fuffira dans la plupart des cas, d'adminiſtrer le bain une fois, ou plutôt deux
fois par jour, une demi-heure à chaque fois.

§. LXXVI.

On demandera peut-être pourquoi nous ne faiſons ici aucune différence
entre le bain poſitif, & le bain négatif, & pourquoi nous n'en traitons pas
féparément ? C'eſt que nous croyons avoir fait voir ci-deſſus, que ces deux
bains ne différent aucunement dans leurs effets, & qu'il eſt indifférent de
ſe ſervir de l'un ou de l'autre. Nous ſavons que M. BERTHOLON eſt d'opinion,
qu'il eſt des maladies qui dépendent d'un éxcès de fluide électrique, tandis
qu'il en eſt d'autres qui doivent leur origine à un défaut, ou à une diminution
de ce même fluide : qu'il faut conſéquemment employer l'électricité négative
pour la guériſon des premiéres ; & la poſitive pour la guériſon des derniéres. Mais
ce ſentiment nous paroît ſujet à un grand nombre de difficultés importantes, &
nous nous ſommes plus ou moins engagés à les relever. Expoſons donc briéve-
ment les principes de la Théorie de M. BERTHOLON : ajoutons-y nos con-
ſidérations : afin qu'il paroiſſe plus clairement qu'il eſt indifférent pour les
éxpérieures médicales de faire uſage du bain poſitif, ou du bain négatif.

§. LXXVII.

APRÈS avoir traité en détail de l'électricité atmoſphérique, de ſon influence
ſur le corps humain, de la maniére dont cette influence ſe fait, de ſes effets
ſur l'état de ſanté & de maladie, & enfin de ſa liaiſon avec d'autres propriétés
& effets de l'air : M. BERTHOLON paſſe dans le Chapitre VII à prouver
qu'il eſt une électricité, que le corps humain n'acquiert pas par communication, mais qui y eſt éxcitée ſpontanément, par la chaleur & le frottement,
ſoit des membres même du corps entr'eux, ſoit par la ſurface du corps contre
les habits : électricité qu'on nomme par cette raiſon *électricité ſpontaée*. Pour
démontrer l'éxiſtence de cette électricité, l'auteur en appelle d'abord aux
obſervations multipliées de perſonnes, qui, en mettant du linge propre, ſe font
apperçues dans l'obſcurité d'étincelles électriques ſur leurs corps, ſur leurs che-
miſes, accompagnées de craquement & de picottement : 2. au témoignage de
M. DE SAUVAGES, & d'autres Phyſiciens, qui font mention de perſonnes,
des bas & des jambes deſquelles on a vu ſortir des rayons de feu pendant qu'elles
ſe promenoïent : 3. à l'électricité ſinguliére de MICHEL PUSSCHLEN, à

Tobolsk, qui, dans l'état de fanté parfaite, & furtout en hiver, communiquoit (a) à d'autres perfonnes des étincelles électriques, en les touchant:
ainfi qu'à une obfervation femblable, dont M. GAUBIUS fait mention au
§. 660 de fa *Pathologie*: 4. aux phénoménes électriques qui ont quelquefois
lieu, quand on fe peigne les cheveux, ou qu'un léger frottement produit fur la
furface du corps humain : 5. aux attractions & répulfions électriques qu'on
obferve chez quelques perfonnes, & chez des animaux, fans les avoir préalablement électrifé : 6. à l'obfervation, dont parlent BIANCHI & MAFFEI
touchant une femme qui a été confumée par un feu intérieur, & fans aucune
caufe éxterne, ainfi qu'à un pareil éxemple d'une Dame Angloife, cité par
WILMER: 7. aux éxpériences de M. DE SAUSSURE, qui affure avoir
remarqué des fignes fenfibles d'électricité, après avoir fait auparavant quelque
mouvement, foit à l'air, foit dans fa chambre, & s'être placé fur un ifoloir,
en touchant l'électrométre. Cette électricité étoit tantôt pofitive, tantôt
négative, fans que M. DE SAUSSURE pût donner la moindre raifon de ces
diverfités. Il lui arrivoit quelquefois de voir les boules de l'électrométre s'ouvrir & fe réunir, quand, étant ifolé & touchant à l'électrométre, il faifoit
en même tems de grands mouvemens: ,, L'électricité, dit M. DE SAUS-
,, SURE, qui fe manifefte dans ces éxpériences, paroît évidemment produite
,, par l'électricité d'un corps contre les vêtemens qui le couvrent. Le mou-
,, vement que produit la refpiration, fuffit même pour éxciter quelque peu
,, d'électricité : car lors même que l'on demeure fur le tabouret ifolé, dans
,, le repos le plus parfait qu'un être vivant puiffe obferver, fi l'on tient pen-

---

(a) *Acta Petropol* 1779: p. 134. Voici un autre exemple que M. CASSINI rapporte.
,, Un feigneur Ruffe, dont le nom & la réputation ont été repandue dans l'Europe, & que
,, je rencontrai à Florence, m'affure que, dans deux différentes années de fa vie, il avoit été
,, doué, fi j'ofe m'exprimer ainfi, d'une vertu électrique femblable à celle de la torpille, qui-
,, conque le touchoit en quelque partie du corps que ce fut, éprouvoit une commotion fenfi-
,, ble. Je lui demandai fi pendant cette époque il s'étoit apperçu de quelque différence dans
,, fa fanté & dans les affections habituelles du corps; il m'affure que non. Un état fi fingu-
,, lier eut fans doute mérité d'être vérifié, examiné, & fuivi par un Phyficien éclairé : mais
,, ne l'ayant pas été, on fera dans le cas d'attendre un nouvel exemple pour ajouter foi à ce
, fait, que je n'ai rapporté qu'à caufe de fa fingularité. D'ailleurs en Phyfique, quelqu'éton-
,, nans que foyent les faits, il eft auffi blamable de les rejeter que de les admettre trop légé-
,, rement. *Mém. de l'Acad.* 1777. p. 578.

„ dant quelque tems fa main fur le condenfateur conftruit fur les principes de
„ M. Volta, on aura des fignes fenfibles d'électricité."

Telles font les obfervations & les éxpériences, par lefquelles M. Bertholon croit pouvoir prouver l'éxiftence de l'électricité fpontanée. Quant
à la maniére dont elle fe produit, l'auteur avoue ne pouvoir préfenter que
des conjectures : & voici à quoi fe réduit celle qu'il propofe. Le corps
humain eft compofé de fubftances idioélectriques & de fubftances conductrices. Du nombre des premiéres, font les nerfs, les os & les cartilages, &c :
de celui des derniéres, la plupart des fluides, les mufcles, &c. Il eft donc
très vraifemblable que l'électricité en queftion eft éxcitée par le frottement
des fluides fur les parties folides, ou du moins dans le frottement réciproque
des derniéres fur elles-même : frottement qui dépend auffi bien du mouvement naturel, que des mouvemens volontaires des différens membres du corps.
La circulation du fang, le mouvement de la refpiration, le mouvement périftaltique des inteftins ne peuvent avoir lieu fans produire du frottement, &
c'eft à cette caufe qu'il faut vraifemblablement attribuer que le fluide électrique eft plus actif dans des animaux vivans, des chats, par éxemple, que dans leurs
cadavres. M. Bertholon croit que fa conjecture acquiert un nouveau
degré de probabilité, par les différentes éxpériences fur lefquelles M. de
Sauvages & d'autres Phyficiens fondent leur fentiment, que le fluide nerveux & le fluide électrique ne font qu'un feul & même fluide, ou du moins
qu'il eft entr'eux une grande analogie : quoiqu'il ne paroiffe pas adopter lui-
même ce fentiment, mais plutôt être d'opinion, que le fluide qui coule dans
les nerfs eft un compofé de fluide électrique & de fluide nerveux, un fluide
électrico-nerveux, qui peut être produit par différentes caufes, par le frottement, la chaleur &c., & fe trouver plus abondamment dans un endroit que
dans un autre : ce qui produit les différens phénoménes de l'électricité fpontanée. Enfin pour couper court, M. Bertholon en appelle aux Torpilles
& ajoute, que les loix de l'électricité fpontanée font fort différentes de celles
de l'électricité communiquée. (a)

§. LXXVIII.

Comme le corps humain fe trouve, en conféquence de la Théorie de

____

(a) Tom. I. p. 152.

M. Bertholon, en état de produire de l'électricité par ſes mouvemens même, il s'enſuit naturellement . & il eſt même vraiſemblable, en admettant pour un moment cette hypothéſe, qu'il s'éxcitera tantôt une plus grande quantité de fluide électrique qu'il n'en faudra pour l'état de ſanté, & tantôt une moindre: qu'ainſi une ſurabondance ou un défaut de cette électricité ſpontanée pourra être une cauſe de maladie: & tel eſt en effet le ſentiment de M. Bertholon ſentiment qu'il croit prouvé par l'éxpérience, puiſqu'il eſt des maladies qu'on a guéries par l'électricité poſitive , & d'autres par la négative. C'eſt encore en conſéquence de ce principe, qu'il diviſe les maladies en électriques, & non électriques: les premiéres ſont celles ſur leſquelles l'éxpérience prouve que l'électricité a une certaine influence: les derniéres celles touchant leſquelles l'éxpérience n'a pas encore décidé ſi elle ne dépendent aucunement de l'électricité, ou ſi elles en dépendent d'une maniére inconnue juſqu'ici. M. Bertholon diviſe la premiére claſſe : 1. en maladies qui conſiſtent en un défaut de fluide électrique, & qui ont été guéries entiérement ou en partie par l'électricité poſitive , comme la paralyſie. 2. En maladies qui proviennent d'un défaut de fluide électrique , joint à d'autres cauſes, & dont on a procuré la guériſon, ou qu'on a ſoulagées par l'adminiſtration de l'électricité, conjointement avec d'autres remédes. 3. En maladies qui ſont cauſées par un éxcès de fluide électrique & qu'on guérit ou ſoulage par l'électricité négative, telles que ſont certaines maladies convulſives. 4. En maladies qui proviennent d'un éxcès de fluide électrique , conjointement avec d'autres cauſes, & qu'on guérit ou ſoulage par l'électricité négative jointe à d'autres remédes. 5. En maladies accidentelles , qui ſont produites par des cauſes differentes de l'électricite, mais que cependant celle-ci guérit ou ſoulage: comme par éxemple certaines maladies de la peau, des ulcéres, des abcès, &c.

Nous n'entrerons pas dans un plus grand détail ſur cette Théorie de M. Bertholon concernant l'électricité médicale: ce que nous venons de dire ſuffit pour en juger. Mais il ne ſera pas inutile de donner un éxemple du traitement d'une ſeule maladie , afin qu'on voye par-là comment cet auteur applique ſes principes théoriques à la pratique.

§. LXXIX.

Nous nous ſervirons de l'éxemple des fiévres. Après les avoir conſidérées en général , ainſi que leurs ſymptômes & leurs cauſes, M. Bertholon ajoute ;

ajoute : „ Il n'eſt pas douteux que le froid de la fiévre ne provienne d'une
„ diminution dans la quantité du feu, ou des parties ignées, & que la cha-
„ leur ne procéde d'une augmentation dans la quantité de ces mêmes parties
„ plus grande que dans l'état naturel. Le fluide électrique ne paroît être
„ autre choſe que le fluide du feu, mais modifié: c'eſt le ſentiment le plus
„ généralement reçu. Le fluide électrique eſt donc probablement en plus ou
„ en moins grande quantité dans le corps humain, dans le tems du froid, ou
„ dans celui de la chaleur fébrile, qu'il ne l'eſt dans l'état naturel, c'eſt-à-dire
„ dans l'état de ſanté. Auſſi obſerve-t-on un état de chaleur ou de ſurabon-
„ dance de ce fluide, & un mouvement plus rapide du ſang pendant la durée
„ de la chaleur fébrile: dans l'accès de froid l'un & l'autre ont conſidérable-
„ ment diminué.

„ Pour être convaincu de cette vérité, il ſuffit de faire la plus légére
„ attention à cette idée, & aux effets qui accompagnent ces divers états;
„ mais afin d'en être plus aſſuré, j'ai conſulté l'expérience. Ayant iſolé un
„ malade dans le chaud de la fiévre, j'ai approché de ſon corps une bouteille de
„ Leyde, chargée d'électricité, & cette bouteille a été déchargée moins vîte,
„ & par des étincelles plus foibles, qu'une ſemblable bouteille dont j'ai fait
„ toucher le crochet à une perſonne iſolée qui n'étoit pas malade: & l'étin-
„ celle a été plus belle dans cette derniére épreuve. J'ai répété l'expérience
„ en me ſervant du premier iſoloir & de la premiére bouteille pour la ſeconde
„ perſonne, & du ſecond iſoloir & de la ſeconde bouteille pour le malade, &
„ l'effet a été conſtamment le même : ce qui prouve que dans le chaud de
„ la fiévre, la quantité de fluide électrique du corps humain eſt plus grande
„ que dans l'état de ſanté. Cette expérience a été faite dans le froid de la
„ fiévre, le malade étant iſolé, & la bouteille également chargée, par un
„ même nombre de tours, l'électrométre indiquant le même degré d'intenſité.
„ Auſſitôt que le crochet de la bouteille a touché le malade, elle a été déchar-
„ gée avec rapidité, & l'expérience de comparaiſon faite ſur une autre per-
„ ſonne iſolée & bien portante, a montré que la bouteille n'étoit pas dépouil-
„ lée auſſi rapidement du fluide électrique qu'elle contenoit. En répétant
„ l'expérience, après avoir changé réciproquement de bouteilles & d'iſoloirs,
„ le ſuccès a été le même. Cette expérience prouve que, dans l'accès du
„ froid de la fiévre, la quantité du fluide électrique eſt moindre que dans
„ l'état de ſanté.

Tome II.   O o

„ CES principes fuppofés, on pourra donc , lorfqu'on voudra employer
„ l'électricité pour la guérifon des fiévres , électrifer pofitivement pendant
„ l'accès du froid, en donnant continuellement au malade une quantité de
„ feu électrique plus grande que celle qu'il a dans fon état actuel. On fent
„ bien qu'il eft néceffaire d'électrifer continuellement & fortement pendant
„ un tems confidérable, afin de produire un effet fenfible.

„ DANS le chaud de la fiévre il faut au contraire électrifer négativement , puif-
„ que dans ce tems l'électricité animale eft plus grande que le befoin de l'éco-
„ nomie animale ne l'éxige. Il eft néceffaire de dépouiller le malade de
„ l'éxcès du fluide électrique qui le tourmente, en troublant le jufte équilibre
„ de ce fluide. Auffi ai·je éprouvé que la même perfonne fouffroit moins·
„ pendant cet accès , qu'elle fe fentoit foulagée, & demandoit qu'on conti-
„ nuât l'électrifation; ayant obfervé, pendant les intervalles où l'on fufpen-
„ doit l'action de la machine électrique, que l'accès devenoit plus violent."

„ EN continuant conftamment pendant plufieurs jours ce procédé alter-
„ natif d'électricité pofitive & négative, on pourra probablement guérir plu-
„ tôt cette maladie: le reméde étant directement oppofé à la caufe prochaine
„ du mal. Je fuis cependant bien éloigné, ainfi que je l'ai dit , de rejetter
„ dans ces fortes de maladies les remédes que l'art nous fournit, tels que les
„ émétiques, les purgatifs, les toniques, les fébrifuges donnés à propos dans
„ les circonftances convenables: mais je penfe qu'il n'eft pas inutile de leur
„ affocier l'électricité, & que par cet heureux concours on fera plutôt & plus
„ fouvent victorieux des obftacles nombreux que cette maladie n'offre que
„ trop communément à une entiére guérifon." Telle eft l'efquiffe de la
Théorie de M. BERTHOLON (a) fur les fiévres: Nous allons propofer nos
difficultés.

§. LXXX.

REMARQUONS d'abord que toute électricité produite par le frottement
des vêtemens fur eux-mêmes, ou fur la furface du corps humain, eft nommée
très mal à propos électricité fpontanée, puifqu'il faudroit alors donner auffi
le même nom à l'électricité produite par un globe de verre , un cilindre de-

---

(c) T. I. p. 283, feqq.;

lacque, frottés par la main , ou par quelqu'autre partie du corps. Dès que les vêtemens frottent l'un contre l'autre, ou contre le corps, il y naît à la vérité du fluide électrique: c'est-à-dire l'équilibre de la quantité naturelle de ce fluide est détruit par ce frottement des vêtemens sur le corps: ce fluide est divisé inégalement: de sorte qu'une des deux substances, les vêtemens ou le corps , devient positive , & l'autre négative: mais l'électricité produite , est aussi peu une électricité spontanée, que l'est celle qui est produite par le frottement des coussins contre le cilindre, ou les disques d'une machine électrique, ou que celle qu'on produit par le frottement de quelque substance que ce soit. Quand on meut rapidement dans l'air , quelquefois de suite , un morceau d'ambre, il donne des signes évidens d'électricité: mais ce n'est pas une électricité spontanée; c'est une électricité produite par le frottement de l'air contre l'ambre. Toutes les expériences, toutes les observations , tous les éxemples qu'on allégue pour prouver qu'il y naît de l'électricité par le frottement des vêtemens sur le corps, ou entr'eux, ne prouvent donc nullement l'éxistence d'une électricité spontanée dans le corps humain: car il ne faut entendre par celle-ci que l'électricité qui est produite par la structure & l'économie même du corps, & par ses mouvemens tant naturels que volontaires: une électricité , en un mot, qui ne doit pas son origine à une cause éxterne , mais uniquement aux mouvemens du corps dont nous venons de parler.

Nous remarquons encore, que l'électricité qui est produite par le frottement réciproque des vêtemens, ou par leur frottement contre le corps , ne sauroit être cause d'un éxcès ou d'un défaut absolu d'électricité naturelle, propre au corps humain: car alors l'équilibre électrique entre les vêtemens & le corps même devroit constamment rester détruit , pour pouvoir produire quelqu'effet remarquable. Mais une destruction constante d'équilibre ne sauroit avoir lieu , soit parce que le frottement, cause qui éxcite l'électricité, n'est pas constante , & n'a lieu que par intervalles: soit, parce que le corps humain est continuellement en contact avec des conducteurs qui peuvent en soutirer l'abondance de fluide électrique, ou lui fournir ce qui manque : selon que le frottement des vêtemens aura produit une électricité positive ou négative.

Si donc il est, comme le pense M. BERTHOLON, des maladies qui sont produites par un éxcès, ou par un défaut de fluide électrique dans le corps

humain , on ne fauroit attribuer leur origine au fluide qui eft éxcité par le
frottement des vêtemens entr'eux, ou fur le corps même ; puifque , comme nous
venons de le dire, la deftruction d'équilibre pour ce fluide eft trop promptement
rétablie pour pouvoir produire des effets qui ayent quelqu'influence fur
l'état de fanté ou de maladie : mais il faudroit que le corps fût en état, en
vertu de fon organifation, de rompre par fes propres mouvemens l'équilibre de
fa quantité naturelle de fluide électrique, & après l'avoir rompu, de conferver cette rupture par fes propres forces pendant quelque tems : c'eft-à dire :
le corps humain devroit être une machine électrique, qui peut produire plus ou
moins d'électricité qu'il n'en faut pour l'état de fanté : & nous croyons, pour
différentes raifons, que ce fentiment n'eft pas admiffible : c'eft ce que nous
allons faire voir.

§. LXXXI.

Quoiqu'on ne fauroit nier que les parties folides du corps humain, lés
os, les mufcles, les nerfs &c. ne font guéres des conducteurs du fluide électrique, & ne le conduifent qu'avec peine, lorfqu'elles font féparées du corps, &
féchées, & qu'ainfi elles appartiennent plus ou moins à la claffe des fubftances idioélectriques ; & quoiqu'il foit même prouvé qu'il n'y a que les fluides
du corps humain qui font conducteurs, & que tout le pouvoir conducteur de
ce corps dépend uniquement des fluides ; il eft très certain que les parties
folides, tant qu'elles ne font ni féchées ni féparées du corps, font de bons conducteurs, & qu'elles ne peuvent produire aucune électricité, même par leur frottement réciproque , ou en frottant contre les fluides. La loi, que l'humidité
empêche que le fluide électrique ne foit éxcité, eft fi conftante & fi univerfelle, qu'elle n'eft fujette à aucune éxception. Dire, que le corps humain,
confidéré comme machine électrique, eft foumis à des loix abfolument
oppofées aux loix de l'électricité artificielle, c'eft établir une affertion qui ne
fauroit avoir aucune force aux yeux de ceux, qui ont attentivement étudié
les loix de la Nature, & qui fe font convaincus par cette étude, que ces
loix peuvent bien fubir quelque modification par des circonftances particuliéres , mais que cette modification ne fauroit aller au point de faire naître
une contradiction parfaite à ces loix même. Etablir que l'humidité feroit
nuifible à une machine électrique, & qu'elle n'empêcheroit en rien la production de l'électricité dans une autre ; c'eft une hypothéfe abfolument gratuite.

IL y a plus: il eſt non-ſeulement contraire aux loix de la nature que le fluide électrique ſuit dans tous les phénoménes qu'il nous préſente, d'établir que le frottement des parties qui conſtituent le corps humain pourroit produire ſelon les' circonſtances plus ou moins de fluide électrique, qu'il n'en faut pour l'état de ſanté, & que le corps n'en poſſéde originairement, ou dans ſon état naturel: mais les éxpériences même peuvent nous convaincre que les ſubſtances animales vivantes ne produiſent aucune électricité par leur frottement. Car, ſi le mouvement de la reſpiration: le mouvement périſtaltique des inteſtins: celui de la circulation du ſang: en un mot, ſi tous les mouvemens de la vie, ainſi 'que les mouvemens volontaires, pouvoient produire par le frottement qu'ils font naître, des phénoménes électriques; il faudroit au moins pouvoir s'appercevoir de quelqu'électricité, quand étant iſolé, & touchant à un con-denſateur, on ſe frotte les mains, ou que l'on frotte quelque partie du corps, dénuée de vêtemens: & cependant il eſt certain qu'on n'obſerve aucune électricité de cette maniére. Qu'on n'objecte pas que le fluide électrique', éxcité de cette maniére par le frottement des mains, ne ſauroit ſe manifeſter au dehors, puiſqu'il ſe diſtribue également par tout le corps, au moment que les mains ſe ſéparent, ou même auparavant: car cette objection prouve-roit en faveur de notre ſentiment: puiſqu'alors la même choſe devroit avoir lieu par rapport au frottement que les mouvemens vitaux produiſent: c'eſt-à-dire: que ces mouvemens, en ſuppoſant même qu'ils éxcitaſſent le fluide électrique du corps, ne pourroient jamais effectuer que l'équilibre du fluide électrique reſteroit détruit: puiſque, en vertu de l'objection même, cet équi-libre ſe rétabliroit toujours tout de ſuite: de ſorte que l'état poſitif ou négatif d'électricité n'auroit jamais lieu aſſez longtems pour pouvoir produire des maladies, qui dépendroient d'un éxcès ou d'un défaut de fluide électrique.

MAIS allons plus loin: il eſt d'autres éxpériences qui décident complette-ment que les ſubſtances animales frottées l'une contre l'autre ne produiſent aucune électricité. Qu'on iſole une perſonne: qu'on la faſſe communiquer au condenſateur, & qu'on faſſe frotter quelque partie du corps par la main d'une autre perſonne: on n'obſerve aucun ſigne d'électricité, même dans le cas, où le corps de la perſonne frottée & la main de celle qui frotte, ſont auſſi ſecs qu'il eſt poſſible: or il devroit néceſſairement y naître des ſignes d'élec-tricité, ſi les ſubſtances animales étoient en état d'éxciter le fluide électrique par leur frottement mutuel. Or, ſi cela n'a pas lieu dans cette éxpérience, comment le fluide électrique pourroit-il étre éxcité par le frottement que les parties du corps humain éprouvent en vertu des mouvemens vitaux ?

AJOUTONS enfin que, quand même il se produiroit quelque électricité par les mouvemens vitaux , elle devroit cesser tout de suite, ou être réduite à l'état d'équilibre , puisque le corps humain est perpétuellement en contact avec des corps conducteurs, qui peuvent & doivent tout de suite ou se charger de l'éxcés de fluide , ou en réparer le défaut. La loi que des corps conducteurs partagent l'état électrique des autres conducteurs avec lesquels ils sont en contact, est également constante que toutes les autres loix de la nature , & n'est sujette à aucune éxception. Les phénoménes même de la Torpille bien entendus n'y sont nullement contraires.

§. LXXXII.

MAIS, dira-t-on, les éxpériences de M. DE SAUSSURE, dont nous avons parlé , sont cependant voir qu'on obferve des phénoménes électriques, non-feulement lorsque le corps humain éprouve des mouvemens plus rapides, mais encore quand il n'éprouve que les mouvemens vitaux. — Cette objection pourroit nous embarraffer , si nous n'étions en état de la réfuter complettement, & de faire voir par des éxpériences directes que les phénoménes électriques dont parle M. DE SAUSSURE, ne sont pas produits par l'électricité spontanée du corps humain ; mais qu'ils doivent leur origine à une électricité communiquée.

1. POUR cet effet nous remarquerons d'abord, que quand on s'isole dans un air libre, & qu'on touche le condensateur du doigt, on trouve cet instrument électrisé au bout d'un petit nombre de fecondes: il y a plus: on obfervera des phénoménes électriques, fans condensateur, & en employant simplement l'électromètre éxtrêmement fensible de M. BENNET. (a)

2. NOUS obferverons en second lieu, qu'on ne s'appercevra, au contraire,

---

(a) Cet électromètre ne différe de celui de M. CAVALLO qu'en ce qu'il confifte en deux bandelettes très minces de feuille d'or., au lieu de deux fils d'archal terminés par des boules de moëlle de fureau: ces bandelettes de feuille d'or font fi fensibles qu'elles s'écartent l'une de l'autre à la préfence d'une électricité éxceffivement foible. Il fuffit, par éxemple, de placer une chandelle allumée fur ces bandelettes, pour être en état de difcerner en plein air l'électricité de l'atmofphère, & de juger fi celle-ci eft pofitive, ou négative.

d'aucune électricité, quand on fait cette expérience, non à l'air libre, mais dans
une maison : à moins qu'on n'employe un appartement dans lequel on a fait peu
auparavant des expériences électriques au moyen d'une machine ordinaire.

3. TROISIÈME remarque. C'est non-seulement le corps humain qui donne
des signes d'électricité, quand on l'examine de cette maniére : mais ce sont
toutes les substances, tant vivantes que privées de vie, qui en donnent,
pourvu qu'elles ayent une certaine étendue qui égale à peu près celle du corps
humain.

4. L'ÉLECTRICITÉ n'est pas constamment du même genre dans ces expériences : elle est ou positive, ou négative, selon que l'air ou l'appartement
dans lequel on fait ces expériences possèdent une électricité positive, ou
négative.

5. IL s'ensuit, que tous les phénoménes qu'on produit de cette maniére,
ne sont nullement une suite de quelque électricité spontanée, puisqu'en ce
cas il faudroit attribuer une pareille électricité à des corps privés de vie, mais
que ce sont des effets d'une électricité communiquée.

SI l'on compare ces expériences, qu'il est très facile de repéter, & dont
les effets sont parfaitement constans, aux observations de M. DE SAUSSURE,
on aura, à notre avis, encore plus de droit de regarder ces phénoménes
comme des effets d'une électricité communiquée, & de ne pas les attribuer
à une électricité spontanée du corps humain : surtout puisque l'expérience peut
facilement faire voir à chacun, qu'on n'apperçoit aucun phénoméne électrique, quand on fait ces expériences dans une chambre, où l'air ne sauroit
posséder ni plus ni moins d'électricité que les corps qui s'y trouvent, c'est-à-
dire, dans lesquels l'équilibre électrique n'est pas détruit, & où il ne sauroit y
avoir par conséquent aucune électrisation.

NOUS observerons encore, que puisque le frottement de vêtemens, soit
entr'eux, soit contre la surface du corps, peut produire de l'électricité, on
ne doit pas manquer de faire attention à cette circonstance : puisqu'il pourroit
arriver que même dans une chambre où l'air n'est nullement électrifé, on
s'appercevroit de quelques phénoménes électriques, produits par ce frottement-
là, & qu'on auroit grand tort de les attribuer à une électricité spontanée. On
fera bien, quand on voudra faire des expériences de ce genre, de vêtir les
personnes qu'on employera, d'habits qui ne s'électrisent pas facilement
par frottement.

MAIS le corps humain, lorfqu'il eft couver: de fueur en vertu de quelque violent mouvement qui a précédé , & qu'on l'ifole alors, ne pourroit-il pas fournir des marques d électricité? — Cette tranfpiration ne pourroit-elle pas enlever avec elle une partie du fluide électrique naturellement contenue dans le corps, tout comme les vapeurs en enlevent de la terre ? Et cette circonftance n'auroit-elle pas pu être une caufe des phénoménes électriques obfervés par M. DE SAUSSURE? Ce ne fera que par des éxpériences qu'on pourra réfoudre ces queftions.

§. LXXXIII.

CONME ce que nous venons de dire fuffit pour renverfer la doctrine de l'électricité fpontanée, il ne fera pas néceffaire de nous étendre fur les autres principes que M. BERTHOLON employe pour la prouver; furtout puifqu'il eft évident que les étincelles électriques qu'on obferve quelquefois en fe déshabillant , ou célles qui paroiffent aux bas de gens qui fe proménent; & que les phénoménes électriques qui ont lieu en peignant les cheveux, ainfi que les attractions ou répulfions qui ont quelquefois lieu, furtout chez des perfonnes vêtues de foye, n'appartiennent aucunement à l'électricité fpontanée. Auffi aimerions-nous mieux attribuer la finguliére électricité de MICHEL PUSCHLIN à un frottement éxterne de fes vêtemens entr'eux , ou contre fon corps , que d'établir en vertu de ces feuls phénoménes une électricité fpontanée fi manifeftement oppofée à d'autres éxpériences très décifives. La combuftion des deux femmes dont il a été parlé, fans l'interméde de feu appliqué éxtérieurement , paroît n'avoir rien de commun avec l'électricité. Car il eft difficle de croire, qu'une légére étincelle électrique, produite par le frottement des vêtemens , feroit en état de mettre en feu des fubftances difficilement combuftibles , tandis que nous avons befoin dans nos éxpériences d'une grande force pour allumer des fubftances très inflammables: & quand même on accorderoit ces points, on n'en pourroit rien conclure que par rapport à l'électricité éxcitée par le frottement des vêtemens entr'eux , ou contre le corps , & nullement par rapport à l'électricité fpontanée.

CE que nous venons de dire, fait voir auffi ce qu'il faut penfer de la claffification des maladies, en maladies par éxcès & en maladies par défaut de fluide électrique : ainfi que de la Théotie de M. BERTHOLON fur les fiévres. Car s'il n'eft pas d'électricité fpontanée , toute théorie fondée fur ce principe

tombe

:tombe d'elle-même : nous ne nous arrêterons donc pas à l'éxamen du fentiment de ce phyficien fur les différens degrés d'électricité dans les différentes
périodes de la fiévre: & nous nous contenterons de la remarque fuivante fur
l'éxpérience qu'il allégue en preuve de fa Théorie: c'eft que fi l'on voit deux
perfonnes également ifolées , dont l'une tire plus de fluide électrique d'une
bouteille chargée que l'autre, il faudra plutôt attribuer cette différence à celle
de leurs vêtemens, de leur furface, de leur tranfpiration &c. qu'à la quantité
plus ou moins grande de leur électricité naturelle. Il faudroit pouvoir employer
deux perfonnes, dans lefquelles toutes les circonftances que nous venons d'indiquer , fuffent parfaitement égales , pour pouvoir conclurre par l'éxpérience
d'une bouteille chargée quelle des deux poſſéde le plus d'électricité. Mais
comme il eft impoffible de trouver ces perfonnes , il eft évident que
l'éxpérience alléguée par M. BERTHOLON pour prouver fa Théorie ,
manque de l'éxactitude néceffaire pour pouvoir être adoptée comme une bonne
preuve. Nous fommes perfuadés, que fi l'on fe fert d'un bon condenfateur,
ou d'un bon électrométre de BENNET, on ne trouvera non-feulement aucune
différence dans la quantité de fluide électrique pour les différentes périodes
de la fiévre: mais encore qu'on ne trouvera aucune électricité, à moins qu'on
ne faffe l'éxpérience à l'air libre, ou dans une chambre dont l'air auroit acquis
auparavant l'électricité pofitive, ou négative: mais le corps fain donneroit les
mêmes marques d'électricité que le corps malade, & l'éxpérience ne prouve-
roit rien en faveur de la Théorie que nous examinons.

Nous croyons donc avoir fuffifamment prouvé qu'il n'y a pas d'électricité
fpontanée: & que la divifion des maladies en maladies par éxcès ou par défaut
de fluide électrique n'eft aucunement fondée: ainfi nous terminons ici cette
digreffion pour revenir aux différentes maniéres d'adminiftrer l'électricité.
Nous rappellerons fimplement que, puifque le fluide électrique n'agit. primitivement que comme un reméde ftimulant, il eft indifférent d'éxciter l'irritation
par l'électricité pofitive ou par la négative.

§. LXXXIV.

PUISQUE l'électricité par fouffle & celle par aigrêttes ne différent qu'en
force, & non dans la maniére dont on les éxcite, nous en parlerons à la fois.
Ces deux méthodes n'éxigent que l'inftrument qui eft repréfenté Pl. IV,
fig. 10. AB eft un gros fil de laiton recourbé, pourvu en A d'une vis , afin

de pouvoir y appliquer, felon l'éxigence du cas, des boules de laiton, d'ivoire, d'os, ou des pointes, & des poires de bois: l'autre éxtrêmité B eft inférée dans une boule, qui eft appliquée par une vis au manche de verre B C. Au moyen de cet inftrument on peut appliquer l'électricité par fouffle & par aigrêttes de deux maniéres, c'eft-à-dire avec ifolement & fans ifolemen t.

Dans le premier cas on fe place avec le malade fur un grand ifoloir : on établit une communication entre le conducteur de la machine électrique, & le malade, ou foi-même, ce qui revient éxactement à la même chofe: on prend le manche, qui a été auparavant bien féché, & on dirige la poire, ou la pointe A, vers la partie à laquelle on veut adminiftrer l'électricité, pendant qu'on fixe le fil conducteur B D à quelque fubftance conductrice, comme à une chaife, une table, &c. Il vaut mieux encore faire mouvoir le fil, chargé en F d'un poids fuffifant, fur une petite poulie D: il en réfulte cet avantage, que le fil conducteur, pour lequel on fera bien d'employer un fil de galon, refte toujours fuffifamment tendu & ne s'approche pas trop de l'appareil ifolé. Quand tout eft bien difpofé, on fait travailler la machine, & on dirige, comme nous venons de le dire, la poire ou la pointe A, vers la partie affectée: & de cette maniére on éxcite un fouffle électrique, ou une aigrêtte, felon que la diftance entre la partie affectée & la pointe eft plus ou moins grande. Car puifque la poire A du fil A B, qui a communication avec des corps conducteurs placés hors de l'appareil électrique, attire à la partie affectée le fluide électrique qui eft accumulé dans le corps, & qu'il tranfmet ce fluide à d'autres corps, il y doit naître un fouffle, ou une aigrêtte, felon que la diftance de la pointe à la partie qu'on veut électrifer eft plus ou moins grande.

Dans le fecond cas, c'eft-à-dire, quand on employe l'électricité par fouffle ou par aigrêttes fans ifolement, on n'a qu'à établir au moyen du fil de galon B D E la communication entre l'appareil que nous venons de décrire & le premier conducteur de la machine, & pendant qu'on fait agir celle-ci, à tenir la pointe ou poire A à quelque peu de diftance de la partie affectée, obfervant que le fil conducteur ne touche pas des objets qui pourroient le priver de fon fluide électrique, ou n'en foit pas trop voifin: enfin il faut empêcher le plus qu'il eft poffible l'écoulement du fluide par les pointes. Il eft même utile d'envelopper ce fil conducteur de foye ou de crin, afin de prévenir le

plus qu'il eſt poſſible la perte du fluide électrique. Cette ſeconde méthode a l'a-
vantage de pouvoir être adminiſtrée non-ſeulement à des malades qui ſont
debout ou aſſis, mais encore à ceux qui ſont au lit: mais la première eſt plus
puiſſante, puiſque le fluide électrique entre plus difficilement dans une pointe
qu'on lui préſente, qu'il ne ſort ou ne s'écoule d'un corps pointu: il occaſionne
donc dans le premier cas une plus forte irritation que dans le dernier: auſſi la
méthode ſans iſolement paroît-elle avoir une plus grande force difcuſſive, &
celle avec iſolement une plus grande force révulſive.

Sɪ les circonſtances du malade éxigent qu'on applique l'électricité par ſouffle
ou par aigrêttes à une plus grande ſurface, on ôte la pointe ou la poire A, &
on ſe ſert d'une plaque pourvue d'un grand nombre de pointes, telle qu'on
la voit dans la Figure 11: du reſte, on procéde de la même manière.

Nous avons déja dit dans le §. XXX, que la ſubſtance dont les pointes
ſont faites, leur forme, leur diſtance, ſont des circonſtances qui peuvent
augmenter, ou diminuer, ou modérer la force de l'électricité par ſouffle ou
par aigréttes: ainſi il eſt inutile d'entrer là-deſſus dans des détails ultérieurs:
nous ajouterons ſimplement que, comme on ſe ſert ordinairement de cette
méthode dans des maladies de yeux & des bleſſures, & qu'ainſi une trop forte
irritation pourroit être nuiſible, il faut abſolument commencer par eſſàyer la
force & la diſpoſition des pointes ſur ſa propre main ou ſur ſon viſage.

§. LXXXV.

Quand le malade eſt iſolé de la maniére que nous avons déduite ci-deſſus
§. LXXV & qu'il eſt en communication avec la machine électrique, on peut
facilement tirer des étincelles de toutes les parties de ſon corps. On ſe ſert
pour cet effet de l'appareil dont nous avons déjà parlé, & qui eſt décrit dans
la figure 10. On ôte la pointe A, & l'on viſſe à ſa place un bouton de laiton
du moins d'un pouce de diamétre: on employe un fil conducteur, une poulie,
& un contre-poids comme ci-deſſus; on établit communication entre le fil
conducteur & des corps qui peuvent recevoir le fluide électrique. Cet appareil étant ainſi diſpoſé, on prend le manche de verre pendant qu'on électriſe,
& on dirige le bouton vers la partie dont on veut tirer des étincelles, à
la diſtance convenable: & il eſt évident qu'on ne ſauroit manquer d'atteindre
le but. Si l'on ſe ſervoit d'un manche fait d'une ſubſtance conductrice, au
lieu du manche de verre, on pourroit ſe paſſer du fil conducteur & de la

poulie. Mais la fenfation qui en réfulte à chaque étincelle pour celui qui dirige l'éxpérience , rend l'ufage du manche de verre & du fil conducteur abfolument préférable, & beaucoup plus commode. On peut auffi électrifer par étincelles fans ifolement, & cela d'une maniére fort fimple: il n'y a qu'à faire communiquer le fil conducteur à la machine, & à tenir le bouton à la diftance convenable du malade non ifolé. Mais les raifons que nous avons alléguées dans le §. XXXV, rendent la premiére méthode préférable de beaucoup. Il ne fera pas inutile de remarquer en paffant , qu'il faut mouvoir le directeur pour tirer des étincelles, avec une certaine célérité, vers la partie affectée, & l'en écarter à chaque fois à une certaine diftance : car fi l'on tenoit toujours cet appareil à une petite diftance du corps, où le fluide électrique fe trouve accumulé, il s'écouleroit une grande quantité de fluide par cet appareil même, & par la main qui le dirige: ce qui feroit en pure perte, & affoibliroit les étincelles. Il faut donc, dès qu'il a paffé une étincelle, retirer le directeur avec célérité au moins à la diftance d'un pied : & l'en approcher deréchef avec promptitude pour tirer une feconde étincelle.

Il arrive affez fouvent que, quoiqu'on fe ferve d'une bonne machine, & que toutes les circonftances foyent favorables, les habits du malade font trop épais pour que le fluide électrique puiffe paffer à travers. En ce cas on fe fert de la machine repréfentée dans la Figure 12. A B eft un tube de verre de dix ou douze pouces de longueur, & d'un pouce ou d'un pouce & demi de diamétre. Ce tube eft fermé en A par une platine de cuivre, à travers dè laquelle paffe un fil de laiton, garni de deux boules C & D : C eft d'un peu plus d'un pouce , & D de trois quarts de pouce de diamétre , afin qu'il foit fuffiamment éloigné des parois intérieures du tube. B eft une autre platine , mais appliquée à vis, afin qu'on puiffe l'ôter pour fécher l'intérieur du tube. Il y paffe au milieu de cette platine un fil mobile , qui porte de E en F une échélle divifée en pouces & en lignes. G eft un bouton de trois quarts de pouce, & H un anneau pour recevoir le fil conducteur. Il faut que le fil G H foit mobile, & qu'il porte une échélle E F, afin de pouvoir placer les boutons D & G à une certaine diftance l'un de l'autre, & de pouvoir ainfi augmenter ou diminuer la force électrique, felon les circonftances.

Pour fe fervir de cet appareil, on attache le fil conducteur, ainfi qu'il a été dit dans l'éxplication de la figure dixiéme, à l'anneau H. Enfuite on prend le tube de verre, qu'on a auparavant bien féché, par le milieu, & l'on

préffe doucement le bouton C contre les habits du malade ifolé, & électrifé,
& cela à l'endroit dont on veut tirer des étincelles : celles-ci paroiffent tout
de fuite entre les boutons D & G, & font fenties du malade au même moment.
De cette maniére on peut électrifer convenablement les parties que la décence
ne permet pas de découvrir. Il faut toujours fuppofer, lorfqu'il s'agit de
tirer des étincelles à travers des vêtemens, qu'ils ne contiennent pas de fubftance métallique dans leur tiffu ou à leur furface, comme des épingles, des
boucles, des boutons &c.

Il eft encore une autre maniére d'électrifer telles ou telles parties du corps,
& cette maniére a beaucoup de rapport à l'électricité par étincelles. On
ifole comme il faut le malade, qui a communication avec le conducteur de
la machine, & l'on couvre la partie affectée, mais dépouillée de vêtemens,
d'un morceau de la flanelle la plus mince : enfuite, pendant qu'on électrife,
on proméne l'appareil Fig. 10, muni d'un gros bouton, avec grande célérité
fur la furface de cette flanelle : celle-ci tire alors un très grand nombre d'étincelles, qui éxcitent une irritation très fenfible fur la partie affectée, & font
d'un très grand ufage dans des paralyfies, des fciatiques, des rhumatifmes.
On fera mieux encore d'appliquer à la machine de la fig. 10, au lieu d'une
pointe une platine de laiton, de deux ou trois pouces de diamétre, couverte
à l'éxtérieur de drap, & qu'on proméne cet appareil avec rapidité fur la furface
nue de la peau, à l'endroit affecté. Nous avons déjà fait mention de cette
maniére d'électrifer dans le §. XXXI.

Enfin, quand on veut tirer des étincelles de quelque cavité, comme des
oreilles, du nez, on applique à la machine de la figure 10, au lieu de la pointe
A, ou plutôt à la machine de la figure 12, au lieu du bouton C, un cone de
verre, de gomme-lacque, ou d'ivoire, percé intérieurement d'un trou, de
forte que le fil d'archal eft prefque à la hauteur du fommet du cone. On
empêche par-là que l'étincelle ne fe diffipe vers les côtés, & on fait qu'elle
foit obligée de partir du fommet du cone, quand on applique celui-ci à
l'oreille, ou dans le nez.

On déterminera facilement quelles font les circonftances où il convient de
faire ufage de l'électricité par étincelles, fi l'on confulte ce que nous avons
dit dans la fection précédente fur les avantages de cette méthode. Les différens cas qui peuvent fe préfenter, font trop nombreux pour que nous puif-

fions en faire l'énumération : & des médecins éxpérimentés n'éprouveront aucune difficulté fur ce point.

§. LXXXVI.

U n courant d'étincelles électriques eft auffi une des méthodes les plus avantageufes : elle éxige que nous en parlions féparément, quoiqu'elle ait d'ailleurs
beaucoup de reffemblance avec l'électricité par étincelles. Il faut employer
l'appareil pour l'électricité négative, tel que M. Cuthberson l'a décrit
dans fon ouvrage fur l'électricité, dans lequel on en trouve la figure à la
Planche III*, & de plus deux conducteurs, ou directeurs, dont nous allons
donner la defcription. A B (Fig. 13 & 14) eft un tuyau d'ivoire, de 6 à 8
pouces de longueur, de ³ de pouce d'épaiffeur, & qui fe termine en cone
vers la partie A : — à l'extrêmité B il y a une virole de laiton, percée d'un
écrou pour recevoir à vis un fil de laiton, qui paffe par l'intérieur du tube
jufqu'en A, où il eft terminé en pointe fine. Une partie B C de ce fil eft hors
du tube, & eft garnie en C d'un anneau, en D d'une vis, afin de pouvoir être
viffée en avant ou en arriére, & d'être mife à une plus grande ou à une plus
petite diftance de l'éxtrêmité conique A du tube d'ivoire, ou même de pouvoir
la dépaffer, comme on le voit dans la figure 14 en E.

O n place le tube d'ivoire dont nous venons de parler dans l'ouverture F
de la piéce de laiton repréfentée dans la Figure 15, & preffée par la vis
G dans cette ouverture, qui eft faite d'un laiton mince & élaftique. La
Figure 13 & 14 repréfente toutes ces piéces du côté où elles font plattes,
& jointes aux manches de verre I K par les boutons I. On fent facilement
que les tubes d'ivoire de ces directeurs ne font employés que pour pouvoir
les appliquer fans danger à toutes les parties du corps : & c'eft par la même
raifon qu'on retire la pointe du fil de laiton un peu en dedans de l'éxtrêmité
A, lorfqu'on veut électrifer la peau nue. Il y a des phyficiens qui fe fervent
de verre, au lieu d'ivoire : mais l'ivoire nous a paru préférable, comme
étant plus léger, plus doux, & moins fragile.

Q uand on veut employer le courant d'étincelles électriques, on commence
par ifoler la machine électrique, & par là rendre propre à l'électricité négative.
Enfuite on établit au moyen d'un fil de galon, enveloppé de foye & d'une
longueur convenable, une communication entre un des directeurs & le conducteur pofitif : & pareillement entre le fecond directeur & le conducteur

négatif. Tout étant ainfi préparé on ifole le malade, auquel on peut adminiftrer l'électricité tout de fuite. Suppofons, par éxemple, qu'il faille donner
un courant d'étincelles électriques au bras depuis l'épaule jufqu'à la main :
alors, pendant qu'on tourne les difques, on pofe un des directeurs fur l'épaule,
le preffant plus ou moins fur les vêtemens: on touche la main du malade avec
l'autre directeur : ayant foin que les fils de communication par lefquels les
directeurs font attachés aux deux conducteurs de la machine, foient ifolés &
ne touchent à aucun corps conducteur. Il faut en vertu de cet appareil, que
le fluide électrique éxcité dans les difques, paffe par le conducteur pofitif, le
fil de communication, le premier directeur, & fe communique à la partie
affectée: qu'elle coule le long de cette partie jufqu'à la main, d'où elle paffe
au fecond directeur, au fil de communication, au conducteur négatif, qui la
reçoit & la rend aux couffins ; ceux-ci fourniffent, derechef tant qu'on
défire, le courant électrique qui a lieu fans interruption.

On voit fans peine, que lorfque le fil de laiton qui fe trouve dans l'intérieur du premier directeur, eft viffé de façon que fa pointe touche la peau
nue de l'épaule, & que la pointe du fecond directeur touche pareillement
celle de la main, il y paffera par toute la partie affectée un courant tranquille de fluide électrique : mais qu'il y naîtra en outre des étincelles, dès
que les fils de laiton des directeurs feront abfolument dans l'intérieur des tubes,
fans dépaffer leurs éxtrêmités : & que ces étincelles feront d'autant plus fortes, que ces pointes feront plus éloignées de ces éxtrêmités, toujours dans
l'intérieur des tubes. Remarquons encore, que les étincelles feront toujours
de peu d'effet, au moins quand on fera communiquer le premier directeur immédiatement au conducteur pofitif: mais pour les fortifier, il faut attacher le fil de
communication à un conducteur ifolé, & placer celui-ci à quelque diftance du con
ducteur pofitif, afin que le fluide électrique paffe de ce dernier au premier, par
étincelles, & de-là par le fil de communication, au premier directeur, & au corps.
Alors les étincelles communiquées au corps par le directeur auront un grand
degré de force, & cauferont un tremblement pareil à celui de petites fecouffes, qui fe fuivent avec rapidité. On peut enfin modérer l'énergie de ces
étincelles à volonté, en augmentant ou diminuant la diftance des deux conducteurs. On fe fert de cette dernière méthode, quand il faut employer un
degré de force qui tienne le milieu entre des étincelles, & des petites
fecouffes.

§. LXXXVII.

L a Méthode d'adminiſtrer l'électricité par commotions ou ſecouſſes, eſt la derniére dont nous parlerons. Commençons par décrire les appareils, dont il faut faire uſage.

L a Figure 16 repréſente une bouteille de Leide, avec l'électrométre de M. Lane, ainſi que la maniére dont on adminiſtre l'électricité à telle ou telle partie du corps ſéparément. La bouteille a environ quatre pouces de diamétre, & eſt couverte de feuilles d'étain juſqu'à la hauteur de ſix pouces; ce qui fait à peu près une armine de 7$ pouces. Le fil de laiton, qui s'éleve du fond de la bouteille, ſe termine au deſſus d'elle par deux boules: la ſupérieure B touche au premier conducteur de la machine électrique: l'inférieure porte l'électrométre. Cet électrométre eſt un cilindre de verre DF, dont les deux éxtrêmités ſont montées en cuivre. On viſſe l'une ſur le bouton de la bouteille deſtiné à le porter: l'autre éxtrêmité porte une tige de laiton qui eſt terminée en pince, dans laquelle ſe meut le bras E C, qui porte en E un anneau, & en C une boule: de ſorte que ce bras E C peut ſe mouvoir horiſontalement dans ladite pince.

O n peut appliquer des diviſions à la tige E C, afin de rendre un choc égal à un autre. On fera bien non-ſeulement de couvrir le cilindre ou tube D F de vernis, mais encore de le garnir de deux diſques de gomme-lacque *oo*, d'un pouce de diamétre, afin que le fluide accumulé dans la bouteille ne paſſe pas du bouton F au bouton D.

A peine ſera-t-il néceſſaire de remarquer qu'il n'eſt beſoin d'aucun iſolement pour adminiſtrer des commotions électriques au malade. Voici quel eſt l'uſage de l'appareil que nous venons de décrire. Suppoſons que la bouteille de la figure 16 ſoit en communication avec le conducteur de la machine: c'eſt-à-dire que le bouton B touche au conducteur. Si l'on établiſſoit une communication entre l'anneau E de l'électrométre, & le crochet I, qui ſe trouve au côté éxtérieur de la bouteille, communication qui ſe feroit par un fil conducteur, & que la ligne ponctuée E I indique, l'étincelle électrique devroit, quand la bouteille eſt chargée, paſſer de B en C, & ſe rendre à la ſurface éxtérieure de la bouteille le long de C E & de E I: car, la partie E C de l'électrométre, étant iſolée par le cilindre de verre D F, il ne reſte pas d'autre chemin au fluide électrique pour ſe remettre en équilibre. Si l'on joint donc,

comme

comme on le voit dans la figure, les fils M E & L I avec les directeurs, &
qu'on presse ceux-ci contre la partie du corps qu'on veut électrifer, (contre le
bras, par éxemple) la décharge, au lieu de se faire par la ligne ponctuée, qui
n'éxiste pas alors, ne pourra se faire que le long de E M, le directeur, la
partie du bras comprise entre N & O, le second directeur, enfin le fil L I:
& le malade la sentira dans cette partie du bras qui se trouve entre les deux
directeurs. On peut donner de cette maniére successivement autant de
secousses toutes d'égale force, qu'on le croira utile: & pour les rendre plus
ou moins fortes, il n'y a qu'à éloigner ou approcher le bouton C du bouton B.
Mais il faut surtout prendre garde que les deux fils M E & L I ne se touchent
pas: car alors le fluide électrique se remettroit en équilibre, sans passer par la
partie du corps qu'on veut électrifer.

Il est des cas, comme nous le verrons dans un moment, où l'on ne sauroit faire usage de cet appareil: on employe alors celui de la figure 17. C'est
une petite bouteille de Leide, où l'on a joint l'électrométre de L A N E, tout
comme dans l'appareil précédent, à cette différence près, que le cilindre de
verre D F est prolongé de l'autre côté par un fil de laiton F G, qui peut
être appliqué au conducteur de la machine. I H est un tube de verre
fermé par en bas, long de 8 pouces & intérieurement du diamétre d'un
quart de pouce, couvert intérieurement & éxtérieurement jusqu'à la hauteur
de 4 pouces de feuilles d'étain, ou rempli intérieurement de limaille jusqu'à
la hauteur de l'armure éxtérieure. Le fil qui s'éleve de l'intérieur de ce tube,
ou de cette bouteille, y est mastiqué. A la surface éxtérieure il y a un petit
crochet N, pour y attacher un des directeurs par un fil de communication:
tandis qu'on fait communiquer l'autre directeur à l'œillet D.

On employe cet appareil de la même maniére que nous venons de décrire: la chose est assez claire pour ne pas avoir besoin d'éxplication ultérieure.
On peut varier la force des secousses non-seulement en approchant ou éloi-
gnant le bouton C du bouton B: mais encore en employant des bouteilles de
différente grandeur.

Mais, dira-t-on, pour quelle raison doit-on quelquefois préférer de faire
usage du second appareil, plutôt que du premier? C'est qu'il est difficile de
faire pénétrer les plus petites secousses à travers des habits, quand on se
sert des grandes bouteilles ordinaires; & qu'il peut être nuisible, ou peu séant,
de découvrir les parties qu'il s'agit d'électrifer. Or, quoique le petit cilindre

ou la petite bouteille, quand l'électrométre fe trouve à un pouce de diftance
du bouton, ne contienne pas autant de fluide électrique que la grande bouteille,
quand l'électrométre fe trouve à un dixiéme de pouce du bouton ; la commotion du petit cilindre paffera néanmoins facilement par les vêtemens ; & celle
de la grande bouteille n'y paffera que très difficilement, ou peut-être pas du
tout : & cela parceque le fluide électrique fe trouvant plus puiffamment accumulé dans la petite que dans la grande bouteille, fe meut avec plus de vîteffe.
On eft d'ailleurs en état, en employant ces petites bouteilles, d'adminiftrer les
commotions avec tant de célérité, qu'elles deviennent innombrables : ce qu'on
ne fauroit faire facilement en employant un plus grand appareil ; mais on ne
fauroit fe paffer de celui-ci, dans les cas où il s'agit d'employer une grande
force.

. Il n'eft pas rare de devoir adminiftrer des commotions dans l'intérieur de
la bouche, ou dans la gorge. En ce cas on fe fert du directeur arqué de la
figure 18, qui eft fait, non d'ivoire, mais de corne, parce que, quand la
corne eft chaude, on peut la plier comme on veut ; ce qui n'eft pas poffible
en employant l'ivoire. Ce directeur eft pourvu intérieurement d'un fil de
laiton, dont la pointe eft à peu près à la hauteur du bout A de la corne. On
le pince dans l'ouverture F de la piéce fig. 15, & on le garnit d'un manche
de verre : après quoi on s'en fert tout comme des directeurs des figures
13 & 14.

Telles font les méthodes les plus commodes & les meilleures d'électrifer
des malades. Il feroit facile de donner plus d'étendue à cet article, en décrivant les appareils décrits par d'autres auteurs, furtout par Meffieurs Bertholon & Mauduit : mais ce détail auroit été d'autant plus inutile, qu'on
peut recourir aux écrits de ces Phyficiens.

§. LXXXVIII.

Nous croyons devoir propofer encore quelques régles générales, qu'il
faut obferver foigneufement dans tous les cas où il s'agit d'employer l'électricité médicale·

1. Il faut avant toutes chofes éxaminer fi les malades ont des incommodités que l'ufage de l'électricité pourroit faire empirer, ou rendre dangereufes,
& qui doivent par conféquent l'interdire. Quiconque a fait attention à ce
que nous avons dit ci-deffus de l'action de l'électricité fur le corps humain, ne

pourra nier qu'il n'y ait de tels cas.   Nous aurons occasion dans la suite d'en alléguer des exemples.

2 DE quelque manière qu'on administre l'électricité , il en faut toujours proportionner la force à la nature de la maladie , & à la situation particulière des malades.   C'est une règle générale en médecine , à laquelle l'électricité ne forme pas d'exception.   Une électricité trop foible pourrôit retarder la guérison , pendant qu'une électricité trop forte pourroit avoir des suites fâcheuses.   Pour suivre la voye la plus sûre , il faut commencer par une électricité foible , & la rendre graduellement plus forte , autant que les circon- stances l'éxigent. ·

3. IL ne faut pas électriser trop longtems de suite au commencement, afin de ne pas fatiguer ou épouvanter le malade par une trop longue séance · mais il est fort utile de répéter l'électricité deux ou trois fois par jour, si cela peut avoir lieu : car un trop long intervalle fait plus perdre qu'on n'avoit précé- demment gagné.

4. IL faut continuer l'électricité assez longtems, quand même on ne s'ap- percevroit pas d'abord de progrès marqués.   C'est un défaut ordinaire en médecine d'abandonner trop tôt un remède : & c'est une marque d'igno- rance , quand on est inconstant à cet égard & qu'on change perpétuellement de remédes.   Cette méthode fait regarder comme inutiles , & abandonner les remédes les plus puissans.   Quelquefois même on va jusqu'à désirer , qu'un remède agisse avec la même célérité dans tous les cas : sans faire attention qu'il peut y avoir des obstacles, qui empêchent l'action d'ailleurs prompte, & qui ne peuvent être ôtées que par un usage continu du même remède. Qu'on applique ceci à tous les cas où l'on employe l'électricité.

5. ENFIN il faut que la méthode suivant laquelle on administre l'électri- cité soit assortie à la nature , aux circonstances, au siége même de la mala- die.   Il n'y a que les médecins expérimentés qui puissent juger ce point.

CHAPITRE III.

EXAMEN DE DEUX QUESTIONS FAITES PAR LA SOCIÉTÉ DE VALENCE EN DAUPHINÉ, À L'OCCASION DE CELLE SUR L'ÉLECTRICITÉ MÉDICALE.

§. LXXXIX.

I. QUESTION.

L'Électricité artificielle peut-elle être aidée du secours d'autres remédes? Si elle le peut, quels sont ces remédes ?

ON ne pourroit guéres nommer de reméde dont l'action ne puisse en certaines circonstances être aidée par d'autres remédes: soit que la vertu de ceux-ci soit du même genre que celle du reméde principal: soit que ces remédes auxiliaires soyent des accessoires qui vainquent des obstacles, lesquels pourroient être nuisibles au reméde principal. Il n'y a qu'à consulter l'histoire de la médecine, pour être persuadé que ce que nous venons de dire est également appliquable ici: car non seulement on trouvera qu'il y est fait mention de remédes accessoires qui ont beaucoup aidé l'action du fluide électrique, mais on verra de plus que de célébres électriciens ont recommandé l'usage de remédes éxternes & internes.

POUR ce qui est des remédes éxternes, ils' ont souvent été employés avec succès par le célébre DE HAEN, qu'on doit regarder, comme un de ceux qui nous ont frayé la route dans cette carriére. Voici ses propres paroles: (a) *Viribus electricitatis alia etiam addita auxilia suére, quae licet citra electricam vim, saepe incassum adhibeantur, eam juvare tamen promovereque possunt. Etenim perpetuo ipsis injunctae sunt frictiones pannis laneis, fumo mastiches, Sarcocollae, olibani, bensoin, styracis calamitae : — Quibusdam solventia & incitantia gummi, herbasque: aliis roborantia ex vegetantibus & mineralibus parata exhiberi subinde oportuit. Imo nonnullis, quod tardius emendarentur, decem, quindecim, etiamque triginta cucurbitae siccae, alterno singulove die,*

(a) *Ratio medendi.* T. I. Cap. XXII, p. 142.

admotæ ad nervorum in colo lumbifve origines, multum auxilii attulisse videntur. Ita tamen ut alio diei tempore ad machinam accederent.

Il eſt ainſi d'autres Médecins, qui, ſuivant l'exemple de M. DE HAEN, ont employé conjointement avec l'électricité les remédes internes & éxternes dont nous venons de parler. C'eſt ainſi que l'Abbé SANS faiſoit frotter continuellement avec des piéces de flanelles chaudes, les paralytiques, pendant qu'il leur adminiſtroit le bain électrique. Dans des contractions de tendons & des membres courbés, il faiſoit étendre les parties affectées, & les tenoit dans cette ſituation au moyen d'un appareil chargé de poids, qu'il a inventé & décrit lui-même. M. HIORTERBERG ſe ſervoit dans la ſurdité & le tintement d'oreilles d'injections amolliſſantes. Enfin MM. CHRISTOPHE WEBERT & MAZARDS (*), ainſi que d'autres électriciens, ont pareillement fait uſage de remédes éxternes & internes.

QUOIQUE nous ne puiſſions pas en appeller à notre prôpre éxpérience, nous croyons que les remédes ſuivans méritent une attention particuliére.

1. LES frictions & les urtications, qui éxcitent le principe vital par l'irritation qu'elles cauſent, rétabliſſent le mouvement des partics ſolides, la circulation des fluides, & la tranſpiration, & qui à tous ces égards ſont analogues à l'action de l'électricité.

2. LES véſicatoires, dont l'uſage eſt de trois ſortes: ils agiſſent d'abord comme des remédes mordans & irritans, pour éxciter le mouvement des parties ſolides & des nerfs: ſecondement, comme des remédes propres à décharger au dehors, des humeurs, qui ont été miſes en mouvement par l'électricité, & pour prévenir ainſi le danger des métaſtaſes: enfin comme des anodins & des antiſpaſmodiques, pour calmer des douleurs, & relâcher des tenſions; & à cet égard ils peuvent dans bien des cas aider l'action du fluide électrique.

3. ENFIN les ventouſes & les remédes rubefians, (*rubefacientia*) qu reſſemblent plus ou moins aux véſicatoires par leur vertu attractive & révulſive, & qui peuvent ſecourir le fluide électrique de la même maniére.

§. XC.

POUR ce qui eſt en ſecond lieu des remédes internes, on peut quelquefois s'en ſervir avec ſuccès, & des électriciens éxperts les ont recommandés. Les malades qui ont été traités par M. DE SAUSSURE, ſe mettoient au lit en

---

(a) *Magazin de Hanovre*, 1768.

fortant du bain électrique , & prenoient des fudorifiques. M. MAUDUIT, quoiqu'il ne fe foit fervi de remédes tant internes qu'éxternes, qu'avec le plus grand ménagement, a néanmoins parlé avec éloge des uns & des autres. M. DE HAEN, traitant une fille qu'il guérit de la danfe de St. Guy, & remarquant que les premiéres voyes étoient chargées de matiére bilieufe, il les nettoya au moyen de la *Pulpe de Tamarinde* , & de *Crême de Tartre* (a) M. PARIS fe fervoit avec fuccès , auprès des malades qu'il électrifoit de remédes apéritifs & fudorifiques à la fois, afin de prévenir le danger des métaftafes: il employoit aufli des fri&tions, avec des vins aromatiques, chargés de camphre. MM. HIORTERBERG, LINNÆUS, GARDANE & plufieurs autres Phyficiens ont employé avec l'électricité d'autres remédes , & nous - mêmes nous avons été fouvent obligés dans des paralyfies, qui provenoient des fuites de colique de Poitou, d'employer des remédes internes pour amortir dans les inteftins l'action de l'acide faturnin: méthode dont nous nous fommes fervis avec le plus grand fuccès. En 1785 nous électrifâmes un homme de 40 ans, devenu depuis fix ans paralytique à la fuite d'une colique de Poitou: on ne vit aucun progrès dans l'efpace de fix femaines: la paralyfie étoit reftée la même, mais il ne fe fit aucun changement dans les circonftances acceffoires ; le malade étoit fort tourmenté de rapports aigres, de tenfion & de douleur dans les inteftins, qui étoient éxtrêmement attaqués par l'acide faturnin. Ayant fait alors plus d'attention à ces fymptomes que ci - devant, nous fîmes prendre au malade deux vomitifs pour décharger les premiéres voyes ; après quoi nous lui prefcrivîmes une mixture de *Aq. Menth. Piperit: Spirit Sal. Amon. cum Calce viva Parat; Tinct. Cert. Cafcarill, & Syrup. Rhei:* le fuccès fut complet: car le malade ayant employé conftamment ces remédes & ayant été électrifé tous les jours, il fut complettement guéri au bout de deux mois.

Nous avons également obfervé que des remédes fortifians & ftimulans, qui avoient été employés fans aucun fuccès avant l'adminiftration de l'électricité, ont eu un fuccès complet dans des paralyfies, des tremblemens, des mouvemens irréguliers de nerfs, dès qu'on leur eût joint l'électricité : & même nous avons obfervé que la guérifon fe fait plus promptement de cette maniére qu'en employant l'électricité toute feule. Nous pouvons en dire autant des remédes fudorifiques, qui peuvent fervir à évacuer les matiéres

---

(a) L. c. T. 1. Part. IiI. ap. VI.

âcres, dans des douleurs rhumatiques, & d'autres maladies qui proviennent d'un empêchement dans la tranfpiration, & qui font furtout utiles, lorfque l'électricité détruit les obftacles qui s'oppofoient à la tranfpiration, & que les remédes fudorifiques feuls n'avoient pu vaincre. La poudre de DOVER, dont on trouve la recette dans la pharmacie d'Edinbourg, mérite d'être fingu‑liérement recommandée.

IL eft donc conftaté que l'électricité peut être fecourue par d'autres remé‑des. Le petit nombre d'obfervations que nous venons d'alléguer, peut fervir à faire des recherches ultérieures. Pour ce qui eft de la diéte, il eft évident qu'il y faut avoir égard auffi bien pendant le traitement électrique, que pen‑dant l'ufage de tout autre remède. Mais la diéte idioélectrique, & anélec‑trique que M. BERTHOLON propofe, (a) eft fondée fur la Théorie dont nous avons déjà prouvé l'infuffifance.

§. XCI.

SECONDE QUESTION.

Dans les cas où l'électricité artificielle auroit été nuifible, on demande fi les mauvais effets qui en font réfultés, font dûs à la contrariété de la nature de ce reméde, ou à fon adminiftration mal conduite ?

SI l'on fe rappelle ce que nous avons dit ci‑deffus de la nature du fluide électrique, confidéré comme remède, on conclurra facilement, qu'il eft des cas où l'on ne doit pas l'employer, furtout quand on s'apperçoit que le fyftême nerveux eft déjà trop fenfible & qu'il y a une irritabilité idiopathique morbi‑fique dans le principe vital. L'électricité fera encore nuifible dans toutes les inflammations, & dans d'autres accidens, où les ftimulans quelconques ont été trouvés tels. C'eft non feulement la raifon, ou la comparaifon de la nature de la maladie avec celle du reméde qui certifie cette conféquence ; mais encore le témoignage unanime des plus célèbres électriciens : témoignage déduit de l'expérience même. Il eft cependant des cas, & ils ne font pas rares, où l'électricité a été adminiftrée avec fuccès dans des mouvemens irréguliers des nerfs, & lorfqu'il y a une trop grande irritabilité : mais alors ces mou‑vemens irréguliers des nerfs, & cette irritabilité morbifique, font fimplement

____

(a) Tom. II. Ch. 6.

fymptomatiques, & doivent être attribués à des caufes que l'électricité artificielle peut vaincre, comme nous l'avons déja obfervé ci-deffus §. LXXII.

Du refte, il en eft de ce reméde, comme de beaucoup d'autres; on les adminiftre avec fuccès à quelques malades: mais ils font inutiles pour d'autres, ou même ils leur font plus de mal que de bien, fans qu'on foit toujours en état de rendre raifon de ces effets contradiétoires. Voici une obfervation communiquée par le Doéteur HART à M. WATSON. (a) Une fille environ de 16 ans, dont le bras droit étoit non feulement paralytique, mais encore éxtrêmement atrophié, réfolut de fe foumettre au traitement électrique: mais à peine eût-elle été électrifée deux fois, qu'elle devint paralytique de tout le corps; ce qui dura quinze jours, au bout defquels elle fe rétablit en employant des remédes convenables, mais feulement que le bras refta également paralytique & atrophié qu'auparavant. Elle voulut deréchef fe foumettre à l'électricité, mais le fuccès en fut fi malheureux, qu'au bout de deux ou trois jours elle fut deréchef prife d'une paralyfie univerfelle, qui lui ôta même l'ufage de la parole, & rendit la déglutition très difficile. Lorfque elle fut guérie de cette paralyfie au bout de quatre mois, M. HART lui propofa de recourir encore une fois à l'électricité pour obtenir la guérifon du bras atrophié: mais la malade s'y refufa, ayant déjà éprouvé deux fois combien ce traitement lui étoit nuifible.

Nous avons ue nous-mêmes occafion d'obferver deux cas femblables. Après avoir adminiftré, par petites commotions, l'électricité pendant fix femaines à un homme qui avoit été depuis bien des années paralytique à la jambe droite, mais fans obtenir aucun fuccès, nous réfolûmes d'augmenter la force électrique, & nous laiffâmes paffer des commotions plus fortes à travers les deux jambes. Le lendemain, le malade fe plaignit d'une infenfibilité & d'une immobilité dans l'autre jambe: ce qui augmenta peu à peu, jufqu'au point qu'il devint paralytique des deux jambes, & que l'électricité, quoique plus foible, ne lui apportât aucun foulagement. Cependant l'ufage de ftimulans & de fortifians pris intérieurement guérit en peu de tems cette nouvelle paralyfie, & 'il vit encore, mais toujours paralytique de la jambe droite, comme par le paffé.

LA

(a) *Phil. Tranfact.* Vol. XLVIII, Partie II.

LA seconde obſervation eſt celle d'une fille de vingt-huit ans, qui avoit été ſujette dès ſa plus tendre jeuneſſe à de fortes affections hyſtériques, accompagnées de mouvemens convulſifs: maux contre leſquels on avoit employé envain un grand nombre de remédes. Elle déſira de ſe ſoumettre au traitement électrique. Nous l'électriſâmes d'abord par de légéres commotions & enſuite par des étincelles moyennes. Dès la première ſéance elle fut priſe de convulſions: ce qui ne fit pas changer de réſolution ni à la malade ni à nous: ni même quoique cela eut lieu à chaque ſéance pendant quinze jours: car on ſait que quelquefois l'électricité augmente & aggrave les ſymptômes au commencement. Mais la ſenſibilité des nerfs augmentant de jour en jour, & les accidens hyſtériques s'étant changés au bout de deux mois en épilepſie, nous renonçâmes à l'électricité, & nous tâchâmes de rétablir la malade par des antihyſtériques & des nervins: ce qui nous réuſſit paſſablement, après bien du tems.

§. XCII.

IL 'eſt donc ſûr que l'électricité eſt quelquefois par elle-même un reméde nuiſible, & qu'on ne ſauroit l'employer dans tous les cas avec la même ſécurité. Mais ceux où l'électricité a été nuiſible par accident, ou pour avoir été mal adminiſtrée, ſont moins rares. HALLER remarque, que quelques malades, attaqués de fortes ſciatiques, avoient reçu d'abord un ſoulagement marqué par l'uſage de l'électricité; mais que la matiére morbifique s'étoit jettée au bout de quelques jours ſur les entrailles, & y avoit cauſé les douleurs les plus violentes. Il parle auſſi d'un malade, affecté de hémiplégie, & qui ayant été plus ou moins guéri (a) par l'électricité, fut pris d'une opthalmie inflammatoire. M. MAUDUIT rapporte l'obſervation d'une femme, paralytique d'un côté, mais chez laquelle la matiére morbifique ſe déplaça juſqu'à cinq fois: deux fois vers le cerveau: trois fois vers les poumòns. (b) Enfin voici une obſervation que nous avons faite nous-même. Un garçon apothicaire, ayant été attaqué de fortes douleurs rhumatiques à la main droite, en avoit gardé une telle inſenſibilité, qu'il ne s'appercevoit pas s'il tenoit une pillule entre les doigts, ni même de ſenſations plus fortes, comme de piquure,

---

(a) Diſſert. ad morborum hiſtoriam & curationem facientæ. p. 60.
(b) Journal de Phyſique.

ou de brulure; il espéra que l'électricité lui seroit utile. Nous tâchâmes de tirer des étincelles de sa main & de ses doigts: mais comme elles ne produi-sirent aucun sentiment, nous passâmes à de petites secousses, qui n'eurent pas plus d'effet. Ceci nous obligea d'employer des commotions plus fortes; & le résultat en fût, qu'au bout d'un quart-d'heure le sentiment étoit revenu dans les doigts & dans la main, dont la sueur découloit à grosses gouttes, & qui étoient comme couverts d'une matiére épaisse & gluante. Cette expé-rience fut faite le matin: mais après-midi ce même homme fut pris d'une toux, qui augmenta vers le soir, & fut accompagnée d'une forte fiévre: ce qui nous fit conclure que la matiére morbifique s'étoit jettée sur la poitrine. Il parut le lendemain que c'étoit une véritable peripneumonie, que nous gué-rîmes par des remédes convenables, sans qu'elle fût suivie de rien de fâcheux.

En réfléchissant sur ce que nous venons de dire, on verra facilement que dans ces cas l'électricité n'a pas été nuisible par elle-même, mais seulement par accident: car elle a fait ce qu'on pouvoit en attendre: elle mit la matiére morbifique en mouvement, & l'a fait rentrer dans la masse de la circulation. Il faudroit plutôt en accuser le médecin, qui auroit dû évacuer cette matiére par les selles, les Urines, la sueur, afin d'en prévenir le déplacement vers des parties plus nobles. On en peut aussi conclure que l'usage d'autres remédes peut être quelquefois non seulement utile, mais même absolument nécessaire.

§. XCIII.

Outre les cas dont nous venons de parler, il peut y en avoir d'autres, dans lesquels l'usage de l'électricité peut être nuisible *par accident*: c'est lors-qu'il se trouvera dans le corps quelque vice caché, qui devroit exclure l'usage de tout reméde stimulant. En voici un éxemple. Un chirurgien ayant été attaqué pendant bien des années de scorbut, remarqua en se réveillant & voulant se remuer, que tout le côté gauche étoit devenu paralytique. Il se ranima par l'usage de remédes convenables, au point que le mouvement se rétablit plus ou moins dans la partie paralysée, & qu'il put, quoiqu'avec beau-coup de peine, se rendre chez nous pour se soumettre au traitement électrique. A peine lui eûmes-nous administré pendant dix minutes de petites commo-tions, qu'il fut attaqué d'un crachement de sang, auquel il n'avoit jamais été sujet. Cette blessure des poumons étant guérie, il revint pour se soumettre deréchef à l'électricité: ce que nous lui déconseillâmes fortement. Nous

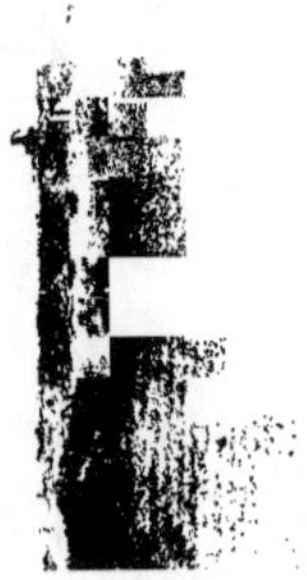

n'employâmes pas, comme auparavant, de petites commotions, mais de simples étincelles, qui n'étoient pas des plus fortes: nonobstant ces précautions le crachement de sang revint, ce qui nous fit absolument cesser l'électricité. Ayant tâté le poul, nous le trouvâmes fort agité, comme si le malade étoit pris d'une violente fiévre. Et il est évident que c'est à ce grand mouvement & à la délicatesse des vaisseaux, rongés de scorbut, qu'il faut attribuer ce crachement de sang: & c'est par la même raison qu'il ne faut pas administrer l'électricité, ou du moins qu'il ne faut l'administrer qu'avec les plus grandes précautions, à des gens attaqués de pthisie pulmonale, ou de quelque vice intérieur: pour ne pas ajouter qu'elle peut être fort nuisible aux femmes dans le tems de leurs régles, de la grossesse, surtout si elles font sujettes à de fausses couches, & dans d'autres circonstances. Et quoiqu'il soit vrai, d'après le rapport de presque tous les électriciens de mérite, que les effets nuisibles de l'électricité font très rares, nous croyons cependant qu'il ne faut jamais en confier l'administration qu'à des médecins expérimentés & habiles dans toutes les parties de l'art qu'ils éxercent.

A P P E N D I C E.

QUOIQUE nous croyions avoir déduit de l'Expérience même, la maniére dont nous avons expliqué l'état électrique de l'atmofphére, en faifant voir comment cet état eft principalement produit par les différentes fortes d'électricité qu'un corps acquiert, en augmentant ou en diminuant de volume; nous ne faurions diffimuler qu'on a fait depuis ce tems des éxpériences qui pourroient au premier abord paroître contraires à notre éxplication, & fur lefquelles nous croyons par cette raifon devoir nous arrêter un moment.

CES éxpériences ont été faites au moyen de l'électrométre de M. BENNET, décrit tout récemment dans le volume LXXVII des *Tranfactions Philofophiques*. Cet inftrument, encore peu connu, eft formé de deux bandelettes de feuille d'or, longues de trois pouces, & larges d'un quart de pouce: elles font fufpendues très près l'une de l'autre, au milieu d'un cilindre de verre, large d'un demi-pouce & haut de cinq pouces. Ce cilindre eft couvert de lacque, depuis le haut jufqu'à la diftance d'un pouce, afin de rendre l'ifolement plus parfait. Il eft fermé par un couvercle de cuivre, dont le bord dépaffe le verre, afin d'empêcher l'humidité de s'attacher au verre en tems de pluie: enfin ce couvercle porte à fa partie fupérieure un tuyau, dans lequel on peut mettre une chandelle allumée. (*a*).

(*a*) M. BENNET a fort ingénieufement fait ufage d'une chofe qu'on favoit depuis longtems, mais à laquelle on n'a pas donné l'attention qu'elle mérite: favoir, la propriété qu'a la flamme de rendre le fluide électrique vifible plus facilement, & à une plus grande diftance que tout autre corps. Cette application d'une chandelle allumée au haut de l'électrométre rend cet inftrument fi fenfible que, lorfque l'électricité atmofphérique eft fi foible, qu'on pourroit à peine s'en appercevoir au moyen d'un cerf volant, on l'obferve déjà à cet électrométre, quand même il ne fe trouve qu'à un demi-pied de hauteur au-deffus du fol, à l'air libre: ainfi que nous en avons fouvent fait l'éxpérience. On peut auffi faire ufage de la flamme de la chandelle, quand on fe fert de cet électrométre & du condenfateur à la fois: mais alors il faut la pofer fur la platine du condenfateur, & la fouffler avant que de lever cette platine: car la flamme communique auffi promptement l'électricité qu'elle la reçoit. Mais comme la fumée produit plus ou moins le même effet, il vaut mieux fe fervir pour cette éxpérience de la flamme d'efprit de vin, qui ne laiffe pas de fumée quand elle eft éteinte.

Quoiqu'on ne puiſſe douter que cet inſtrument ne poſſéde une plus grande ſenſibilité que les autres électrométres connus, nous croyons qu'on peut le rendre encore plus ſenſible, au moins pour un climat auſſi humide que le nôtre. M. Cuthbertson, qui penſe de même, & qui a fait des éxpériences ſur ce ſujet, a trouvé que la longueur la plus avantageuſe des bandelettes eſt d'un pouce & demi, ſur une largeur d'un huitiéme de pouce: que l'iſolement ſe fait le plus complettement, quand le cilindre de verre a un pouce & demi de diamétre & deux pouces & demi de hauteur, couvert en haut d'un cilindre de lacque, de même diamétre & d'un pouce de hauteur, appliqué par ſa partie inférieure au verre, & couvert par une platine de laiton, à laquelle ſont attachées les petites pinces qui portent les bandelettes, & garnie d'un tuyau pour y mettre une chandelle. Enfin il faut pouvoir appliquer à la platine un anneau de cuivre, pour empêcher la lacque de devenir humide en tems de pluie.

Voici les éxpériences que nous avons faites avec cet électrométre en préſence de MM. Deiman & Cuthbertson. Par un tems ſerein, ſans nuage, l'électricité de l'atmoſphére étant poſitive, nous éxaminâmes l'électricité produite par des efferveſcences. Nous fîmes diſſoudre des clous de fer dans un eſprit de vitriol dilué, que nous avions verſé dans un vaſe de terre verniſſé, placé ſur l'électrométre. Cette efferveſcence produiſit une électricité poſitive, au lieu qu'il auroit dû naître une électricité négative, puiſque le corps acquiert un plus grand volume, & qu'ainſi il doit priver l'électrométre d'une partie de ſon fluide électrique. Nous éxaminâmes enſuite l'efferveſcence produite par la même ſorte de clous diſſous dans de l'eſprit de nitre: & quoique cette efferveſcence fût beaucoup plus forte, ainſi que cela ſe devoit, nous ne pûmes nous appercevoir d'aucune électricité dans l'électrométre. Nous verſâmes enſuite de l'eſprit de vitriol dilayé ſur de la craye, placée ſur l'électrométre: cette efferveſcence produiſit une électricité ſenſible dans l'électrométre, & cette électricité étoit négative.

Nous ſoupçonnâmes d'abord que ces diverſités d'effets pouvoient dépendre de cauſes accidentelles. & en conſéquence nous répétâmes ces éxpériences pluſieurs fois: mais le ſuccès en fut conſtamment le même. Ceci nous fit réſoudre de répéter ces éxpériences dans l'intérieur de la maiſon & alors nous trouvâmes que ces différens effets avoient été uniquement produits par l'action de l'électricité atmoſphérique: car, toutes ces éxpériences, ſoigneu-

fement répétées , produifirent dans l'électrométre une électricité négative,
ainfi que la nature de la chofe l'éxigeoit: électricité qui étoit à la vérité fort
foible pour l'effervefcence du fer avec l'efprit de vitriol: mais on fait combien
cette effervefcence eft lente en comparaifon des autres: auffi l'électricité étoit-
elle très forte pendant l'effervefcence du fer avec l'efprit de nitre ; & les
bandelettes s'appliquérent plus d'une fois aux parois du cilindre , pendant
l'effervefcence de la craye & de l'efprit de vitriol, laquelle eft la plus prompte.
L'effet que l'électricité atmofphérique fait fur ces éxpériences, nous fut
prouvé de la maniére la plus frappante , lorfque nous eûmes tranfporté tout
l'appareil, pendant que l'effervefcence fe faifoit, & que l'électrométre étoit
déja négativement électrifé, à l'air libre : car tout de fuite cette électricité
négative fe changea en pofitive dans la première éxpérience: elle devint nulle
dans la feconde , & plus foible dans la troifiéme.

Ces faits étant ainfi conftatés, il ne nous reftoit qu'à éxaminer l'effet de
l'électricité atmofphérique fur un corps qui ne change pas de volume, afin de
pouvoir féparer dans les éxpériences précédentes faites à l'air libre, cette électricité atmofphérique , dont les effets doivent être conftans, de celle qui eft
propre à l'éxpérience même.   Nous y réuffimes complettement : foit lorfque
l'un de nous fe plaça fur un ifoloir, & toucha l'électrométre: foit lorfqu'on y
plaça deux grands vaiffeaux de métal, qui communiquoient avec l'électrométre: dans l'un & l'autre cas nous trouvâmes une électricité pofitive. (a)

Cette éxpérience prouve inconteftablement, que tout corps participe à
l'électricité de l'atmofphére à raifon de fon étendue: de forte que, quoique
les corps éxigent, lorfqu'ils augmentent de volume, une plus grande quantité de fluide électrique pour leur état naturel, & que, s'ils ne peuvent pas
l'acquérir, comme c'eft le cas dans nos éxpériences, où les matiéres en effervefcence font ifolées par l'électrométre, ils éprouvent un défaut de fluide; il
en faut toujours fouftraire l'électricité que l'atmofphére communique à ces corps.
Conféquemment, lorfque l'augmentation de volume eft petite, ou fe fait fort
lentement, comme dans l'effervefcence du fer & de l'efprit de vitriol affoibli,
& qu'ainfi le défaut de fluide électrique qui en réfulte , eft furpaffé par l'élec-

---

(a) Nous avons employé des vafes de métal, c'eft à-dire des corps inanimés, afin qu'on ne
nous objeétât pas que l'électricité que nous obferverions fur nous même, provient de la refpiration , ou de quelque électricité fpontanée.

tricité que l'atmofphére poſſéde, ce corps acquiert une électricité poſitive. Et réciproquement : ſi l'augmentation de volume eſt ſi grande, ou ſe fait ſi ſubitement, comme, par éxemple, dans l'effervefcence de la craye & de l'efprit de vitriol, que l'électricité négative qui eſt produite par-là, eſt plus grande que la poſitive que l'atmofphére peut communiquer au corps, ce corps indiquera une électricité négative. Enfin, ſi le défaut de fluide électrique, ſuite de l'augmentation de volume dans le corps, & l'éxcès de fluide que l'électricité poſitive de l'atmofphére fournit au même corps, ſont égaux, ce corps, quoique véritablement électriſé par ces deux cauſes, n'indiquera aucune électricité : & c'eſt le cas que nous ſuppoſons avoir eu lieu pendant l'effervef- cence du fer & de l'efprit de nitre : car, lorfque nous verfâmes de l'eau ſur cette ſolution, qui ne donnoit aucune marque d'électricité, & qu'ainſi nous rendîmes l'effervefcence plus foible, nous nous apperçûmes tout de ſuite d'une électricité poſitive : preuve que l'électricité atmofphérique prit alors le deſſus.

ON voit donc évidemment, non-ſeulement comment on peut concilier avec notre éxplication ces éxpériences, qui lui paroiſſoient au premier abord ſi contraires, & dont les effets étoient ſi équivoques : mais encore comment les mêmes éxpériences confirment cette éxplication. Nous avons cru devoir entrer dans ce détail, parcequ'on pourroit trouver ailleurs des éxpériences ſemblables, qu'on auroit raifon de nous objeéter, ſi on ne faifoit pas attention à l'analyfe que nous venons de donner de la cauſe coopérante qui ſert à modi- fier, & quelquefois même à anéantir ou à renverfer l'effet que l'effervefcence, en tant que telle, produit toujours, & doit néceſſairement produire.

F I N.

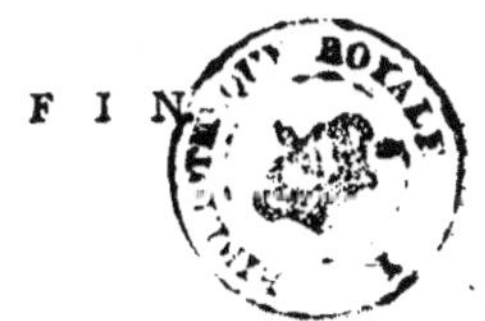